Graphics of Removable Partial Denture Design

可摘局部义齿设计图谱

铸造支架结构的理论与实践

编著 韩 科

中国科学技术出版社

北 京

图书在版编目（CIP）数据

可摘局部义齿设计图谱：铸造支架结构的理论与实践 / 韩科编著 . —北京：中国科学技术出版社，2018.6（2024.3 重印）

ISBN 978-7-5046-7825-6

Ⅰ . ①可… Ⅱ . ①韩… Ⅲ . ①义齿学－图谱 Ⅳ . ① R783.6-64

中国版本图书馆 CIP 数据核字（2017）第 284417 号

策划编辑	焦健姿
责任编辑	黄维佳
装帧设计	华图文轩
责任校对	龚利霞
责任印制	李晓霖

出　　版	中国科学技术出版社
发　　行	中国科学技术出版社有限公司发行部
地　　址	北京市海淀区中关村南大街 16 号
邮　　编	100081
发行电话	010-62173865
传　　真	010-62179148
网　　址	http：//www.cspbooks.com.cn

开　　本	889mm×1194mm　1/16
字　　数	476 千字
印　　张	17.5
版　　次	2018 年 6 月第 1 版
印　　次	2024 年 3 月第 5 次印刷
印　　刷	北京盛通印刷股份有限公司
书　　号	ISBN 978-7-5046-7825-6/ R・2167
定　　价	158.00 元

出版前言

中国人口构成老龄化的趋势相当明显。根据 2005 年全国第三次口腔健康流行病学抽样调查结果显示，中年人龋患率为 88.1%，老年人龋患率高达 98.4%；另外，约有 97% 的成年人的牙周存在不同程度的问题。这些病变加上老龄退行性变的共同作用下，牙列缺损和缺失已成为老年人群面临的普遍问题。

现代口腔医学的观念是，应该尽量防止或推迟老年人进入无牙颌阶段。世界卫生组织对口腔保健工作的评价指标之一是达到"80-20"，即一位老人年届 80 岁时，口腔内要有自己的 20 颗牙齿。据调查报告，我国 80 岁以上老人处于上下颌牙列缺失者达 30%（其中有些可能因残根未拔除而未被统计在内）。临床经验表明，无牙颌口腔修复治疗效果明显低于牙列缺损（即使是只有个别剩余天然牙可以协助义齿固位），因此口腔医师会尽量挽救那些"最后的剩余牙"。这样，尽管国人平均预期寿命的增长和老年人口比例日增，但由于专业人士的努力和口腔保健知识的普及，无牙颌的比例却减少而且推迟。

对于大量的牙列缺损患者来说，有相当一部分不能满足传统固定修复要求的口腔局部条件，或是缺乏种植修复所需的身体和经济条件，可摘局部义齿就成为其恢复口腔功能和面容美观的现实选择。

曾有一些研究称，戴用局部义齿可能导致基牙龋患率和牙周炎症增多、牙槽嵴加速吸收、基牙松动甚至提早丧失等不利的副作用。但进一步改善了控制条件的深入研究表明，只要正确选择适应证、制订合适的治疗计划、根据基牙条件正确地设计义齿结构、在制作和戴牙过程中控制好各种接触吻合精度、对患者进行充分的家庭口腔保健教育，并且安排定期复查以便及时发现和解决口腔中出现的各种问题，则可显著改善局部义齿的预期使用寿命，保存剩余软、硬组织，尽量延缓无牙颌阶段的到来。

近年来，牙列缺损可摘修复技术的发展很快，首先是各种类型的附着体技术开发改进和普及，由此形成覆盖义齿、固定活动联合义齿、套筒冠义齿等具有特色的修复方式。口腔种植技术的演进，使一些病例虽然不能实现最理想效果的固定修复，却也利用种植体显著改善了可摘义齿的支持固位。然而受到成本价格的限制，即使在发达国家卡环／殆支托结构的传统可摘局部义齿设计仍继续占据着主流地位。

另一方面，作为一个发展中国家，采用简单廉价的交联结构可摘局部义齿修复牙列缺损仍然是国内口腔临床的现状。交联结构设计存在着一系列缺陷，在口腔医学先进的国家和地区只作为一种过渡性暂时修复体提供给患者。随着我国经济的发展和医学进步，也需要接受这一观念，积极推广外观、功能、舒适感和保健效果更好的铸造支架可摘局部义齿，作为牙列缺损的主流修复技术。

铸造支架可摘局部义齿的设计、临床牙体预备、印模、咬合记录和技工室制作不是高新技术，但很多口腔医师和技师并未系统掌握有关的理论和技能，影响到对一大批患者的治疗质量。本书试图以卡环／殆支托结构的传统式铸造支架可摘局部义齿的设计为重点，以各种附着体固位的义齿设计作为比较衬托，并概括介绍可摘义齿制作工艺作为背景知识，希望能够对改善目前临床在可摘局部义齿理论和技能方面相对薄弱的现状有所帮助。

本书前 6 章循序渐进地介绍了口腔牙列缺损病变进程和修复治疗方法，可摘局部义齿的基牙选择、基本设计理念、铸造支架结构的解析、卡环固位装置和各种类型的卡环固位装置，希望读者能由此建立可摘局部义齿铸造支架设计的系统思路。随后的章节列举了不同缺牙（基本上按 Kennedy 牙列缺损分类）条件下，以传统卡环为固位体的局部义齿支架设计。用数学方法可以计算出，可能出现的牙列缺损排列组合数量非常庞大，因此在这里仅列举一些最常见的、具有典型意义的情况。一个假设前提是，所有存在的基牙均处于正常状态，而且不考虑上下颌牙列 / 义齿条件的相互影响；另一个假设前提是，牙列处于完全对称状态，这样就可以用"镜像"方法减半图例数量。显然，这些图例不能作为义齿支架设计的金科玉律，按图索骥式地提供现成的解决方案，但有助于加深对局部义齿支架设计思路的理解，并可作为临床实践中的辅助参考模板。读者应该根据具体的有关细节，为每一个病例量身定做合用的设计，并在此过程中不断提高自己的认识水平，逐渐做到独立设计。另外，近年来，口腔种植体和各种精密 / 半精密附着体的临床使用日益增多，因此本书特设一章介绍有关情况，供读者参考。

编　者

内容提要

这是一部口腔修复科临床设计图谱。编者以卡环 / 𬌗支托结构的传统式铸造支架可摘局部义齿的设计为重点，以各种附着体固位的义齿设计作为比较衬托，系统地介绍了可摘义齿制作工艺。前 6 章循序渐进地介绍了牙列缺损病变进程和修复治疗方法、可摘局部义齿的基牙选择、基本设计理念、铸造支架结构的解析、卡环固位装置和各种类型的卡环固位装置，以帮助读者建立可摘局部义齿铸造支架设计的系统思路。随后的章节列举了不同缺牙条件下，以传统卡环为固位体的局部义齿支架设计图谱。在第 14 章，还介绍了一些固定活动联合修复牙列缺损的设计案例。本书内容科学，图文并茂，实用性强，对口腔临床具有一定的指导意义，适合广大口腔修复科及口腔全科医师阅读参考。

目录 CONTENTS

牙列缺损在人群中有很高的发生率，而且情况复杂多变。因而对于每一个牙列缺损患者都必须通过系统详细的检查分析和医患交流，掌握病例的个别特点，以便制订出适当的修复治疗计划。

第一节 牙列缺损临床检查诊断

"牙列缺损"的诊断很容易作出，但如果不进一步掌握细节则对后续治疗指导意义很少。在修复治疗中需要合理利用口腔剩余组织，关注的顺序依次为剩余天然牙及其牙周支持组织、剩余牙槽嵴和其他有关组织结构。除了对口腔的直视和 X 线检查以外，取模型上观测器和（或）𬌗架对于修复治疗有时是必不可少的。

1 口腔剩余组织的检查分析

（一）剩余天然牙

对于口腔修复来说，并不是每一个余留牙的价值都相等，应检查口腔内的剩余天然牙，确认哪些牙已经没有保留价值、哪些牙可以作为可摘局部义齿的基牙、哪些牙需要经过治疗处置才可以保留和加以利用。影响因素包括以下几个方面。

1. 牙周膜面积　关于各个牙位的牙周膜面积以往已经做了比较详尽的测量和统计分析，临床需要关注的是个体变异情况。每个患者在各个牙位的牙根数量、牙根长度和牙槽骨水平/垂直吸收情况等因素均会影响到实际的牙周膜面积，从而也就对该牙的支持能力产生直接影响（图 1-1）。

2. 位置和布局　余留牙作为修复体基牙的价值受到其位置和布局的影响。不同位置的牙齿均有特定的牙冠解剖形态，其轴面倒凹分布、咬合面牙尖沟窝结构特征等影响到牙体预备的方便程度和所取得固位力的大小。从美观的角度考虑，暴露在口裂范围内的牙齿掩蔽金属固位装置比较困难。从临床操作的角度考虑，牙列远中端的余留牙牙体预备的难度较大。从生物力学角度分析，较理想的基牙布局是所谓的"面式分布"，位于牙弓转角处的牙齿（如尖牙和第一前磨牙）和牙弓远中段的牙齿（如第一或第二磨牙）作为基牙的价值比较高。而在连续有多个余留牙的区段，其中每一个单独余留牙的价值有所下降（图 1-2）。

3. 长轴方向　牙周韧带的组织学特征决定了牙齿比较适合于承担长轴向负荷，而不适合于承受水平向外力。基于这一原则，长轴方向与口腔功能负荷方向构成较大夹角的切牙通常不适合用作基牙。

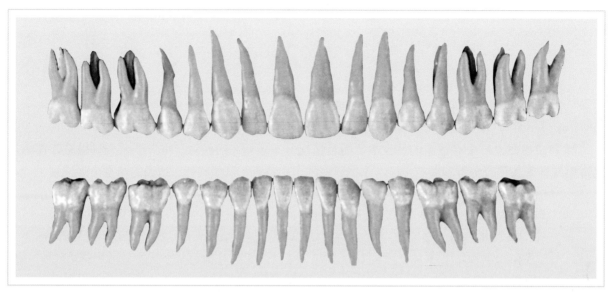

图 1-1　各个牙位的牙根数量、牙根长度和直径等因素决定了它的牙周膜面积，从而也就决定了它的支持能力。此外，牙长轴倾斜情况、牙槽骨水平／垂直吸收情况对于基牙的支持能力也有重要影响

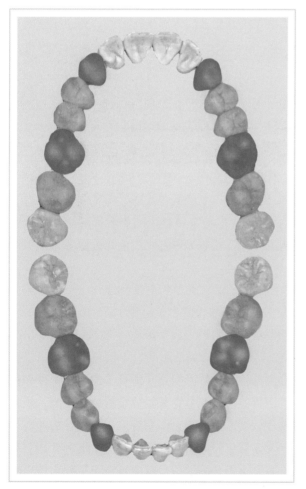

图 1-2　上下牙弓中不同位置的牙齿作为修复体基牙的"价值"有区别（图中染色越深的牙表示"价值"较高，染色较浅者则表示"价值"较低）

同样，长轴方向倾斜的后牙支持能力打了折扣，作为基牙的远期效果也可能因而受损。

4. 卫生保健状况　牙齿上软垢牙石的附着、龋患和牙周病的表现和以往治疗留下的痕迹，能够提示患者日常生活中对牙齿卫生保健习惯的态度和能力，对于制订治疗计划、进行患者教育和修复体设计有重要参考价值。

5. 疾患状况　牙冠完整、牙髓健全的牙齿强度高，死髓牙性质变脆，如果伴有牙冠缺损很容易断裂。牙髓处于过敏状态时，无论牙体预备还是戴牙后接触义齿均可造成明显不适感觉。如果余留牙罹患龋病需要进行治疗以控制发展。其中对于广泛发生的猖獗龋（猛性龋）在制订口腔修复治疗计划时应当慎重考虑去留，以便延长修复体的使用寿命。对于发生牙髓病变、根尖病变、根分歧病变甚至牙冠已经破坏成为残根者，如果有必要的话，经过适当的治疗仍然有可能保留下来作为基牙。有些患牙对于修复利用价值不大甚至有妨碍，则需要及早拔除。

6. 咬合关系　从全局看，应注意𬌗平面、𬌗曲线的走行状态，是否存在明显的覆𬌗覆盖异常、曲率过大或反方向𬌗曲线等问题？上下牙列的对位是否为（安氏）中性？从局部看，应注意可能造成咬合创伤、妨碍咀嚼功能和容貌外观的错殆牙，并利用咬合纸等技术手段详细检查分析咬合接触点的位置、分布和接触力度。察觉了天然牙列在咬合关系方面存在的问题，才有可能设法在修复治疗过程中予以改善。

（二）牙周支持组织

针对国人牙周病高发的现状，需要评估病变的类型和程度，对于快速进展性牙周炎等病变需要判断预后采取针对性措施，主要检查评估指标包括以下几个。

1. 临床松动度　是在常规检查中评价牙周支持组织的首要步骤，发现明显高于生理动度的牙齿，应重点予以进一步的详细检查，判断其原因。

2. 牙周状态　应用牙周科的一系列评价指标（菌斑指数、牙石指数、牙龈指数、出血指数、牙周袋深度和附着水平位置等）评估牙周状态，结果对于判断牙齿的预后和利用价值很有帮助。

3. X线片　曲面断层片可展示牙列的全面状态，而根尖片上显示的牙周膜状态更为清晰准确。有时个别牙齿尚未出现明显松动，临床牙冠也未明显变长，但X线显示牙槽骨显著向根方吸收，表明承受负荷的能力下降。如出现牙周膜增厚，且增厚的部位在根面上分布不均，或是出现垂直方向的角状骨吸收，则提示可能存在创伤殆。

4. 根尖周围状态　X线片见根尖周围阴影，伴叩痛或咬合痛，表明根尖周围病变。出现此种情况（以及在根分歧部位出现类似情况）的牙齿，需要做妥善治疗后才能考虑作为基牙（图1-3）。

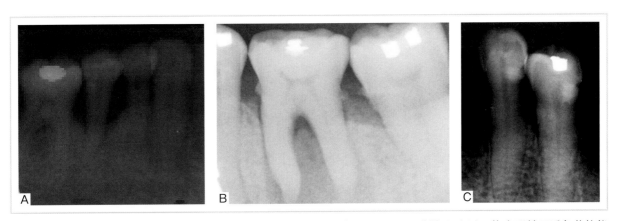

图1-3　X线片见牙槽骨显著向根方吸收（A），或出现根分歧病变（B），牙周膜增厚（C），均表明其承受负荷的能力下降，不适合作为修复体的基牙

（三）剩余牙槽嵴

在采用局部义齿修复时，一部分功能负荷要由牙槽嵴承担，因此牙槽嵴（包括其上覆盖的黏膜组织）的状态对于义齿设计均有重要意义（图1-4）。

1. 丰满度、倒凹、隆突、残根和骨尖　丰满的牙槽嵴可对义齿的支持和固位起到很好的作用，平坦的牙槽嵴支持固位效果差。牙槽嵴上有倒凹、隆突、骨尖和残根等情况亦可能影响义齿的设计制作，有时需要在修复前采取外科治疗措施。

2. 覆盖黏膜组织　不同黏膜厚度具有的可让性存在差异，在牙列游离端缺损病例此因素对于义齿的稳定性有一定影响，并进而影响基牙受力。过于肥厚和菲薄的黏膜均不利于可摘局部义齿的治疗效果。

3. 系带　唇、颊、舌系带的形态和功能对于全口义齿固位稳定性能有显著影响，因此对于局部义齿来说，那些缺牙数量多甚至仅剩有少数天然牙的病例也应重视系带的附着位置和活动范围。

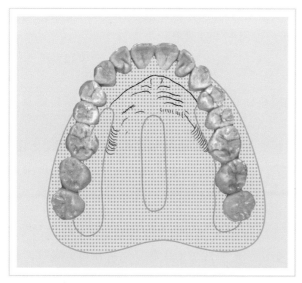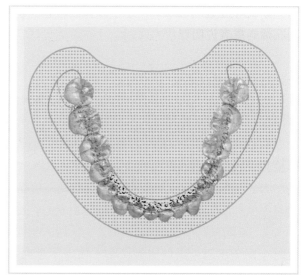

图1-4 牙槽嵴不同部位承受功能负荷的耐受能力有区别，这不仅对于全口义齿有临床意义，在可摘局部义齿设计时应考虑这一因素。在图中将牙列与无牙殆牙槽嵴图叠合，可作为牙列缺损局部牙嵴状态评估的参考

（四）其他

1. 颞下颌关节　发现疼痛、弹响和运动受限等问题时需要进一步检查确定病因，特别是缺牙数量多，修复体对于咬合关系造成较大改变的情况。

2. 咀嚼肌　有时开口受限源于咀嚼肌的紧张痉挛，如果不能设法缓解，则牙体预备、取印模和记录颌位关系等临床操作均无法正常进行。

3. 舌　观察舌的形态和活动范围，设计制作修复体时尽量避免占据其生理功能所需的空间。

4. 以往修复治疗情况　观察现在戴用的修复体，在设计制作方面是否合理？询问患者对治疗效果的评价？是否有因感觉不适而弃用可摘义齿的情况？

2 模型检查分析

如果缺牙数较多牙列缺损分布范围较广，剩余牙的排列情况较复杂，医师不容易通过肉眼直视口腔检查掌握全面情况，需要取研究模型以便从各个需要的角度观察分析。必要时可借助殆架、模型观测器等装置取得更详细资料。

（一）研究模型

研究模型相对于口腔直接检查的优势是不受观察角度、视野范围、患者配合能力等条件限制，缺点是只能观察到静止状态。因此，在取研究模型时虽然可以采用精度稍低的藻酸盐／石膏，但在印模技术上仍应严格操作以期获得完整的牙列和周边软硬组织形态，并通过功能整塑记录口腔前庭、舌以及系带的生理活动范围。

如果情况比较简单，可手持模型进行观察，重点在口腔内肉眼直视比较困难的部位，如牙齿、牙列的舌侧和远中等。牙列的全面情况如弓形、殆平面和殆曲线等在模型上观察得更清楚。牙槽嵴上的舌隆凸、上颌结节等解剖形态有时在对口腔直视检查不易看清，在模型上则比较容易。

　　研究模型还可以用作医患交流的工具，因为患者更难从各种角度观察自己的牙列，用模型可协助医师向患者说明现状和可供选择的治疗方案。

　　研究模型也可以用作治疗前状况的存档记录，这对于积累临床经验、改进治疗技术和发生纠纷时判定责任均有帮助。

（二）模型上𬌗架

　　可以进一步分析牙列与颞下颌关节等生理性因素和面部五官等容貌美学因素之间的关系，为此需要按照一定步骤用面弓将模型转移上𬌗架，并尽量依据患者的个体特征数据调节𬌗架运动控制机构。有关技术细节将在后面介绍（图 1-5）。

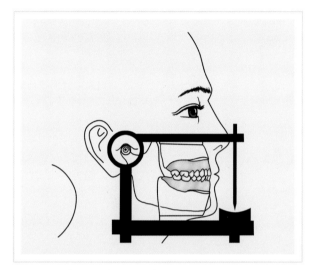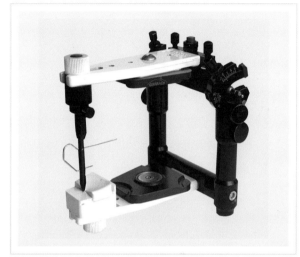

图 1-5　𬌗架是用来转移患者咀嚼系统个体解剖生理特征，是可摘局部义齿设计制作的重要工具

（三）模型上观测器

　　用观测器可以定量分析临床牙冠的倾斜和倒凹区分布，从而对义齿固位装置设计、就位道设计和牙体预备提供重要依据。对研究模型上观测器的要求与工作模型基本相同，有关技术细节将在后面介绍（图 1-6）。

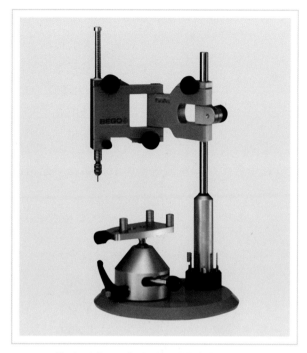 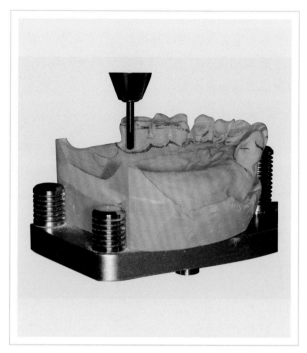

图 1-6　模型观测器用来确认牙列中有关基牙的长轴与义齿就位道之间的关系，是设计制作可摘局部义齿不可缺少的重要工具

第二节　牙列缺损治疗计划

在临床上，一位患者从开始出现牙列缺损到成为无牙颌，经历漫长的时间跨度和复杂的情况变化，有多种处理方法可供选择，从不予修复，到固定冠桥、种植、活动修复，可摘局部义齿通常并非唯一的治疗手段，而仅是诸多选项之一。因此在实施治疗前，医师有必要用自己的专业知识和临床经验判断可摘局部义齿是否适合当前患者，该患者目前牙列缺损状态的发展预后，同时还要了解掌握患者对于修复治疗效果的主观期望。通过这样一个思考交流过程形成可行的治疗计划。

3　患者客观条件和主观期望的分析

通过第一节所述的检查掌握了患者口腔的客观条件之后，需要了解其对修复效果主观期望的倾向性，是注重外观、强调舒适，还是希望价格低廉？希望能使用较长时间？参考这些因素比较和选择适当的修复方式。作为"社会"的人，除解剖生理因素外，还有其他应予重视的客观和主观条件影响牙列缺损治疗计划。

（一）是否需要修复治疗

并不是所有缺牙都必须进行口腔修复，例如第三磨牙拔除后无须修复已是普遍接受的原则。如果上下第二磨牙同时缺失，没有对颌牙过长导致咬合关系紊乱的顾虑，这样形成的短牙弓基本能够保持正常咀嚼效率，修复的功能意义也不大。一些高龄患者因机体适应能力和认知配合能力逐渐减退，作可摘义齿修复治疗后弃用比例较高，对此有时可能放弃修复治疗，而叮嘱家属采用适当的食谱保证营养需要。一些患者的期望不符合修复原则、客观条件不足或是超出现有的技术能力，如果不能说服患者取得共识，明智的做法是停止治疗进程。

（二）替代治疗方法

用正畸治疗方法可以关闭缺失较小的缺牙间隙，排齐前牙，如果患者不介意较长的治疗时间，在一些情况下采用正畸比修复疗效更理想。

（三）患者全身条件

对于咀嚼系统的发育尚未完成的少年儿童，口腔修复治疗计划应把发育进程的动态因素考虑进去，修复装置应避免妨碍发育。而对于老年患者，要考虑到口腔解剖组织形态和生理功能退行性变的趋势，以及老龄患者认知和适应能力下降的事实，用比较容易修改的方法、材料和工艺设计制作修复体。有时，患者的口腔状态是全身健康的缩影，修复体的设计方案应配合全身性治疗。有些患者因偏瘫等疾患影响生活自理能力时，修复体设计应重视清洁保健的方便，可摘修复体的固位力不宜过大。

（四）患者社会和心理状况

处于不同职业、教育背景和经济收入层次的患者对于修复体的注重点可能不同，应尽量予以配合满足。心理因素在一定程度上影响治疗效果，因此建立信任和谐的医患关系很重要。如发现患者的心理性格特征异常，则应慎重实施治疗。

4 可摘局部义齿的选择

决定实施修复治疗后，进一步权衡比较几种口腔修复技术对于当前牙列缺损病例的治疗效果。选定可摘局部义齿治疗方法后，还需根据具体情况决定采用铸造支架或交联基托结构？两者的临床技工操作环节存在一定差异。

（一）可摘局部义齿的优点和缺点

可摘局部义齿的主要优点包括适应证范围广、对牙体预备的磨削量少、价格较低廉等，并且具有很大的"可逆性"。有时在余留牙当中存在牙周炎症、牙槽骨吸收和临床轻度松动等不稳定因素，预后不太明确，由于可摘义齿作加牙、重衬等修改比较容易，是比较好甚至是唯一的选择。从美学角度考虑，可摘修复体的基托能用来恢复牙槽骨吸收部分的形态，维持口唇丰满度。

如果一个病例既可以采用固定修复也可以采用可摘修复，与固定冠桥相比，可摘义齿恢复外观和功能的效果较差，容易造成异物不适感觉和发音障碍。如果设计制作或使用不当，可摘修复体的基牙容易发生龋齿或牙周病，牙槽嵴黏膜也容易出现压痛和炎症，牙槽骨吸收加快。这些缺点在正确设计制作的前提下，可以得到一定程度的控制（图1-7）。

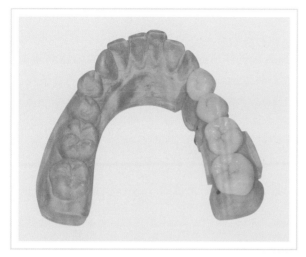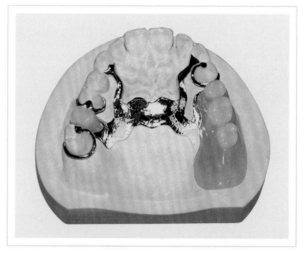

图1-7　固定修复体（左图）舒适美观，恢复功能的效果良好，但受到各种条件限制而无法应用于一些病例。例如右图所示的牙列游离端缺损病例，如果不考虑种植义齿则只能通过可摘局部义齿修复

（二）铸造支架与交联基托的比较

通过失蜡铸造工艺可以准确地制作固位体、导面和连接体，合理分配功能负荷并形成适度的固位力。铸造支架可以加工得比较轻巧，异物感和发音障碍比较小。对基牙的覆盖面积较小，容易清洁，对口腔剩余组织的健康有利。因此铸造支架局部义齿被视为常规的永久性可摘修复体。

交联基托局部义齿存在明显的缺点，如树脂基托为达到足够强度通常要制作得较厚，覆盖面积较大，这会造成较明显的异物感和发音障碍，对口腔剩余组织健康不利。通过冷弯加工工艺制作的卡环不太容易控制形状和吻合精度，如果操作者经验技能不足，容易造成固位力过大、过小、扭力等不良后果。因此通常被视为一种临时过渡性质的修复体。但交联工艺简单成本低，牙体预备量较小。如果患者希望在短时间内得到义齿，或是口腔牙列情况存在较大变数，或是在颌骨内植入的种植体处于愈合期，均可采用交联基托局部义齿作为短期维持功能外观的修复体（图1-8）。

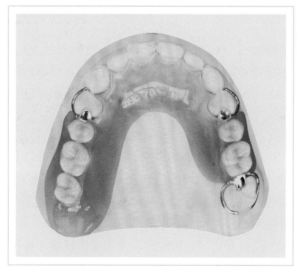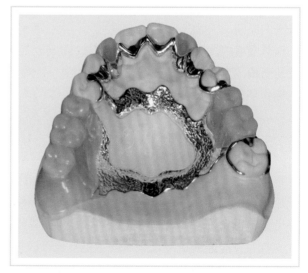

图1-8　交联基托局部义齿（左图）比铸造支架可摘局部义齿（右图）的异物感和发音障碍大，由于覆盖基牙面积大，对口腔剩余软硬组织健康不利

国内目前应用交联基托局部义齿的比例较大，与经济技术尚不够发达的现状有关，随着社会的发展进步，必然会与国际以铸造支架可摘局部义齿为主流的情况接轨。

5 牙列缺损可摘修复的其他形式

近年来，一些固定活动联合修复新技术如覆盖义齿、附着体义齿、套筒冠义齿和种植义齿等越来越普遍地被应用于牙列缺损治疗，由此形成更多的选项，满足特定情况下的需求。

（一）附着体义齿

利用预成的附着体作为义齿固位装置，可以较好地隐蔽金属结构和控制固位稳定性能，提高义齿的美观、舒适和功能效果。为此需要付出的代价是牙体预备量大（如果选定的基牙恰好有较大缺损，或是因牙髓失去活力需要用冠予以保护，可无须顾忌这一问题），临床技工操作技术比较复杂，疗程较长价格较高。相对地，冠内附着体能更好地满足让义齿负荷沿着基牙长轴传递的要求，但临床不太容易遇到基牙冠大量缺损可以容纳附着体的病例。而冠外附着体则可能对基牙形成较大的扭矩，也容易在突出的结构下滞积食物残渣造成龋坏或牙周疾患，在应用时应该慎重避免这些不良效应（图1-9）。

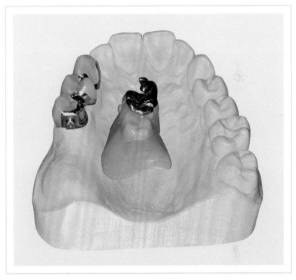

图 1-9 附着体义齿可以有效地减少基托覆盖面积，较好地控制固位力和功能负荷

（二）套筒冠义齿

利用个别制作精密吻合的内外冠之间形成适度摩擦力固位，最大的优点是符合义齿负荷沿基牙长轴传递的原则，因而在临床可观察到，戴用套筒冠义齿后基牙的牙周状况改善松动度下降。套筒冠义齿的适用范围很广，从天然牙大部存在到仅剩少数天然牙的病例均可采用。前者可设计制作成为类似固定冠桥的结构，没有或很少基托，后者则需要充分的基托伸展。如果基牙发生丧失，套筒冠义齿比较容易修改适应新的情况而无须重新制作。对于套筒冠义齿推广的主要障碍是大量的牙体预备往往需要将所有基牙失活，由此造成疗程较长价格较高。另外，由于需要反复摘戴，修复体边缘如采用树脂或陶瓷容易发生破裂，通常要在外冠颈缘采取金属环设计以保障强度，这对于美观效果有不利影响（图1-10）。

（三）覆盖义齿

对于剩余牙数量不多而且牙冠出现缺损、牙髓失去活力的情况，覆盖义齿是比较合适的选项。

通过牙体预备和制作各种类型（球帽、杆卡、磁性等）附着固位装置，可使义齿取得良好的固位支持，并能继续从基牙牙周膜感受器的反馈传入控制咀嚼运动，又能继续对基牙周围牙槽骨形成生理刺激而维持其高度。在临床观察到覆盖义齿的基牙存留时间较长，即使拔除后也能保留较丰满的牙槽嵴，有利于将来修复（图1-11）。

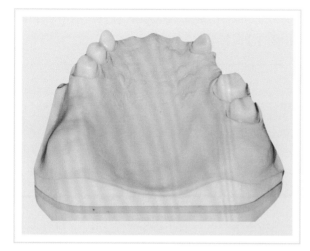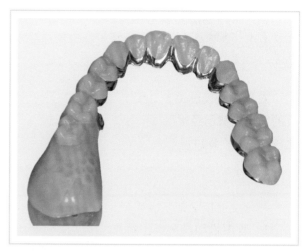

图 1-10　套筒冠义齿，左图为内冠（全瓷）形态，右图为覆盖在内冠上的可摘义齿

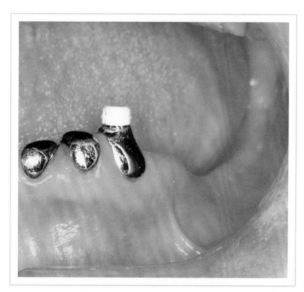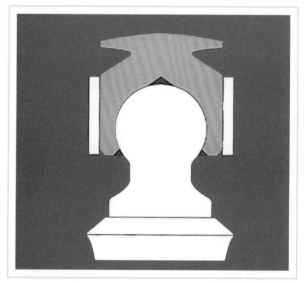

图 1-11　利用剩余牙根加上固位装置（如本图右侧显示的球帽附着体）可以显著改善义齿的支持固位，并能延缓基牙周围牙槽骨吸收，从左图可清楚地看到这一情况

（四）种植义齿

在牙列缺损病例作种植通常是为了实现固定修复，随着其应用范围的扩展和时间延伸也越来越多地涉及牙列缺损可摘修复。有些病例是在初始的治疗方案中就有机地结合了固定和活动两种修复体（类似传统的固定活动联合修复），通过一些牙列段落的固定种植修复体起到缩减可摘部分的覆盖范围、简化结构、减轻异物感和改善功能外观等作用。还有一些病例则是在固定种植修复治疗后天然牙列又出现了变化，由于各种原因不能补充植入更多的种植体，而是利用已有的种植体更换适当的上部结构起到支持固位新的可摘局部义齿作用。由于口腔种植体的预期使用寿命很长，这种情况将来会不断增多。

6 牙列缺损向牙列缺失的过渡

对于一些仅剩余少数天然牙的老年患者，或是全口快速进展性牙周炎患者，从牙列缺损向牙列缺失的发展态势已经很明显。但即使在这种情况下，是否拔除患牙仍然需要慎重决策，以便从局部义齿比较"平缓"地过渡到全口义齿，减少患者适应的困难。

（一）修复前拔牙的目的

在修复前拔除某些牙齿有多方面的作用，常见举例如下。

1. 重度松动没有保留希望的牙周病患牙。咀嚼时疼痛不适，同时对于修复体支持固位帮助不大者应予拔除（但如果是由于创伤𬌗或不良修复体造成的松动，在去除病因，经过牙周治疗，调磨牙冠并改变冠根比例和减轻𬌗力负担后，仍有可能逐渐恢复稳固）。

2. 硬组织破坏深达龈下，或是牙根折断，无法利用作为基牙的龋病患牙。根尖或根分歧明显病灶，无法治愈的患牙应予拔除。

3. 位置不正，造成容貌外观受损或咬合关系紊乱，明显妨碍修复体就位，同时对于修复体支持固位帮助不大的牙齿应予拔除。

（二）应该尽量保留的患牙

某些位置的牙齿对于修复治疗具有重要意义。例如牙列远中端是否能保存基牙影响到是否构成游离缺失，局部义齿在游离端有基牙支持，或是固位体呈面式布局等条件均能明显改善修复效果，可采用截根术、牙半切术、植骨术等方法尽量保留处于重要位置（或是牙列中最后残存的少数）牙齿。由于局部义齿的治疗效果显著优于全口义齿，因此即使对于修复意义暂时不大的天然牙，在患者晚年以后仍可能被启用作为基牙。基于这一观点，对于拔牙总是应该慎重掌握。

（三）暂时保留的患牙

在采用可摘修复的病例，有时有些患牙就本身病变程度而言应该拔除，但因某些特定目的而需要暂时保留，常见的例子如下。

1. 为了保留患者颌位关系信息，保留一些能够用来确定生理性垂直高度和水平正中关系的天然牙，等修复体依此建立的咬合关系得到确认后再拔除。

2. 为了保留患者容貌个体特征信息，先在后牙区域修复建立咬合关系，被患者接受后再拔除前牙并进行个性化修复。

3. 对于预计即将成为无牙颌，但以往没有戴用可摘义齿经验的患者，最好暂时保留少数天然牙以可摘局部义齿作为过渡，这样患者可以先适应义齿带来的异物感，而义齿固位力不会造成太大困扰。经过一段时间后拔除全部余牙，修改局部义齿（或重做）成为全口义齿，患者在克服义齿固位力不理想的困难同时受异物感的困扰较少。

（四）激进的拔牙

也有一些情况更适于在短期内拔除全部患牙，迅速进入无牙颌状态。典型理由包括：

1. 难以控制的重度牙周炎症，对牙槽骨造成破坏。

2．松动牙给患者带来咀嚼时疼痛的严重困扰。

3．患者有戴用可摘局部义齿的经验，已经适应基托的异物感。

4．有条件采用即刻（包括即刻种植、即刻负重）义齿等。

在计划采用即刻义齿的病例，有时涉及的患牙数量较多，不能一次性地全部拔除，通常先拔因多根愈合较慢且对容貌影响程度较小的后牙。第二期再拔除前牙并戴入即刻义齿。

第三节　可摘局部义齿的基本治疗过程

作出用可摘局部义齿修复牙列缺损的决策后，进一步制订义齿结构的设计方案，遵循规范的临床技工步骤予以落实。

7　可摘局部义齿设计的思路

由于涉及的条件复杂多变，对于牙列缺损病例，通常没有唯一的"正确设计方案"，而是要依据多方面情况灵活掌握，作出适当的设计。

（一）"牙支持式"与"黏膜支持式"可摘局部义齿设计的差异

两者本质区别在于，牙支持式可摘局部义齿无须考虑修复体在行使功能中出现移动的问题，因此𬌗支托和固位卡环的设置比较随意，主要考虑基牙的外形有利于产生适当的固位力，利用上下牙列咬合式的自然间隙安置𬌗支托和隙卡，以减少牙体预备。

而在修复游离端缺损的黏膜支持式可摘局部义齿设计时，则必须考虑使功能负荷尽量与基牙的长轴方向一致，顺应和适当控制修复体的功能移动，减少因此对基牙形成的扭矩和对黏膜形成的不均匀压力，以及避免可能造成的疼痛不适和对口腔剩余组织的创伤。为此，需要合理设置𬌗支托和固位卡环的布局，以及支架和基托的伸展范围，以便兼顾修复体的咀嚼功能效率、固位力、稳定性、舒适感和软硬组织的长期健康等多方面的要求（图1-12）。

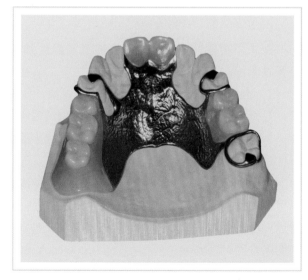

图1-12　混合支持病例：左侧为牙支持方式，右侧为牙列游离端缺损，属于黏膜支持方式

（二）可摘局部义齿设计思路的共性

尽管存在各种"个性化"因素，可摘局部义齿设计仍然遵循共同的逻辑思路，下面先勾画出设计思路的轮廓，在后面的章节中再详细说明。

1．选择基牙并用观测器进行分析。

2．确定𬌗支托的布局位置。

3．确定导板的布局位置。

4．选定大连接体的类型。

5．确定小连接体的布局位置。

6．选定固位体和对抗稳定结构。

7．设置金属支架与树脂基托的连接构件。

8．选择人工牙型号和比色。

8 可摘局部义齿的设计制作步骤

在此首先概括一个典型的用可摘局部义齿治疗牙列缺损的全过程，细节在后面的章节中再逐一展开说明。

1．收集有关信息

（1）口腔检查：记录牙列缺损情况，咬合关系，剩余天然牙的龋患、非龋缺损和牙周健康状态。必要时印模制取研究模型上𬌗架分析。

（2）肉眼不能完全看清牙体和牙周组织的病损情况时，应拍摄 X 线片（根尖片、咬合片和全口曲面断层片等）。

2．诊断和制订治疗计划

（1）根据以上收集到的信息作出临床诊断。

（2）对患者介绍病变情况，了解其对于治疗效果的期望，在可能时，应提供几种治疗方案供选择。

（3）根据病情诊断和患者愿望制订合理可行的治疗计划。

3．口腔预备（第一阶段）

（1）调𬌗选磨，根据牙周病的治疗要求，解除明显的𬌗干扰、𬌗创伤因素。

（2）实施必要的牙髓治疗、牙体修复（嵌体和冠）以及固定冠桥修复。

4．形成最终的可摘局部义齿设计

（1）如果牙冠或牙龈的形态在第一阶段口腔预备中出现明显改变，应制取新的研究模型并上𬌗架进行分析。

（2）回顾并在必要时对原先的诊断信息作修订。

（3）用观测器对新的模型作测量分析，必要时修订原有的设计方案。

5．口腔预备（第二阶段）

（1）在研究模型上作模拟的牙体预备。

（2）用预备后的研究模型作为参照，在口腔内的基牙上进行同样的牙体预备。

（3）用藻酸盐印模材料和快速凝固石膏制取研究模型，观测和确认牙体预备是否到位。

（4）必要时进一步完善牙体预备，制取最终的印模。

（5）制取咬合记录。

6．制作可摘局部义齿

（1）灌制工作模型，上观测器，定位和进行观测。

（2）书写可摘局部义齿设计单。

（3）将患者基本情况、诊断、义齿设计等书面材料和标志了观测定位信息的工作模型和咬合记录移交技工室（图 1-13）。

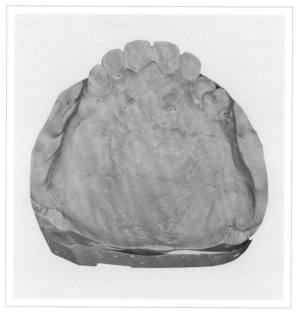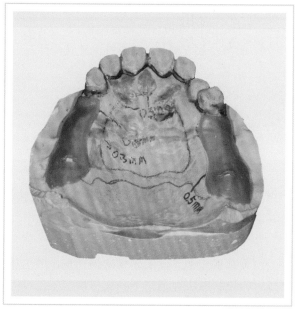

图 1-13　可摘局部义齿工作模型（左图）和根据设计单及模型观察后在模型上面画出的标记（右图）

（4）在技工室制作可摘局部义齿铸造支架，送临床试戴，确认能够准确就位。必要时进行磨改。

（5）对于游离端缺损病例，必要时进行模型部分更换印模。

（6）用支架承载咬合记录材料，再进行咬合记录，送技工室上𬌗架。

（7）排列人工牙，送临床试戴，确认前牙的美观和后牙的咬合关系满足要求。

（8）医师和患者认同试戴效果后，签署设计单，交技工室完成可摘局部义齿制作程序。

（9）戴入可摘局部义齿，进行修改调整。作家庭保养维护教育，约日复查。

7．复诊和疗效维持

（1）近期的复诊：通常约患者在戴牙第 2 天前来复诊，调整磨修义齿不适处。

（2）远期的复诊：根据患者的情况，在年度口腔定期检查、因牙周或牙体病就诊时检查局部义齿和基牙状况。

（3）修理义齿：随着口腔组织的变化（如出现新的缺牙、牙槽嵴吸收等）和义齿出现材料老化、磨损、意外损坏等情况，可能需要修理或决定重新制作义齿。

第 2 章
可摘局部义齿的基牙

设计可摘局部义齿时，需要多少个基牙？选择哪些牙作为基牙？选择基牙时应考虑到哪些条件？这些都是首先需要予以明确的因素。基本思路是首先根据需要修复的牙列缺隙情况作出初步的义齿设计，依此选择适用的基牙。进一步检查分析初选的基牙，在必要情况下更换或增加基牙。基牙确定后即可设计各种义齿构件和连接方式，形成最终的可摘修复方案。

9 可摘局部义齿基牙的数量和布局

在确定可摘局部义齿基牙的数量和布局时，不仅要考虑义齿的支持固位效果，也要考虑合理分配负荷和保障基牙的长期健康，还应考虑到患者摘戴方便，成为其生活中一件得心应手的工具。

（一）可摘局部义齿基牙的数量

对于仅剩少数甚至个别余牙的患者来说，选择余地很少。如果只有一个天然牙残存，仍然要尽量利用来作为基牙，其固位效果通常显著优于全口义齿。剩余天然牙在 4 个或以下时，应该尽量利用每一个可能的机会。这样将来如果其中有个别的余牙丧失，可以比较方便地修改义齿继续戴用，而不需要重新设计制作。

如果剩余牙的数量较多、条件也比较好、选择余地较大时，可摘局部义齿基牙的数量一般不应超过 4 个。这条不成文的规则是考虑到 3 个基牙即能够形成面式布局，4 个基牙（如果不是极端的线式分布）应该已经能够充分发挥稳定效果，同时形成足够大的固位力。过多的基牙可能造成义齿结构和就位道复杂，患者摘戴困难，因此综合的效果反而不佳。

例外的情况是，在剩余天然牙存在广泛的牙周病变和松动情况时，可摘局部义齿可能设计为连续卡环，涉及大部分甚至全部余牙，从而兼具牙周夹板作用。另一种例外情况是，可摘义齿在多个剩余天然牙的𬌗面设置𬌗垫，起到提升垂直距离和矫正𬌗曲线的作用。

（二）可摘局部义齿基牙的布局

在可供选择的余牙数量很少的情况下，1～2 个基牙形成对义齿稳定性不利的布局，应该尽量避免。3 个基牙如果处于一侧，或是接近于形成一条线，则面式布局的优点也就丧失。比较理想的情况是 3～4 个基牙分布在两侧，形成覆盖面积比较大的布局，加上正确设计制作的固位装置，可提供比较理想的固位稳定性能。

10 选择基牙的条件

选择基牙时，首先应考虑其适用性，优先选用那些支持能力强、固位体设置较方便和容易形成适度固位力的牙齿。同时还应考虑其长期预后，以便基牙在承担了额外负担的情况下仍能较长时间地发挥功能。以下相关因素基本按照考虑的优先顺序排列。

（一）位置

选择基牙时，首先考虑邻近缺隙的剩余牙，这样可以简化义齿结构和缩小面积，容易安排固位装置，有利于形成适当的固位力，也有利于功能负荷传递。如果邻缺隙牙在后面提到的评估条件中存在重大缺陷并且难以弥补，才考虑采用距离缺隙位置较远的牙齿充当基牙。如前所述，多个基牙形成面式分布和充分利用牙弓远中端的牙齿是重要的设计原则。

（二）支持组织

牙齿的支持组织需要生理功能负荷的刺激，没有负荷（废用）与负荷过大均可能导致牙槽骨吸收的后果。从牙周支持组织的组织结构可知，天然牙比较适于承担长轴方向的负荷，而对水平方向负荷的承受能力较差。可摘局部义齿的基牙与固定义齿同样要承受额外的负荷（虽然或多或少可由牙槽嵴分担），因此同样需要注意不可超过牙周潜力的阈值。

1. 牙周膜面积　对于固定桥，有一个著名的"Ante 定律"，即基牙的牙根表面积要等于或大于缺失牙的牙根表面积。可摘局部义齿的要求没有那么高，但在选择基牙时仍然要尽量采用牙根表面积较大者。表 2-1 列出以往测量统计得出的各个位置牙的牙根表面积数值，可供参考。由于个体的牙根形态变异范围很大（包括分叉、直径、长度等），在临床往往还需要拍摄 X 线片作为依据。

表 2-1　各牙的牙周膜面积（单位：mm²）

	魏治统等	Tylman	Бусы ГИИ	Boyd	Jepsen
上颌					
第三磨牙		194		205.3	
第二磨牙	290	272	375	416.9	431
第一磨牙	360	335	409	454.8	433
第二前磨牙	177	140	223	216.7	220
第一前磨牙	178	149	255	219.7	234
尖牙	217	204	270	266.5	273
侧切牙	140	112	170	177.3	179
中切牙	148	139	191	204.5	204
下颌					
中切牙	122	103	161	162.2	154
侧切牙	131	124	151	174.8	168
尖牙	187	159	224	272.2	268

（续　表）

	魏治统等	Tylman	Бусы ГИИ	Boyd	Jepsen
第一前磨牙	148	130	206	196.7	180
第二前磨牙	140	135	194	204.3	207
第一磨牙	346	352	407	450.3	431
第二磨牙	282	282	340	399.7	426
第三磨牙		190		372.9	

需要注意的是，如果牙槽骨已经出现明显吸收，则埋在骨内的牙根部分面积也相应减少，因而牙周潜力下降。表 2-2 显示了各牙在牙槽骨吸收后余留牙周膜面积的变化。牙根的直径和周长以牙颈部至根分歧这一段最大，因此在支持组织向根尖方向吸收 1/4 以上时，牙周膜的附着面积即出现明显减少。

表 2-2　各牙在牙槽骨吸收后余留牙周膜面积（单位：%）

	总面积	吸收 1/4 时	吸收 1/2 时	吸收 3/4 时
上颌				
第二磨牙	100	73.44	33.10	10.34
第一磨牙	100	74.16	38.88	13.88
第二前磨牙	100	63.84	35.59	14.69
第一前磨牙	100	64.94	36.00	16.26
尖牙	100	61.84	33.44	12.28
侧切牙	100	62.21	34.42	13.78
中切牙	100	62.85	35.13	13.50
下颌				
中切牙	100	64.26	37.54	14.67
侧切牙	100	65.24	36.81	14.25
尖牙	100	63.64	33.00	11.44
第一前磨牙	100	63.96	36.91	16.22
第二前磨牙	100	61.91	34.14	13.45
第一磨牙	100	72.07	39.46	15.01
第二磨牙	100	69.50	36.84	12.76

2. 长轴方向　邻缺隙的牙齿容易出现倾斜，这就使得咀嚼生理负荷与该牙的长轴方向出现较大偏差，同样的情况还经常出现在因萌出空间不足而向近中倾斜的第三磨牙。这些牙齿如准备选择作为基牙，应充分考虑因其不利的长轴方向使牙周潜力受到折损。牙长轴倾斜造成的另一个问题是就位道设置困难，在义齿和基牙之间会形成较大间隙，容易造成食渣积聚，进而形成菌斑和龋坏。

3. 牙周健康状况　如果牙齿患有牙周病，可能在正常的功能负荷作用下也会发生𬌗创伤，选择基牙时应该将这一因素考虑在内。

（三）牙冠外形

1. 牙冠完整性　作为义齿基牙，牙冠完整是一项重要的要求，因为缺损的牙冠负荷能力下降，即使用嵌体、充填等方法修复，仍然有较大的崩塌风险，最好是用冠修复体整体加固，才适合在上面设置𬌗支托或卡环。

如果在牙齿的邻缺隙面发现浅龋，这个牙如被选作基牙则自洁条件会变差，加快龋损发展进度。牙颈部楔状缺损对于固位力的控制造成困难，在修复前应予充填恢复正常外形。

一个临床冠严重缺损的牙齿如果其他条件适合被选作基牙，可考虑采用附着体作为固位装置。

2. 𬌗面形态　具有𬌗台的后牙比较容易设置𬌗支托，起到支持义齿和将𬌗力向着长轴方向传递的功效。相对地，在仅具有单尖或切缘的前牙达到这样的效果比较难。

3. 轴面固位外形　如果解剖外形正常，后牙的轴面上倒凹区分布比较容易为卡环提供适当的固位力，而前牙轴面倒凹较少，卡环形成固位力的效果较差。

（四）牙髓状况

1. 牙髓病和死髓牙　牙髓失去活力后硬组织强度明显减弱，在固位装置施加额外负担的情况下发生断裂的风险较高，应在完善牙髓根管治疗、用桩、冠等修复体加强后才适于作为基牙。如果存在根尖病变，须在根管治疗取得明确疗效后才能作冠修复。

2. 牙本质过敏　患牙对于机械、冷热和化学刺激敏感，对于牙体预备和将来义齿金属构件的摩擦接触均可能有不适反应。存在牙本质过敏的牙齿如果正处于最佳基牙位置，应做妥善的脱敏治疗、修补硬组织缺损等处置后加以利用。如果脱敏治疗不成功可考虑将牙髓失活，并采取相应的保护加强牙冠措施后再用作基牙。

（五）咬合关系

如果上下牙列之间存在咬合间隙，可以尽量利用选定基牙周边的此种间隙以减少牙体预备量，但一般不宜将此条件作为选择基牙的首要考虑。

（六）对于外观的影响

现代审美观念不欣赏金属色泽口腔修复体暴露在视线范围中，因此选择前牙作为可摘义齿基牙又增加负面因素。如果选择余地小，可考虑改进固位装置的材料和结构，尽量隐蔽金属色泽。

总之，一个理想的基牙对于可摘局部义齿应该同时发挥支持、稳定和固位三方面作用（图2-1）。

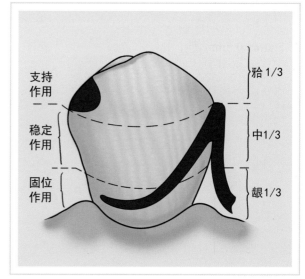

图2-1　对于典型的卡环来说，基牙的𬌗1/3主要发挥支持作用，中1/3主要发挥稳定作用，近龈1/3主要发挥固位作用

11　对可摘局部义齿基牙的模型观测

由于视野和观察角度的限制，医师对口腔中牙齿的直接观察很难掌控全貌，特别是在多个缺隙和（或）可能需要选择多个基牙时，必须借助牙科模型观测器分析基牙倒凹，确认固位体延伸范围和共同就位道。模型观测器在临床医师和修复技师之间传递，起到交流信息统一认识的重要作用。

（一）牙科模型观测器

1. 基本结构和附件　牙科模型观测器包括观测架、观测平台和标记杆三个主要部分。

（1）观测架：由底座平台、固定在底座平台上的垂直支持臂、可水平移动的水平臂、可升降移动的垂直臂以及可动垂直臂末端的卡具组成。

（2）观测平台：上部是一个平面，装有用来固定牙列模型的卡具。中部是一个转向结合球，用以控制和固定牙列模型的倾斜角度。下部也是一个平面，可在底座平台上水平移动。

（3）标记杆：有多种类型，柄部形状统一，可被卡紧在可动垂直臂末端的卡具上。端部的材质和形状多样，最常用的是：①金属分析杆，用于观测义齿就位道；②碳标记杆，在模型基牙轴面上划过时可画出黑线，用来绘制观测线；③倒凹尺，端部有凸起的帽状结构，凸起幅度分别为0.25mm、0.5mm 和 0.75mm，用来标识设定的倒凹在观测线下方位置；④蜡成形刀，有刃，可用来刮削蜡型的平行（或形成特定聚合角度）轴面（图 2-2）。

2. 工作原理　牙科模型观测器的工作原理是利用固定的平行 / 垂直框架结构和可以三维移动的臂，保证能够从特定的角度观测牙列模型，获得有可重复性的观测结果，作为义齿设计制作的参考依据。这一机械也可用来加工蜡型，或是辅助某些预成构件（如精密附着体）与支架的准确连接。

在牙科模型观测器基本结构的基础上演化成为平行切削仪，用可加热的蜡成形刀、可旋转切削的刀具等工具，不仅提高加工蜡型的效率，还能加工金属构件，是目前技工室加工制作采用精密附着体、套筒冠等固位装置的可摘义齿时不可缺少的重要设备。

3. 使用规则　对于缺损情况较复杂的病例，

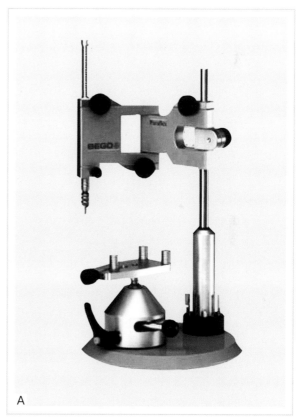

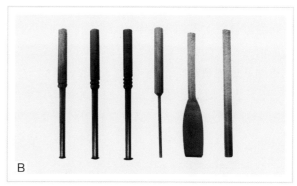

图 2-2　模型观测器（A）及其附件（B）

应该在初诊时取研究模型，将研究模型上观测器进行分析，有助于比较恰如其分地进行牙体预备，消除过大倒凹，并在基牙上预备出导平面等有助于控制义齿就位道的轴面形态。在取得工作模型后再次上观测器，进一步测量分析基牙倒凹分布，辨别潜在的软硬组织干扰部位，权衡固位力、舒适、美观等方面的因素，确定就位道和卡环殆支托的走行。设计方案确认后对模型作定位标志转交技师，用蜡填充倒凹修整后翻制耐火模型，参照画在工作模型上的卡环殆支托线雕刻蜡型。

规范地说，牙科模型观测器主要应该由医师操作，因为医师在患者口腔里还观察到本章前面述及的其他有关基牙软硬组织情况，将选定基牙牙冠的形态与这些因素相结合，才能全面地权衡决策。技师只能观测石膏模型，将设计义齿支架的责任交给技师是不合理的。

（二）工作模型上观测器和观测分析的过程

1. 模型修整　将模型底部修整成平面，周缘修整成与底线垂直的平面。

2. 模型在观测平台定位　将模型底面与观测平台上部平面贴紧，用模型位置调节螺丝和模型卡调节螺丝将其固定。

3. 调节模型倾斜角度

（1）目的：这一步骤的主要目的是寻找和确定义齿就位道，应考虑以下因素：①方便义齿的摘戴；②在基牙轴面上确定可利用的导平面；③在基牙轴面上确定能用以形成固位力的倒凹；④确定硬软组织的干扰部位以便消除；⑤尽量减少义齿与基牙之间的间隙，提高美观效果。

（2）方法：确定就位道常采用平均倒凹法，或者是调节倒凹法。

①缺牙间隙多、倒凹大时，常采用平均倒凹法。

将模型固定在观测平台上，调整其上平面使之与观测架底座基台平行。将金属分析杆安装在可移动垂直臂末端卡头上，松解观测平台中部转向结合球的固定圈，使观测平台的倾斜角度可以变化。根据缺牙的部位、牙齿的倾斜度、牙槽嵴的丰满度和唇（颊）侧倒凹的大小等因素，观察并不断调整观测台倾斜的程度。一般先调整模型前后的倾斜度，再调整模型两侧的倾斜度，直到使模型上两端和两侧基牙的近远中向倒凹和颊舌向倒凹区比较平均相等，尤其是卡环固位臂进入的倒凹区基本相等的位置为止。通常观测平台与观测架底座基台的交角＜10°，同时大多数基牙的邻面壁相互间尽可能接近平行，就位道的方向与基牙长轴的方向接近一致，这样可以尽量减少对牙齿轴面预备磨改的要求。

②为了满足一些特定的要求，可采用调节倒凹法，常见情况如下。

A. 下颌后牙游离缺失的病例，如果末端基牙向后倾斜，模型应向前倾斜，就位道方向由后向前，增加末端基牙近中的倒凹，减少末端基牙远中和前牙舌侧的倒凹。选择适当的卡环组合，可产生防止义齿翘动的效果，在功能运动中，减轻不利杠杆作用对基牙的影响，减轻基牙的负担和创伤风险。

B. 后牙非游离缺失的病例，根据末端基牙健康状况决定模型倾斜方向。如果末端基牙健全，模型向后方倾斜，增加末端基牙远中倒凹，并选择支持固位稳定作用优良的三臂卡环，义齿的就位方向是由前向后。如果末端基牙有牙周支持组织比较薄弱，则将模型向前方倾斜，就位道是由后向前，减轻末端基牙的负担。

C. 多个前牙连续缺失者，如果牙槽嵴唇侧倒凹较大，可将模型向后方倾斜，就位道方向由前向后。这样有利于避开唇侧倒凹，也有利于减少义齿与天然牙之间的间隙，美观效果较好。如果牙槽嵴唇侧组织倒凹不大，不影响义齿就位，则模型的倾斜取决于基牙及其他剩余牙倒凹区的大小，一般是将模型稍向前倾斜。

D. 若前后牙均有缺失，前牙倒凹较大时，将模型向后倾斜，就位道是由前向后，使前牙区天然牙与人工牙间隙减小，缝隙被集中到后牙区，改善美观效果。如果前牙全部缺失，后牙也有缺失时，应根据倒凹情况和基牙在牙列上的位置而定。一般是模型向易脱位的一方倾斜，使倒凹适当地集中。义齿倾斜就位，可以防止吃黏性食物时发生殆向脱位。

E. 仅有个别末端基牙并向后倾斜时，可将模型向前方倾斜，选择圈形卡环，避免近中基托的翘动。就位道方向由后向前。

F. 一侧缺牙多，另一侧缺牙少及舌侧倒凹大者，通常是将模型向牙齿多侧倾斜，将来义齿就位方向是从该侧向对侧戴入。若一侧牙齿缺失，而对侧余留牙舌侧倒凹过大者，则将模型向有牙侧倾斜，以减小对剩余牙的预备，并加有牙一侧的颊侧倒凹，增加固位。

4. 确定硬软组织的干扰部位　用金属分析杆探查，以便发现阻碍金属支架和义齿边缘刚性部分摘戴时通过的软硬组织突起部位（例如，下颌后牙舌侧面向舌侧的过大倾斜、过大的下颌隆突和上颌结节等）。首先试着调整改变模型的倾斜度，分析是否可能在合理范围内改变就位道消除这些倒凹。如果认为无法通过这一途径解决问题，在模型上作标记供将来通过牙槽骨修整手术或磨改牙齿消除干扰（图 2-3）。

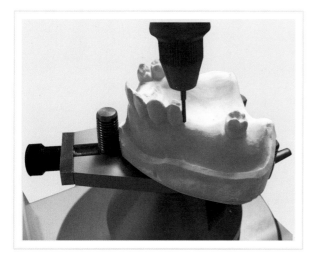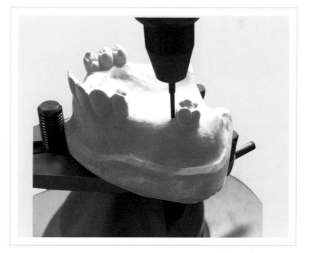

图 2-3　在观测器上调节模型倾斜角度，起到确认义齿就位道与合理分配倒凹的作用

5. 倒凹深度测量

（1）目的：固位装置进入倒凹越深固位作用越强，但过多地深入倒凹不仅使义齿摘戴困难，还会在每次通过时产生对基牙的一过性水平推力，对支持组织的健康不利。因此需要对固位装置进入倒凹的深度作精确的定量控制。由于每个基牙的牙周状态、固位装置的形状和材料性能等条件的差异，固位体进入倒凹的深度需作相应调整。通常对于牙周条件不太理想的基牙固位体进入倒凹不宜过深，固位体的臂较长（如连续卡）、材料弹性较好（如冷弯锻丝）时可较深入倒凹区，反之（如钴铬铸造卡环）应入倒凹区较浅。原则上，弹性较大的卡臂尖进入倒凹区深度，在典型的半圆形截面钴铬合金铸造卡环为 0.25mm，如采用同样截面但弹性较好的金合金铸造卡环为 0.50mm，如采用弹性更好的锻丝冷弯卡环为 0.75mm。选用标定深度的倒凹尺可在基牙轴面划出界限，供设计卡环的形状和位置作参考。

（2）方法：根据基牙条件和义齿支架采用的金属材料选用深度相应的倒凹尺，对各个基牙的倒凹深度进行初步测量分析。一手牵动倒凹尺，另一手持观测台，双手配合使倒凹尺杆的侧面始终与基牙轴面保持接触。先降低观测器的可移动垂直臂，使倒凹尺尖端进入倒凹区达龈缘处（倒凹区内的最低位置），然后将倒凹尺的柄紧贴基牙慢慢上移，直至倒凹尺尖端的侧缘突起刚好与牙齿轴面相接触。

从侧方看，倒凹尺的杆和尖端的侧缘突起都与牙齿接触时在基牙和倒凹尺之间形成一个三角形，即为卡环固位臂尖在倒凹区内所处的位置。倒凹尺尖端与基牙接触的点代表了金属固位体可以达到的倒凹区最深处。

用倒凹尺可以发现基牙的倒凹是否过大（表现为倒凹尺侧面接触牙齿的部位过于接近殆面，或是倒凹尺端部的帽状凸起不能接触牙齿）或过小，甚至没有倒凹（表现为倒凹尺的端部接触龈缘，而杆的侧面不能接触牙齿轴面）。解决方法是微调整模型倾斜度，通过就位道改变倒凹分布。或是在模型上作标记，供进一步牙体预备修整倒凹时参考（图 2-4）。

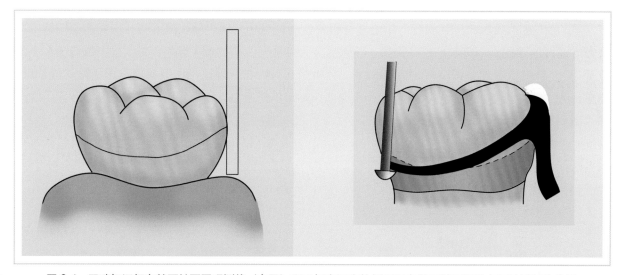

图 2-4　用碳标记杆在基牙轴面画观测线（左图）和用标定深度的倒凹尺在基牙轴面设计卡环的形状和位置

6．绘制观测线　经以上步骤确定模型倾斜状态后，用铅笔芯绘制观测线。一手牵动固定着铅笔芯的杆，另一手推动观测台在观测架底座平台上滑动，铅笔芯侧面始终与牙列模型上的牙齿轴面保持接触，从牙上逐一划过标记出外形高点线。由于模型观测台的倾斜角度及各基牙倾斜的方向和程度不同，绘出的观测线可依据倒凹区相对于缺隙的分布情况归纳为一型、二型和三型 3 种类型。

（1）一型观测线：当基牙向缺隙相反方向倾斜时，观测线在基牙的近缺隙侧距殆面远，远缺隙侧距殆面近，表明近缺隙侧的倒凹区小，远缺隙侧的倒凹区大。

（2）二型观测线：当基牙向缺隙方向倾斜时，观测线在基牙的近缺隙侧距殆面近，远缺隙侧距殆面远，表明近缺隙侧倒凹区大，远缺隙侧倒凹区小。

（3）三型观测线：当基牙向颊侧倾斜时，观测线在基牙颊面的缺隙侧和远缺隙侧距殆面都近，倒凹区都大，非倒凹区均小。同样地，当基牙向舌侧倾斜时观测线在基牙舌面也接近殆面并形成较大的倒凹区。

用观测仪在牙齿轴面绘制外形高点线之后，就可以基本确定卡环及义齿其他部分的设计方案（图 2-5）。

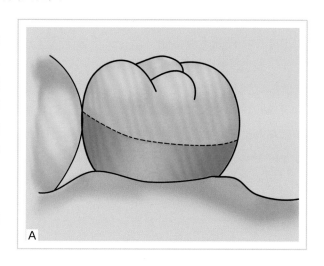

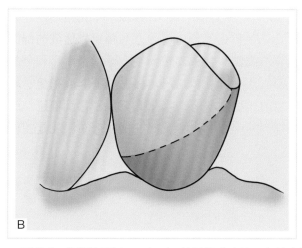
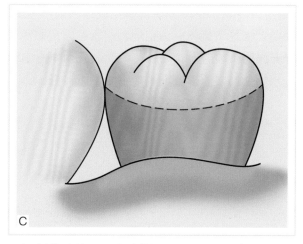

图 2-5 依据基牙倒凹区相对于缺隙的分布情况归纳出的一型观测线（A）、二型观测线（B）和三型观测线（C）

7. 对模型作定位标记 通过定位标记记录经上述观测分析确定的模型倾斜位置与就位道，就可以从观测器取下模型。无论门诊医师将模型转交技工室，或是将来需要再次对模型作观察分析，都可以借助三点定位记录在观测器上重现模型倾斜位置。模型的定位标记有三点法和三线法两种。

（1）三点定位法：在模型上画三个小点定位模型的倾斜方向，并将它们的位置转移至耐火模型上。方法是将炭标记杆装在可移动垂直臂末端的卡头上，将它逐渐降低，直到炭标记杆的末端可以与模型上各自分离较远的三点都接触为止。将可升降垂直臂锁定在这一位置，使垂直臂不能再上下移动。以模型上三点中的每一个接触点为中心，以 2～3mm 的直径划一个红圈，中心用蓝铅笔描记，作为统一标记。模型三点定位应遵循下列原则：①标记的三点应形成三角形；②所有的标记点应标记在固定不活动的组织上；③三点均应位于能被印模覆盖部位，不要画在移行沟或系带的活动区域内，也不要标记在底座不确定的区域上；④所有标记区应尽量避开义齿支架预计的覆盖区，不妨碍义齿支架蜡型的设计与制作。

（2）三线定位法：在模型的侧面上画三条距离尽可能远的平行线，方法是将碳标记杆降低，紧贴模型的侧面拉动，铅笔画出的三条相互平行且垂直于模型底面的线。必要时可用刀刻加深使之更清晰，并能被翻制到耐火模型上（图 2-6）。

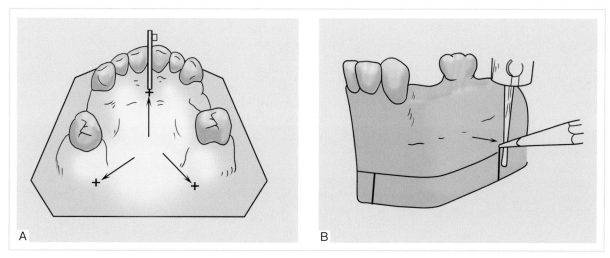

图 2-6 对模型作定位标记的方法：A 为三点定位法，B 为三线定位法

8. 模型在观测器上复位　技师从临床接到转来的模型，或是翻制耐火模型后开始制作蜡型时，需要把模型依据先前确定的倾斜状态固定在观测器上，以便根据就位道设计方案和由此形成的倒凹分布具体地设计制作蜡型。如先前采用三点定位法，调节观测平台中部转向结合球，直至金属分析杆末端能够在不改变垂直高度情况下接触三个标记点。采用三线定位法时，则是调节到金属分析杆能与三条标记线（或刻痕）都平行时，即为最初所确定的模型倾斜状态。

第 3 章
可摘局部义齿设计的基本理念

局部义齿铸造支架的各部分结构均是服务于特定的功能，了解和掌握本章介绍的一系列基本理念，有助于根据特定病例的具体需要设计制作义齿，获得短期和长期的良好效果。

第一节 可摘局部义齿的分类

由 28 ～ 32 颗牙齿组成的牙列，发生缺损的可能组合是天文数字。有关专家一直在试图根据不同牙列缺损情况的内在规律性进行分类，以便指导义齿的结构设计。1925 年，Kennedy 提出根据牙列缺隙在牙弓上的部位进行分类的方法，Cummer（1942）和王征寿（1959）提出的分类方法，还涉及基牙和相应的修复体构件布局。此外，可摘局部义齿分类的出发点还涉及支持组织和义齿制作材料等。

12 牙列缺损的Kennedy分类

Kennedy 对牙列缺损进行分类的方法强调牙列远中游离端缺损这一因素，比较简洁明确，对修复设计有一定的指导意义，是目前临床最常用的。

（一）Kennedy 四分类

1. 第一类 牙弓的缺隙在双侧基牙的远中，即双侧远中游离端缺牙。
2. 第二类 牙弓的缺隙在一侧基牙的远中，即单侧远中游离端缺牙。
3. 第三类 牙弓的单侧缺隙前后都有基牙，主要是后牙非远中游离端缺牙，但也包括一些未越过中线的前部缺牙的情况。
4. 第四类 牙弓的单个缺隙位于基牙的前面，主要是越过中线的前部缺牙，但也包括一些缺隙延伸到后部的情况。

（二）Kennedy 分类的亚类

Kennedy 分类当中除第四类外，其他三类都有亚类，即除主要缺隙外尚有一个缺隙则为第一亚类，有两个缺隙为第二亚类，依此类推。若前后均有缺牙，分类有矛盾时按照上述分类顺序，依分类序号较小者优先（图 3-1）。

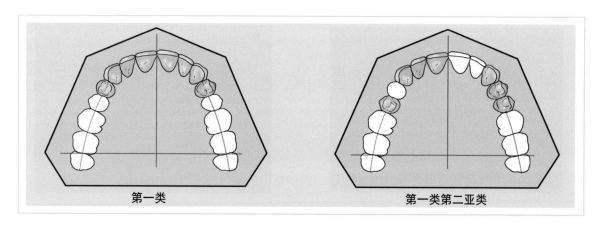

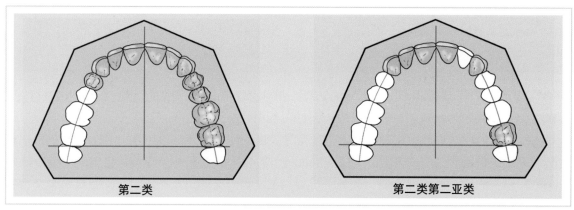

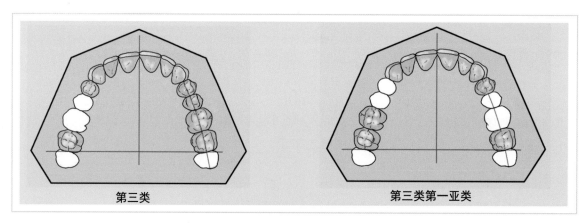

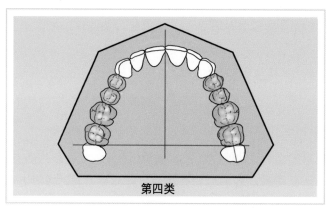

图 3-1　牙列缺损的 Kennedy 分类

（三）Applegate 补充原则

由于上述分类方法还存在模糊点，Applegate 提出了几个补充原则，以澄清应用 Kennedy 分类时容易混淆的一些情况。

原则 1　分类应以拔牙后为准。

原则 2　如第三磨牙缺失后不修复，不列入分类考虑之内。

原则 3　如果第三磨牙存在并作为基牙，则应列入分类考虑之内。

原则 4　如果第二磨牙缺失后不修复，不列入分类考虑之内。

原则 5　以后牙末端缺隙确定分类。

原则 6　以不作为确定分类的缺隙数量命名亚类。

原则 7　亚类命名仅考虑缺隙数量，而不考虑其范围。

原则 8　第Ⅳ类牙列缺损没有亚类（位于跨越中线的前方单一缺隙后部的缺隙常作为主要缺隙决定分类）。

从以上阐述可以看出，牙列末端缺牙的状态得到最大的重视。这是因为牙周膜与覆盖牙槽嵴软组织结构的重大差异。前者的平均厚度为（0.25±0.1）mm，为围绕牙根放射状有序排列的韧带纤维，将牙根悬吊在牙槽窝当中；后者为平均厚度约 2.0mm 的黏膜和结缔组织。显然，在受到外力压迫时两者的变形差别很大，从生物力学的角度考虑，牙列是否处于远中游离端缺牙对于负荷的计算分配和治疗效果有本质的区别，义齿需要依此作不同的结构设计。Kennedy 分类之所以成为临床最常用的方法，与抓住了这个主要矛盾有一定的关系。

13　可摘局部义齿的Cummer分类

一些学者认为通过两侧末端固位体的𬌗支托的连线形成义齿翘动转动轴，也称为支点线，其分布对于修复效果有重要影响。Cummer 根据可摘局部义齿直接固位体（主要是起支点作用的支托）的连线在牙弓上的位置关系，划分为四种主要类型。

1. 第一类　支点线斜割牙弓，即斜线式。

2. 第二类　支点线横割牙弓，即横线式。

3. 第三类　支点线位于牙弓的一侧而成前后方向者，即纵线式。

4. 第四类　支点线构成多边形，即平面式。

Cummer 分类的特点是按支点线或转动轴划分，简单明了，便于指导可摘局部义齿的固位稳定设计和固位体的设置，但该分类没有亚类，不能反映多缺隙牙列缺损的情况（图 3-2）。

14　可摘局部义齿的王征寿分类

由我国口腔医学专家王征寿教授提出，经其他学者改进和补充而形成。它是根据义齿结构设计、缺牙部位和缺隙数目来划分，以三位数码命名，共分为六类。

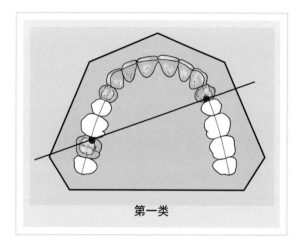

第一类

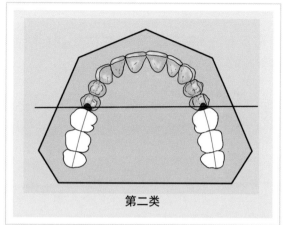

第二类

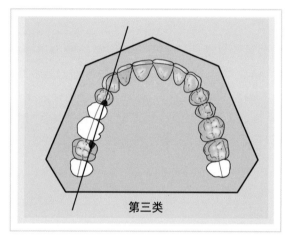

第三类

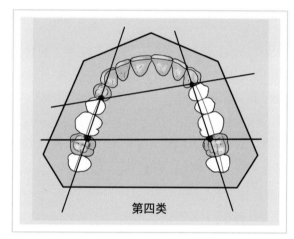

第四类

图 3-2　可摘局部义齿的 Cummer 分类

1. 第一类　牙弓一侧后牙缺失，其前后都设有基牙，义齿不与牙弓对侧相连。

2. 第二类　牙弓一侧后牙缺失，基牙仅设在缺隙的一端，义齿不与牙弓对侧相连。

3. 第三类　 牙弓一侧后牙缺失，义齿与牙弓对侧（非缺牙区）相连。

4. 第四类　缺牙区在牙弓两侧基牙的前方，主要为前牙缺失的义齿。

5. 第五类　牙弓两侧后牙缺失，义齿两侧相连成一整体。

6. 第六类　牙弓一侧大部分或全部牙缺失,基牙全部在牙弓另一侧,且基牙侧亦可伴有牙缺失（图 3-3）。

　　可摘局部义齿按上述规律分成六类，再加上代表卡环和缺隙的数目，构成义齿三位数的称法，即百位数代表分类类别，十位数代表实际卡环数，个位数代表除决定分类的主要缺牙区以外附加的缺隙数量。该分类的优点是能够以数字表达可摘局部义齿的特点，简洁地记录传递信息。其局限性是不能清晰表达是否为游离端缺牙，因而忽略了与义齿设计密切相关的重要因素。受时代限制，王征寿分类主要着眼和适用于交联可摘局部义齿，其中有的设计类型（第一类和第二类）因固位力不够可靠，对于铸造支架局部义齿不可采用。

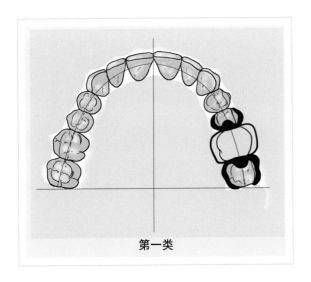

第一类

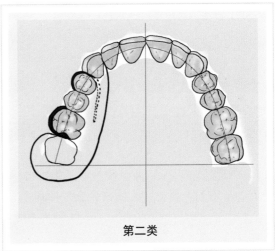

第二类

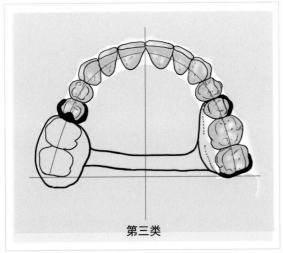

第三类

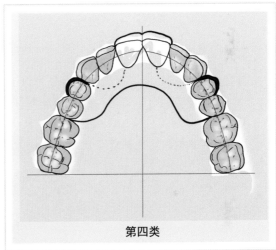

第四类

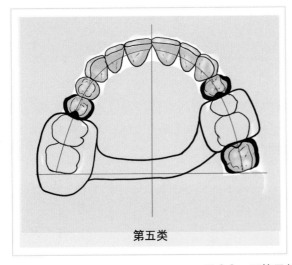

第五类

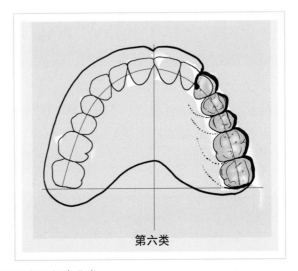

第六类

图 3-3 可摘局部义齿的王征寿分类

15 可摘局部义齿的其他分类法

按照支持方式和制作材料等分类法，主要是用以指导临床和技工室取印模和加工义齿的工艺侧重细节。

（一）按照义齿制作材料分类

1. 铸造支架式可摘局部义齿　义齿的金属部件由整体铸造制作，人工牙、树脂基托附着在铸造支架上，常用的金属材料为钴铬合金、钛和金合金等。

2. 树脂交联式可摘局部义齿　大部或全部为树脂制作，采用锻丝冷弯卡环固位，可作为过渡性、暂性时义齿。

3. 全金属可摘局部义齿　卡环（或附着体）、人工牙、连接体及基托为金属一体铸造，一般仅用于后牙区少数缺牙病例。

（二）按支持组织分类

按支持组织不同可将可摘局部义齿分为以下三种类型。

1. 牙支持式可摘局部义齿　缺隙两端基牙上均放置𬌗支托和卡环，义齿的𬌗力主要由天然牙承担。适用于少数牙缺失，缺隙两端均有稳固基牙者。

2. 黏膜支持式可摘局部义齿　义齿仅由基托和人工牙及无𬌗支托的卡环组成。𬌗力通过基托直接传递到黏膜和牙槽骨上。适用于多数牙缺失、余留牙松动、对颌为牙列缺损或缺失者。

3. 混合支持式可摘局部义齿　基牙上有𬌗支托和卡环，基托也有充分的伸展，由天然牙和黏膜共同承担𬌗力，适用于余牙比较多的游离端缺失病例。

第二节　可摘局部义齿设计的相关考虑因素

根据上述分类方法确认一个病例的可摘局部义齿类型以后，再从支持、固位、稳定等多个角度具体地考虑从可摘局部义齿传递到机体组织的负荷合理分配方案，以保障义齿能够满足恢复口腔功能的需要，同时舒适美观，对于口腔剩余组织的产期保健有利。

16 可摘局部义齿的支持

防止口腔修复体龈向移位的作用称为支持（support）。对于可摘局部义齿来说，支持作用来自基牙、黏膜和牙槽骨，由此形成前述的牙支持式、黏膜支持式和混合支持式义齿分型（近年随着口腔种植体的广泛使用，又增添了一种新的支持方式）。针对口腔剩余组织条件设计合理并且可靠的支持，对于可摘局部义齿的近期效果和远期预后均至关重要，被一些专家称为第一成功要素。

（一）牙支持

严格地说是由牙齿、牙周膜和牙槽骨这一系列机体组织传递和承担咀嚼压力。固定桥是真正意义的牙支持，功能负荷完全由基牙承担，因此在设计时需要准确计算基牙功能潜力。纯粹的牙支持可摘局部义齿在临床并不多见，通常指那些个别后牙缺失，缺隙前后均有健全基牙，符合固定桥修复条件，但因种种原因选择可摘修复（有时属于临时过渡性质）者。可摘局部义齿实现牙支持的构件主要是覆盖部分基牙𬌗面的各种类型𬌗支托，个别情况下可能是覆盖全部基牙𬌗面的𬌗垫。由基托分担部分负荷到牙槽嵴的机制始终存在，当基牙受压下沉时（幅度约为 0.25mm）缺隙黏膜 / 牙槽骨开始承受负载，转化过渡成混合支持方式。

（二）黏膜支持式

黏膜支持式可摘局部义齿的适应证范围较广，在剩余牙数量较少状态较差，甚至在仅剩单独孤立基牙的情况下，义齿不设置𬌗支托，咀嚼的负荷全部施加于黏膜，黏膜发生变形（幅度约为 2.0mm）继而传递到牙槽骨。需要注意的是，通过牙周膜纤维施加于牙槽骨的主要是具有生理刺激作用的拉应力，而黏膜与骨的界面组织形态不是悬吊，也就不能形成牵引效应，而是压应力。因此黏膜支持被认为是非生理性的，唯有尽量扩展基托面积，限制单位面积的压力和做到均匀分布，以减缓牙槽嵴的吸收进度。

（三）混合支持式

是最为复杂的情况，如果设计或制作不良，容易出现支持不足义齿下沉，以卡环连线为轴的义齿翘动等情况，影响义齿功能效果，出现不适以至压痛、黏膜溃疡、基牙松动和牙槽嵴加速吸收的后果。因此混合支持应增加支持部位（𬌗支托）数量，并尽量形成面式分布。𬌗支托在基牙上的支撑必须稳定可靠，尽量做到使𬌗力向基牙长轴方向传递。

（四）种植体支持

可摘局部义齿的结构中出现种植体支持时，必须清楚认识到种植体与牙槽骨之间的界面与天然牙根完全不同，由于"骨融合"的种植体几乎完全没有天然牙所特有的生理动度，在义齿上部结构（各种类型的附着体）当中需要设置应力中断，才能避免种植体在与其他具有不同程度可让性的组织共同支持义齿时，不致因负荷过重而导致界面破坏而失败（图 3-4）。

17 可摘局部义齿的固位

可摘局部义齿的固位是指其戴入口腔内就位后，不因重力、食物黏结力及唇颊舌软组织功能运动的外力作用而发生𬌗向（或与就位道相反的方向）脱位。这种抵抗脱位的力称之为固位力。可摘局部义齿的固位力主要来源于固位体与基牙之间的摩擦力、基托与黏膜间的吸附力和大气压力。在牙支持式可摘局部义齿，基托的固位作用微小，随着缺牙（特别是游离端）数量的增加，基托的固位意义逐渐重要。义齿的固位力的大小应适当，过大易损伤基牙并且摘戴困难，过小则义齿易脱落，影响功能甚至有误吞咽风险。在设计制作时应根据具体情况，调节形成适当的固位力。

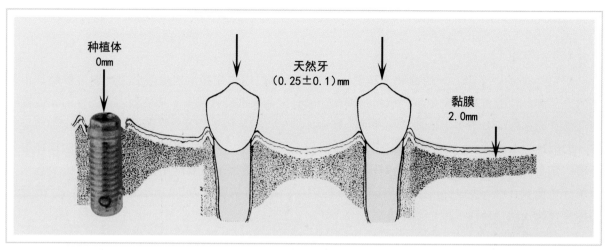

图3-4　不同支持条件下，义齿承受负荷后发生位移的幅度有明显区别，是设计结构时需要考虑的因素

（一）直接固位作用

可摘局部义齿利用特殊设计的部件（固位体）发挥对抗脱位的功能，固位体按其作用不同可分为直接固位体和间接固位体两种。直接固位体，顾名思义起到直接对抗𬌗向脱位作用，又按外形和作用机制的不同分为冠外固位体和冠内固位体两类，前者主要是冠内附着体，一般属于精密附着体范畴。冠外固位体主要指各种类型的卡环，也包括套筒冠和冠外附着体。

（二）卡环的固位力及其影响因素

卡环是可摘局部义齿最常用的固位装置，在设计制作中比较容易调控固位力的大小以适应病例的具体情况。卡环形成固位力的机制是义齿的构件与天然牙密切接触所产生的摩擦力。

1. 卡环摩擦力的解析　义齿与天然牙紧密接触所产生对抗脱位的阻力表现为3种形式，即弹性卡抱、制锁状态和相互制约。

（1）弹性卡抱力及其影响因素：当就位于基牙倒凹区的卡环臂受到脱位力的作用而向𬌗面方向移动时，卡环臂对基牙产生正压力，基牙对卡环臂同时形成的反作用力则使弹性卡环臂被撑开。随着脱位力的增大卡环臂变形对基牙的反作用力也增大，形成阻止脱位的摩擦力，与其相关的因素包括：

① 卡环进入基牙倒凹的深度与坡度：基牙倒凹的深度是指外形高点（观测线）至卡环进入倒凹区位点的水平距离，倒凹的坡度是指基牙倒凹区牙面与基牙长轴之间构成的角度。在卡环固位臂的弹性限度内，倒凹的深度越大固位力越强。在基牙倒凹深度相同时，坡度越大固位力越强。

② 卡环材料的物理性能：包括弹簧刚度和弹性限度两项指标，前者指卡环移位时的力与移位程度之比，卡环的刚度越大，在相同位移下所产生的正压力越大。后者是指材料的弹性与永久性形变的阈值，相同刚度的卡环材料，弹性限度大者所产生的正压力较大。

③ 卡环的形态：在其他条件同等时，卡环与基牙的接触面积越大，则形成的摩擦力越大，固位力越好。卡环臂越长，相对固位力越小。卡环臂越粗，相对固位力越大。

④ 脱位力的大小和方向：当义齿就位后，卡环对基牙应该不施加压力，也就不会产生摩擦力。只有当脱位力（使义齿从就位道相反方向脱出的外力）存在时才会产生摩擦力，只有当脱位力大于摩擦力时，义齿才会向脱位方向移动，直至脱位力显著超过固位臂最大形变产生的摩擦力时义齿才发生脱位。除了使用者有意摘除义齿的情况外，常见的脱位力来自重力、食物黏性、咀嚼时形成的水平向

力等，这些条件对于一个具体的病例来说变化范围不大。义齿就位道设计成与脱位方向构成一定角度时，可以改进固位效果（图3-5）。

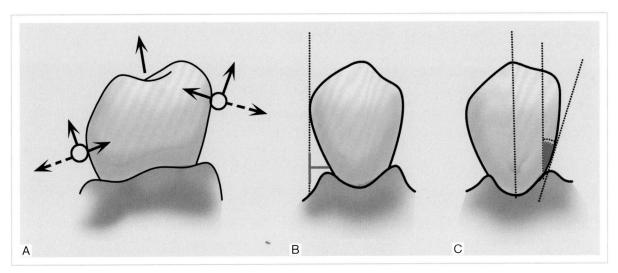

图 3-5　影响卡环固位力的因素
A. 向上的箭头为脱位力，向基牙外方的箭头为使卡环变形的力，向基牙内方的箭头卡环对基牙的压力；B. 基牙倒凹深度；C. 基牙倒凹的坡度

　　在实际情况下，上述影响因素很难完全分解，因此形成的摩擦力大小是各方面作用的综合结果，例如冷弯锻丝弹性较大，但刚性较低。失蜡铸造工艺能制作与基牙形成紧密面状接触的卡环，锻丝冷弯卡环的圆形截面与基牙轴面仅能形成断续线接触。不过，锻丝冷弯卡环的圆形截面可以向各个方向被弯曲修改，而铸造卡环的半圆截面对于弯曲修改却不那么容易。综合这些因素，铸造卡环固位力通常优于锻丝冷弯卡环，但后者在某些特定场合却具有一定的长处。

　　（2）制锁状态的影响：义齿设计的就位道与实际的脱位方向不一致而形成约束状态称为制锁，就位道与脱位道的方向之间形成的角度称为制锁角。通常，制锁角越大则固位力越大。

　　（3）各固位体相互制约的影响：当义齿有多个固位体或有多个缺牙间隙时，相互之间可形成制约和牵制作用，在义齿行使功能和出现脱位趋势时，这种相互牵制作用即导致摩擦力。缺牙间隙较多，固位体布局较分散，则相互制约形成的摩擦固位效应就越显著。

　　2. 调节固位力的措施　根据上述解析，可在设计、制作和戴牙后的复诊等各个环节通过不同途径调节义齿的固位力，达到理想的效果。

　　（1）增减固位体的数量：通常直接固位体越多则义齿的固位力越大，但固位体多时不容易取得共同就位道，患者摘戴义齿困难。一般情况下，在2～4个固位体的范围即可达到固位要求。

　　（2）选择和调整基牙布局：基牙越分散，各固位体间相互制约作用越强。合理选择基牙和分散固位体，可达到增大固位作用的目的。

　　（3）调整就位道：在观测器上调整模型倾斜角度，改变就位道的方向，即可改变基牙倒凹区的位置及倒凹的深度和坡度，改变制锁角的大小，达到调节固位力的目的。

　　（4）选择和调整基牙固位形：在选择基牙时，应选用那些牙冠倒凹坡度较大，具有适当倒凹深度的牙齿。若基牙的倒凹深度过小或过大，倒凹的坡度过小，都不利于义齿的固位。可在牙体预备时磨改基牙，一般倒凹的深度应＜1mm，倒凹的坡度应＞20°，调节轴面形态使之达到要求。

　　（5）选择卡环材料：制作材料的刚性和弹性等物理性能差异对卡环固位力有显著影响，根据需要加以选择和组合。

（6）调节卡环臂进入基牙倒凹的深度和部位：卡环臂位于基牙倒凹区的深度和部位不同，可获得不同大小的固位力。

（三）附着体的固位机制

通过不同的制作材料和机械结构设计，可以比较精确地控制固位力的大小和方向。附着体的固位力一般是来自阴、阳构件之间的摩擦力，这与前述卡环的固位原理是相同的。当阴、阳构件之间的界面上采用弹性材料时，可利用变形 / 制锁效应增强固位效果。采用磁性材料时，主要利用磁场的吸引力对抗脱位。有关细节详见第 6 章和第 14 章。

（四）间接固位作用

辅助直接固位体起到防止义齿翘起、摆动、旋转、下沉的构件，称为义齿的间接固位体。间接固位体的辅助固位作用除了防止游离端义齿𬌗向脱位外，还包括对抗侧向力（防止义齿摆动）、起平衡作用（防止义齿沿支点线旋转）、分散𬌗力（减轻基牙及支持组织的负荷）等方面。

1. 间接固位体的设计与支点线的关系　设计间接固位体的位置需考虑三点：①远中游离端基托的长度；②支点线的位置；③间接固位体在前方与支点线的距离。支点线到游离端基托远端的垂直距离最好等于支点线到间接固位体的垂直距离。间接固位体距支点线的垂直距离愈远，对抗转动的力愈强。但在缺失牙多时，很难达到这一理想条件，可采用前牙区多牙的联合支持，共同发挥间接固位作用。

2. 可作为间接固位体的构件　𬌗支托是最常用的间接固位体，其他的还包括附加卡环、连续卡环、金属舌（腭）板、基托等。

18　可摘局部义齿的稳定性

可摘局部义齿的稳定性是指承受外力时能够维持原有位置不变的能力，表现为在行使功能时义齿保持不翘起、不下沉、不摆动和不旋转。义齿的稳定性能与良好的固位力密切相关，但两者不是相同概念。固位良好的可摘局部义齿不一定稳定性也好，而良好的稳定性则有利于义齿的固位，对于咀嚼功能的充分发挥和防止基牙及其支持组织的损伤均有利。

（一）义齿不稳定的临床表现

造成义齿不稳定的因素主要有两方面。一方面是支持不均匀，牙支持和黏膜支持的部分在受力时因组织变形发生的位移有明显差异，另一方面是间接固位作用欠缺，作用于义齿的力使其围绕支点（仅有单个𬌗支托）或支点线（仅有 2 个𬌗支托）发生扭转和倾斜。两种不稳定因素可以同时出现，形成杠杆效应，对基牙和牙槽骨创伤作用更大，常见临床现象如：

1. 义齿翘起　游离端缺失的义齿受食物黏着力、义齿的重力等作用，游离端基托向𬌗向转动翘起，但不完全脱落。

2. 义齿摆动　义齿游离端受侧向𬌗力的作用而产生颊、舌向的水平移动，形成脱位趋势。

3. 义齿旋转　有两个𬌗支托的游离端义齿，在支点线一侧受力时容易发生沿支点线（两个𬌗支托之间的连线）转动。横线式和斜线式支点线形成前后向转动，纵线式支点线形成颊、舌向转动，义齿在支点线对侧的部分出现脱位趋势。

4. 义齿下沉 支持不均匀的义齿承受殆力时，基托向黏膜支持组织方向压下，黏膜支持式义齿易出现均匀下沉。混合支持式义齿则容易出现下沉并伴随一定程度的旋转（图3-6）。

（二）义齿不稳定的控制方法

对于黏膜式支持的可摘局部义齿来说，下沉现象主要是通过减少和均匀散布基托向黏膜组织负荷而加以控制。对于混合支持的可摘局部义齿，则可通过改善支架结构和基托两方面的措施提高稳定性，主要措施包括：

1. 改善支架结构 尽可能通过增加直接和间接固位体数量，在支点的远端或对侧基牙上设置固位体，形成面式分布。如果无法增加固位体，可设法调节殆支托位置以延长平衡距，使平衡距大于游离距，加大对抗游离端不稳定的抗力作用。合理制备支托窝，适当扩大义齿殆支托面积对于提高稳定性也有一定帮助。

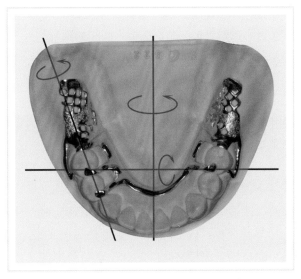

图 3-6 义齿不稳定的各种表现：翘动和转动

2. 改善基托 适度扩展（特别是向远中方向）基托面积有利于分散负荷，利用基牙与基托邻面制锁作用可加强稳定性。对于游离端缺损的混合支持可摘局部义齿，可通过模型置换印模技术、双重印模法、选择性压力印模法以及功能重衬法等技术使基托组织面形态更好地反映黏膜的变形特性，增加功能状态下基托的吻合精度。

3. 改善咬合关系 可通过人工牙减径、减数（减去第二磨牙位置的人工牙形成短牙弓）、降低牙尖减少侧向殆力、减小远中端咬合力度等措施（图3-7）。

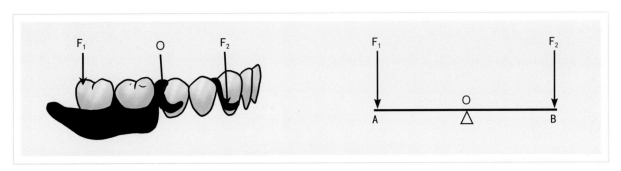

图 3-7 增加固位体数量是改善义齿稳定性的有效方法

F_1 为咀嚼时的义齿受力，可能导致义齿以殆支托为支点（O）翘动。如能在支点近中方向（距离越远越好）增加一组固位体，可形成对抗翘动的固位力 F_2

19 从可摘局部义齿传递到机体组织的负荷

可摘局部义齿在部分地恢复口腔功能的同时，不可避免地给基牙和牙槽嵴带来额外的负担。临床医师掌握的尺度是在协调恢复功能、外观、舒适和维护机体组织长期健康这样多重目标之间的冲突和矛盾中，寻找最佳的平衡点。这一努力首先从解析可摘局部义齿传递到机体组织的负荷入手，探索对于机体来说不超过生理耐受阈的负荷限度，防止创伤性的外力发生，以及在剩余组织中合理分配负荷的方案。

（一）摘戴义齿时基牙的受力

在摘戴义齿过程中容易对基牙形成水平向力，这一作用积累可能造成支持组织创伤，除了指导患者掌握正确的摘戴方法以外，必须通过义齿设计予以控制，导平面和稳定对抗是达到控制目标的两个重要概念。

1. 导平面的作用　在修复学名词术语（1977）中，将导平面（guide plane）定义为：基牙上两个或多个垂直平行的牙面，直接决定了可摘局部义齿的就位道。导平面一般通过牙体预备时在基牙轴面磨改，或通过基牙上的固定修复体外形而成。

导平面板（guide plate）是可摘局部义齿与基牙导平面相互接触并适当成形和定位的垂直金属板，导平面与导平面板将共同起到确定可摘局部义齿的就位道的作用。

典型的导平面板设置在相对于邻缺隙基牙的近远中轴面位置，通常与卡环𬌗支托共同构成一组固位装置。在实践中，圆环形卡臂根部的坚硬部分、小连接体和后牙的舌侧托也可以发挥平面导板的功能。明确的就位道可以方便患者摘戴义齿，防止此过程中出现水平推动基牙的创伤力（图3-8）。

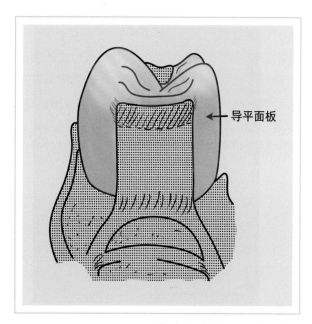 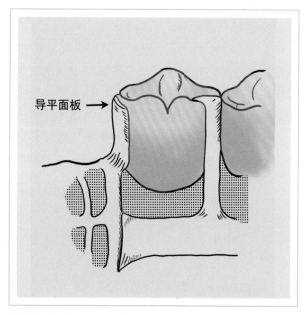

图 3-8　可摘局部义齿支架的导平面板（GP，guide plate）

2. 固位卡环的作用　可摘局部义齿在戴入与摘出过程中，如果未能形成稳定对抗（stabilizing and reciprocation），固位臂末端会对基牙产生水平作用力，使基牙受到创伤和发生移位。所谓稳定对抗是卡环卡抱作用的一种特殊动态方式，当固位臂的卡臂尖从观测线上方开始与基牙接触，到被动地位于倒凹中这一运动期间，加在牙齿上的水平分力由局部义齿支架的坚硬部分（无弹性的卡环对抗臂、导平面板和小连接体）抵消。理论上说，卡环的稳定对抗作用应该在戴入与摘出全过程中始终保持，如果卡环固位臂在卡环的坚硬部分与基牙接触之前与基牙外形高点线上方先发生接触，真正的稳定对抗作用就被破坏，基牙将受到侧向力的危害。有效的稳定对抗作用取决于：①稳定对抗臂应越过一个平坦的牙齿表面；②稳定对抗侧支架金属构件的平坦表面应与一个牙齿的平坦表面相接触，或与一个牙齿曲面的外形高点相接触，固位臂与牙齿接触。

在临床实践中，经典的稳定对抗作用并不常见，因为只有少数牙齿具有良好的天然外形，而且上颌磨牙长轴通常倾斜向颊侧，下颌磨牙长轴通常倾斜向舌侧，如果未能注意在牙体预备时有针对性地尽可能设计磨改牙齿外形，或是在对基牙做冠修复时形成需要的形态，就无法达到稳定对抗功能的目标（图 3-9）。

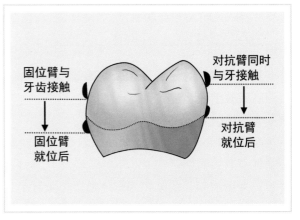

图 3-9　卡环固位臂和对抗臂在义齿就位全过程中应该动态地保持着均衡接触，以避免基牙受到侧向力的危害

（二）咀嚼时基牙和黏膜的受力

1. 牙齿的功能潜力和义齿的咬合力　在中枢神经系统保护性反射机制作用下，咀嚼时形成的压力反映牙周支持组织的耐受力。精细加工的现代食品无须动用较大咀嚼力，因此作为基牙的牙齿拥有一定的功能潜力来发挥对于可摘义齿的支持、固位和稳定功能。需要注意的是，不同类型可摘局部义齿给基牙带来的额外负担有很大差别。总体来说基托能分担一部分负荷，因而扩大了可摘修复的适应证范围。但在另一方面，一些类型（如游离端缺失）义齿加于基牙的负荷有杠杆放大效应，增加了基牙受损风险。在评估基牙的功能潜力时需要考虑到这些复杂的因素，将义齿的咬合力控制在可接受的水平。

2. 黏膜对于压力的耐受阈　可摘局部义齿咀嚼压力的另一个控制因素是承托区黏膜对于压力的耐受阈。如果义齿基托的边缘伸展过度、基托与组织的吻合度差、基托在牙槽骨突出黏膜菲薄的部位未作缓冲，可能在局部造成黏膜创伤，因疼痛不适而使患者咀嚼力下降。

3. 义齿施加于牙齿的其他作用力　除了咀嚼压力外，义齿还可能承受唇、颊、舌等口腔活动组织在功能运动中形成的压力，这些力的方向往往是水平的，需要设计制作适当的义齿外形轮廓，使之相互平衡抵消。

20 **可摘局部义齿对于剩余组织的作用**

如果不能正确地设计制作可摘局部义齿，付出的代价将是疼痛不适、义齿被放弃、基牙发生龋坏、基牙松动和牙槽骨加速吸收。而良好设计和精确制作的可摘局部义齿不仅能满足患者外观和功能的需要，对于剩余组织也能起到一定的保健作用。

（一）对牙周支持组织的生理性刺激作用

对于牙支持或混合支持可摘局部义齿，正确设计𬌗支托和其他支持结构，并在牙体预备和修复体制作时准确地予以执行，可确保合理的负荷向基牙长轴方向传递，形成对于牙周支持组织的生理性刺激作用，维持牙槽骨的高度。临床上看到，口腔内少数剩余牙即使在作为基牙承担额外负荷情况下，周围牙槽骨往往仍然高于生理刺激不足的牙槽嵴区域。

（二）维持咀嚼系统生理协调性

可摘局部义齿可起到维持下颌生理垂直距离的作用，从而使咀嚼肌张力、颞下颌关节间隙、关节盘与关节突的结构关系等保持正常，避免由牙列缺损而引起咀嚼系统功能紊乱。

（三）造成基牙龋坏或牙周病的原因

历来有戴用可摘局部义齿造成基牙龋坏或牙周病罹患率增加的说法，虽然许多研究报告称在严格控制实验条件的情况下未发现此种倾向，但作为临床医师仍然需要重视这一风险。导致可摘局部义齿基牙龋坏或牙周病的原因主要有：

1. 可摘局部义齿妨碍自洁作用　可摘局部义齿的戴入对于唾液和食物流动冲刷牙齿的自洁效果往往有负面影响，在义齿卡环、𬌗支托和连接体等构件与牙齿之间容易形成菌斑，进而钙化形成牙石。众所周知，菌斑和牙石是龋病和牙龈炎症共同的致病因素。

2. 可摘局部义齿对基牙施加扭力　除了前述设计制作不良的卡环和不当的咬合关系可能形成对基牙的扭力外，义齿基托也是一个潜在因素。由于口腔解剖条件和外观方面的考虑，有时舌侧基托会显著大于唇颊侧，从而使功能过程中舌体施加于义齿的力量大于唇颊肌，形成对天然牙的水平向力。在牙龈炎症和扭力的共同作用下，可导致牙周组织的病变。

（四）可摘局部义齿设计中保护口腔剩余组织的考虑

1. 避免咬合创伤　除了需要避免基牙负荷过重以外，还需要注意避免义齿放置在𬌗面的构件如𬌗支托、隙卡、邻间钩和切端钩等与对颌牙发生早接触。

2. 避免对基牙的扭伤　义齿的固位和稳定往往建立在对于基牙的负担上，对于游离端义齿来说，在基托远端受力可以杠杆作用放大对基牙的扭力，在这种情况下应该适度减少对于固位和稳定的要求。

3. 方便清洁和自洁　可摘局部义齿的构件可能覆盖剩余牙齿，或是改变牙齿轴面形状，这些情况均不利于口腔的清洁和自洁。除了对患者作口腔保健教育以外，在义齿设计制作时应尽量考虑方便清洁和自洁，如尽量采用框架式铸造支架取代树脂基托，使牙齿暴露的部分增加，支架避开牙龈缘等。

4. 对于黏膜组织的保护　对于容易发生黏膜压迫创伤的部位（上颌结节、下颌隆突、凸起的腭中缝以及其他骨尖骨突部位、发达的系带附着部位等，支架应充分避开，为将来可能需要调磨缓冲基托留出空间（图3-10）。

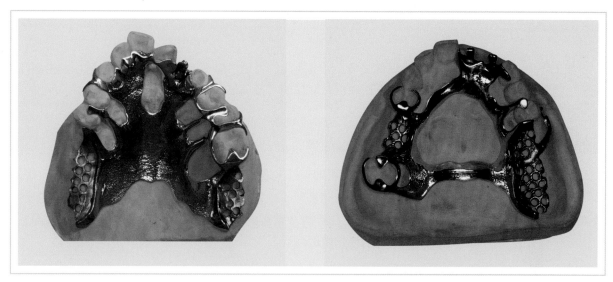

图3-10　可摘局部义齿支架出于保护口腔软硬组织的考虑经常设计为框架结构，避免覆盖牙龈影响自洁和清扫

第 4 章

可摘局部义齿铸造支架结构的解析

可摘局部义齿的结构千变万化，但其铸造支架可归纳为由几种主要基本构件组成，这些构件的外形设计均遵循共同的基本原则。支架的构件依据基牙的外形设计制作，由于牙冠形态有规律性，依此演绎出相应的卡环（或卡环组）类型。临床根据具体需求选择构件类型，组合成适用的可摘修复体。

金属支架上最常用的树脂固位结构包括开放网格和筛网，除了网状结构外还可以采用凸起状结构如固位钉、固位圈和固位珠等。

第一节 可摘局部义齿铸造支架结构总论

可摘局部义齿的金属支架主要是以失蜡铸造工艺制作而成，在一些特定需要的情况下，可能采用不同的材料工艺加工其中一些部件，然后用铸造熔接、焊接、粘接和交联等工艺与支架主体连接。出于美观的考虑，义齿人工牙采用接近天然牙的树脂或陶瓷材料制作。树脂基托一方面用于连接人工牙和金属支架，一方面也起到填充牙槽嵴吸收留下的空间，改善美观的作用。

21 铸造金属支架的构造

一个经典的铸造金属支架主要包括固位体（直接固位体和间接固位体）与连接体（大连接体和小连接体），针对千变万化的个体解剖生理差异，固位体和连接体被设计成复杂的形态。制作可摘局部义齿支架的传统工艺是用容易加工的蜡雕刻成形，然后用耐火材料包埋，通过失蜡铸造工艺制作完成。近年来，计算机 CAD/CAM 快速成型（三维打印）的技术也开始应用于可摘局部义齿金属支架的设计制作（图 4-1）。

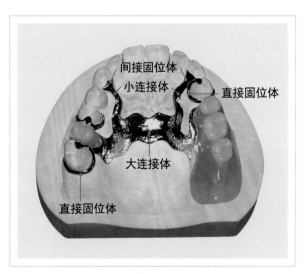

图 4-1 铸造金属支架的构成

22 其他金属构件以及与支架的连接方式

在一些有特殊要求（例如为了美观而遮蔽金属，为了修复残损的基牙，或是为了更好地控制施加于基牙的外力）的病例，可能采用不同的金属材料制作义齿的某些部件，然后将它们与支架连接。

（一）锻丝冷弯固位体

锻丝的柔韧性和弹性优于铸件，因此不仅用于制作过渡性义齿，在永久性的铸造支架可摘局部义齿上也常常用于弯制孤立基牙或是外形不利于固位的尖牙上的卡环。锻丝冷弯固位体与支架的连接方法有多种。

1. 铸造熔接　先弯制成形，然后埋在蜡型中，与支架熔铸为一体。这种技术的缺点是铸造时的高温可能使锻丝退火，有损于弹性性能。

2. 交联　通过树脂基托的包埋固定在义齿中，实际上与支架没有坚固的连接，因此有脱落的风险。

3. 焊接　在采用激光焊接的情况下，实际形成的温度变化不大，不影响锻丝的性能，是一种比较理想的连接技术。

（二）预成和半预成构件

主要是精密或半精密附着体。前者使用金属材料在工厂中精密加工，通过焊接或粘接工艺连接到支架上。后者用可完全燃烧挥发的特殊树脂材料制作，包埋在蜡型当中，铸造成支架的构件。

23 树脂构件以及与支架的连接方式

除了最常用的人工牙以外，可摘局部义齿的树脂构件还包括牙色的或透明的卡环，这些用于改善美观效果的构件一般采用蜡型 - 失蜡 - 注塑工艺成型，然后通过铸造支架上的物理嵌合固位装置（或是通过基托交联）形成连接（图 4-2）。

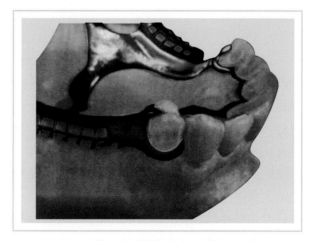

图 4-2　注塑工艺成型的牙色（或透明）卡环

第二节　可摘局部义齿铸造支架结构各论

24 可摘局部义齿𬌗支托结构

对于可摘局部义齿的设计来说，"支持（support）"是头等重要的关键。𬌗支托是可摘局部义齿设置在天然牙上防止义齿龈向移位的构件，对于义齿的支持功能起主要作用。同时，𬌗支托也是传递𬌗力至基牙及其支持组织的重要构件。在混合支持义齿，由于基牙和黏膜的支持能力差异明显，咀嚼时可能出现围绕𬌗支托连线翘动，因此𬌗支托被看作支点。有鉴于此，可摘局部义齿支架的整体设计往往首先从选择𬌗支托位置入手，进而确定𬌗支托的形状和伸展范围，进行牙体预备。其他义齿构件（如卡环、连接体等）的设计则围绕𬌗支托进行。

（一）𬌗支托的作用

1. 支持　𬌗支托将义齿承受的咀嚼压力传递到天然牙上，并使咀嚼压力沿基牙的长轴方向传导至牙周支持组织。由于𬌗支托对义齿起支持作用，可对抗义齿受力后向龈端下沉的趋势。

2. 稳定　对于混合支持义齿，𬌗支托既可控制义齿龈向下沉，又可控制义齿摆动和翘动。𬌗支托对于义齿的稳定作用效果与其数量、布局、形态和材料强度特性有关。

3. 防止食物嵌塞　在缺隙区的天然牙与人工牙之间，或是存在间隙的两个相邻基牙之间，可通过设置𬌗支托覆盖间隙，防止咀嚼过程中由于对颌牙尖的压力而造成食物嵌塞。

4. 恢复𬌗关系　在基牙倾斜、缺损、低𬌗等原因而与对颌牙接触不良（或脱离𬌗接触）时，可通过铸造𬌗支托（有时扩展成为覆盖面积更大的𬌗垫，但仍然具有𬌗支托的其他功能）建立良好的𬌗接触关系。

（二）𬌗支托的设计

1. 𬌗支托的位置　最常见设置于基牙𬌗面邻缺隙的近远中边缘嵴上，这样可使义齿结构简化，支持效果良好（图4-3）。有时因基牙解剖条件原因，或是出于提高义齿稳定性的考虑，也可能被设置在其他部位。

（1）如果基牙𬌗面邻缺隙的咬合过紧，在𬌗面设置支托牙体预备量过大时，可将𬌗支托设置在磨牙的颊（舌）面沟处。

（2）牙列远中端游离缺失病例，为控制义齿翘动改善稳定效果，通常将𬌗支托设置于邻缺隙基牙的近中侧。

（3）将卡环跨越𬌗面部分向近、远中伸展形

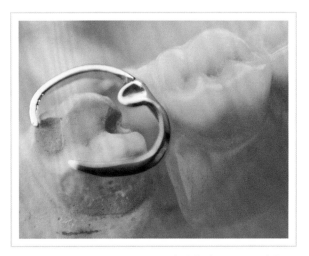

图 4-3　基牙𬌗面邻缺隙的近远中边缘嵴是设置𬌗支托最常用的部位

成𬌗支托。

（4）如果剩余天然牙选择余地有限，或是出于义齿稳定效果的考虑，也可将𬌗支托设置于前牙的切端或舌面，名为切牙支托、尖牙支托和舌隆突支托（图4-4）。

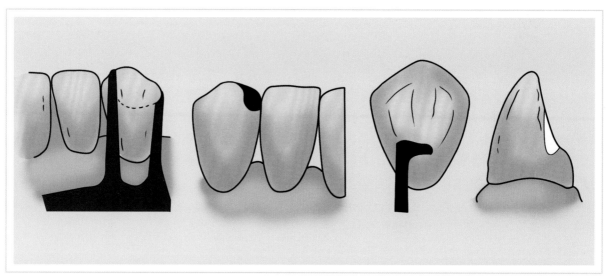

图4-4 从左至右分别为：切牙支托舌面观、切牙支托唇面观、舌隆突支托舌面观和舌隆突支托侧面观

2. 𬌗支托的形态　𬌗支托以及在基牙上预备出与之相吻合的𬌗支托窝形态，对于其支持、稳定、𬌗力传递实际效果至关重要。为此，即便是在交联可摘局部义齿也提倡使用铸造𬌗支托，以确保与𬌗支托窝的吻合，以及形态准确达到设计要求。

（1）外形轮廓：铸造𬌗支托应呈尖端圆钝的三角形，近𬌗边缘处最宽、最厚，逐渐向尖端变窄变薄，尖端指向𬌗面中心。

（2）尺寸大小：相对于基牙大小而定，一般要求其长度相当于磨牙近远中径的1/4，前磨牙近远中径的1/3。宽度相当于磨牙颊舌径1/3，前磨牙颊舌径的1/2。厚度应为1～1.5mm。

在向近中倾斜的第三磨牙，有时设计覆盖面积较大的𬌗支托，以便与对颌牙扩大咬合接触面积，提高咀嚼效率。这种处理也可能出现在其他基牙低位的情况，𬌗支托起到类似𬌗垫的作用。

3. 𬌗支托与基牙长轴的关系　为了使义齿所接受到的咬合压力沿着（或接近于）基牙长轴方向传导，需要精心设计加工𬌗支托与基牙长轴的角度。通常认为，𬌗支托窝底面与基牙长轴垂直时，有利于基牙对义齿的支持。但也有专家认为，在磨牙𬌗支托窝底应与基牙长轴垂线形成20°左右的夹角，在前磨牙形成10°左右的夹角，才最有利于基牙牙周支持组织的健康。比较一致的观点是，如果𬌗支托与基牙长轴方向明显偏离垂直关系，容易使基牙发生倾斜（图4-5）。

关于𬌗支托的设计制作将在后面的第6章中结合卡环类直接固位体作进一步介绍。

25 可摘局部义齿的固位体结构

可摘局部义齿最常用的固位体是卡环，为了适应不同的缺隙分布和基牙条件，演变出种类繁多的卡环类型。近年来，各种预成或个别加工成型的附着体应用也逐渐增多。在许多情况下，卡环与

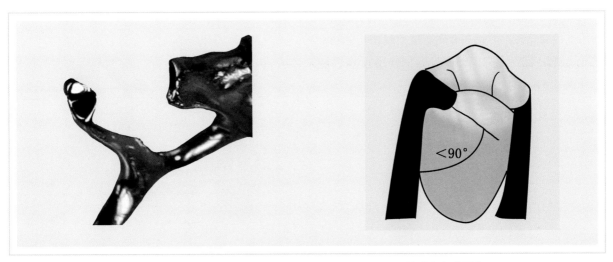

图 4-5　𬌗支托应在𬌗面延伸足够的长度，应与基牙长轴成直角或锐角

附着体可能混合应用于同一修复体，以便进一步改善各方面的效果。

（一）固位体的要求

无论使用何种类型的固位体，均须满足以下的要求：

1. 在完全就位后，能形成充分的固位力，确保修复体在正常行使功能时不脱位。
2. 摘戴义齿过程中不会对基牙产生伤害性的侧压力。
3. 固位体作用于基牙的各个方向作用力可相互拮抗抵消，非功能状态时对基牙不产生静压力。
4. 与基牙接触均匀密贴，不易嵌塞或积存食物。
5. 外形设计合理，没有容易损伤口腔软组织的锋锐边角，有利于口腔自洁和清洁。
6. 符合美观要求，在前牙区尽量少显露金属。

（二）直接固位体

直接固位体的作用是固位、支持和稳定义齿，有关的基本概念和作用机制在第 3 章已作阐述，有关卡环类直接固位体将在后面的第 5 章，附着体类直接固位体将在后面的第 6 章分别介绍设计制作要点。

（三）间接固位体

常用的间接固位体包括在前牙设置的指支托、切支托、前牙舌隆突间连续卡环、间隙卡环、邻间钩、舌板、腭板、舌杆和前腭杆，以及延伸基托等。其中有些结构具有本身的其他主要功能，也起到间接固位作用。

设计间接固位体时，必须考虑直接固位体的位置和支点线的关系。间接固位体距支点线越远，对抗转动力越强，支持间接固位体的基牙受力越小，且稳定作用也越好。在远中游离缺失的局部义齿，𬌗支托通常放在支点线的前方起垂直终止点作用，增加支点与间接固位体之间杠杆臂的长度，增加卡环的抗力。间接固位体的位置越向前，直接固位体的效能和固位力也越大，同时还可防止食物在大连接体的压力下进入软组织间隙。在下颌远中游离缺失的可摘局部义齿，间接固位体常放在第一双尖牙的近中𬌗面窝、尖牙的舌隆突或近中切端。在上颌远中游离缺失的可摘局部义齿，𬌗间隙常不足，切支托也可能影响美观，间接固位体常放在尖牙的舌隆突上或第一双尖牙的近中𬌗面窝内。虽然前部舌侧托也可以产生间接固位作用，但最好在天然牙预备出清晰的支托窝形态，并且在金属支架上制作与之吻合的𬌗支托，否则舌侧托的间接固位作用可靠性较差（图4-6）。

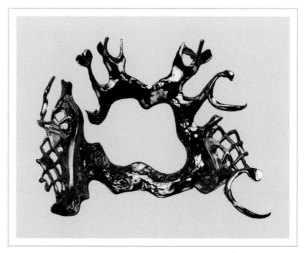

图4-6 设置于前牙的支托、前牙舌隆突间连续卡环、间隙卡环、邻间钩，舌板、腭板、舌杆前腭杆等均起到间接固位体作用

26 可摘局部义齿连接体结构

连接体将可摘局部义齿的各部分连接成一个整体，具有传递和分散𬌗力的作用，根据位置和形状可分为大连接体和小连接体两类。

（一）大连接体

在铸造支架可摘局部义齿，大连接体常设计为杆状，又称连接杆，主要包括腭杆和舌杆，唇杆和颊杆比较少用。钴铬合金广泛应用后，由于强度硬度显著高于早年最常用的金合金，可以将大连接体做得较薄，减少发音障碍和异物感。较宽较薄的连接体习惯上称为"板""托"或"带"。主要大连接体品种，在上颌有腭杆和腭板（带），在下颌有舌杆和舌板（托）。

1. 大连接体的作用 连接义齿各部分构件，使它们相互配合又相互制约，形成固位稳定效果。连接体可把一部分功能负荷直接就近传递到机体软硬组织，起到支持作用。同时还能向远处的基牙传递分配负荷，以减轻个别基牙承受的𬌗力。与树脂基托相比，铸造的连接体可减小体积并增加义齿强度。

2. 大连接体的设计要求 首先要求具有足够的强度，在承受和传递负荷时不变形，才能发挥其设计功能。如果大连接体受力时变形，意味着义齿的就位道和脱位道、固位和稳定均出现变数，基牙受力状态失控，可能对机体组织带来创伤破坏的风险。

大连接体的延伸范围不可进入倒凹区，以防影响就位和损伤机体组织。铸造连接体应避开任何颌骨骨突部位，方便将来调磨缓冲的需要。铸造连接体不可妨碍口腔软组织的运动，不影响生理功能。截面形状应呈扁平形，边缘圆钝，避免造成软组织的机械刺激和明显异物感。由于解剖形态和生理活动的差异，上下颌的大连接体各有特点，以下分述之。

3. 下颌大连接体 常用者包括舌杆、舌板和双舌杆。

① 舌杆：应用最为广泛。除了口底太浅、前牙向舌侧重度内倾和舌隆突过大且不能手术去除的

极端情况，对于大多数患者均可选用。舌杆可具备足够的刚性，可以远离牙龈，有利菌斑控制和牙周健康（图4-7）。

舌杆的截面形态通常为半梨形，宽度至少4～5mm，上缘厚约1mm，下缘厚约2mm，上下缘薄而圆滑。舌杆位置应处于下牙舌侧龈缘与舌系带（或黏膜皱襞）之间，上缘最好低于牙龈3～4mm。也就是说，从龈缘到口底至少需要有7～9mm的距离才适于设计舌杆作为大连接体。因此在口腔检查时应准确测定口底的位置，需指导患者学会用舌尖顶住前腭，放置牙周探针紧贴下颌前牙的舌侧牙龈，对每一个牙测量口底到龈缘的距离。如果测得的龈缘到口底高度少于7mm，应选择舌板连接体或唇（颊）杆连接体。

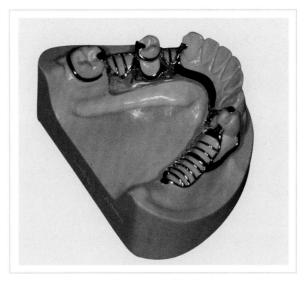

图4-7　舌杆对于菌斑控制和牙周健康有利，比较舒适，是首选的下颌可摘局部义齿主连接体设计方案

下颌舌杆与下颌舌侧黏膜的接触关系以及舌杆组织面需要进行缓冲的量，要根据舌侧组织外形及修复体参与的功能性运动来决定，有几种典型情况：A. 如果牙槽突舌侧面呈垂直形，舌杆应与黏膜平行接触，所需要的缓冲量最小；B. 如果牙槽突舌侧面呈斜坡形，舌杆应与牙槽嵴平行，与黏膜离开0.3～0.4mm作为缓冲，防止义齿下沉时压迫黏膜；C. 如果牙槽突舌侧面有显著倒凹，制作时必须在模型上填塞倒凹区，舌杆应位于倒凹区之外。在骨突起区和位于远中游离缺失局部义齿旋转轴的区域，需要留出更多的缓冲；D. 牙支持式的局部义齿下沉较少，相应地需要的缓冲量也较少（图4-8）。

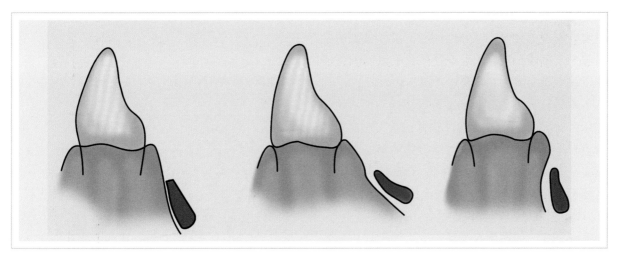

图4-8　依据牙槽突舌侧面解剖形态确定舌杆组织面需要进行的缓冲，垂直形（左图）需要的缓冲量较少，斜坡形（中图）需要的缓冲量较多，倒凹形（右图）需要的缓冲量最多

②舌板：下颌舌侧板形连接体向上延伸到下前牙舌隆突处，也称舌托。常用于：A. 舌系带附着位置较高，口底位置较浅，从龈缘到口底距离＜7mm的患者；B. 有不能手术的较大舌隆突存在的患者；C. 预计下颌天然前牙在短期内需拔除替换成人工牙的患者；D. 前牙松动需用夹板固定的患者；E. 全部后牙缺失，必须在尖牙上预备支托窝的患者；F. 不愿使用舌杆的患者。由于和下前牙舌侧接触，舌板可以起到间接固位体的作用。舌板的上缘一般不高于牙冠中1/3，必须形成扇贝形（也称波浪状），

进入并延伸到两牙邻间外展隙。对于远中游离缺失的局部义齿，舌板应延伸到末端𬌗支托的后方。在不妨碍舌及口底软组织活动的前提下，舌板下缘应尽量向口底延伸。

由于舌板覆盖牙齿和牙龈面积较大，增加了龋齿和牙周病发生的可能性。在邻牙拥挤交叠时，需作牙体预备重建牙齿外形，消除切角区的邻面倒凹，避免牙齿和舌板上缘之间不密合造成食物嵌塞。

舌板必须准确地终止在观测设计线上，如果延伸到观测线上方，在功能性运动时，它将比𬌗支托优先形成支撑，加大对前牙的水平分力。如果舌板终止在观测线下方，边缘与牙齿将脱离接触，会产生食物积聚区，嵌塞食物，压迫软组织产生疼痛（图4-9）。

③ 双舌杆：是在常规舌杆上加Kennedy舌杆（也称为连续舌支托或连续舌杆，置放于下前牙舌隆突上方与接触点之间，外形较纤细）。双舌杆主要用于需在下颌前牙区形成间接固位，以及因牙周病、外科手术造成较大的前牙邻面间隙的患者。通过双舌杆构造，前牙可起共同支持作用，亦有增加游离端基托稳定的作用。与舌板相比，双舌杆不覆盖牙龈，从邻面间隙区可以见到的金属较少，比较美观。但存在产生食物嵌塞的可能性，并可能增加舌的异物感（图4-10）。

双舌杆上方的Kennedy舌杆应位于预备好的前牙舌支托窝内，至少应位于尖牙的舌支托窝内。双舌杆下方的舌杆与舌杆大连接体的形态和位置应完全一致，所以在高舌系带浅口底情况下，双舌杆不能代替常规舌杆，只能改用舌板。

④ 下颌唇（颊）侧杆连接体：有唇杆、颊杆等，因影响外观，仅在实在无法设置舌侧大连接体的条件下才考虑采用。唇、颊杆的上缘要在牙龈下方至少3～4mm。因为唇杆比舌杆跨度更大，应适当增加截面积以达到良好的刚度，防止其受力时变形（图4-11）。

4. 上颌大连接体　硬腭区没有活动软组织，上颌大连接体的边缘通常要求设置在比下颌连接体离龈缘更远处，一般离开龈缘至少要6mm。上

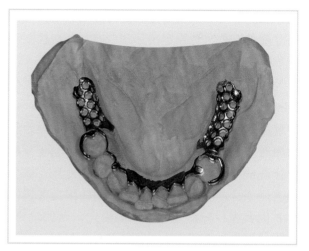

图4-9　龈缘到口底高度少于7mm，或是剩余的下前牙预后不佳时，可采用舌板连接体

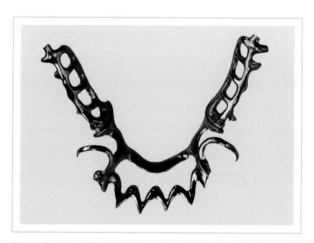

图4-10　双舌杆常用于前牙邻面间隙较大的患者，对于牙龈健康也比较有利

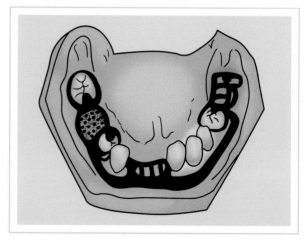

图4-11　因影响外观，仅在实在无法在舌侧设置大连接体（如口底太浅、前牙向舌侧重度内倾和舌隆突过大且不能手术去除等极端情况）的条件下才考虑采用唇（颊）侧杆连接体

颌大连接体应以与中线成直角方向横跨腭弓，其弯曲部分仅位于中线的一侧。可能时，上颌大连接体应尽量避免覆盖硬腭前部，以减少舌的异物感和对语言功能的干扰。也应尽量避免向软腭方向过度伸展，以减少患者恶心感觉。上颌大连接体前缘应移行进入腭皱襞的凹陷内，以便达到与软硬组织的密合效果。在上颌大连接体的边缘应加厚，形成宽0.5mm、厚1.0mm的封闭线（在中缝处较小，在靠近边缘龈6mm处逐渐变薄消失），增加封闭效果和连接体的硬度。在连接体金属与树脂部分交界处需制作边缘内外终止线，使移行区平滑减少舌的异物感，同时保障树脂层有一定厚度，不容易老化破裂。上颌大连接体如通过显著突起的上颌隆突，需要进行缓冲处理。

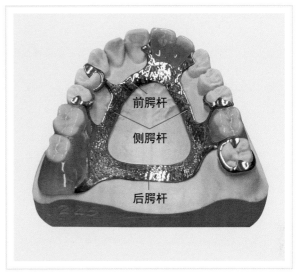

图 4-12 上颌腭杆连接体

根据牙列缺损的个体变化，上颌大连接体的设计有几种主要类型：

（1）上颌腭杆连接体：又可根据所在位置分为前腭杆、后腭杆和侧腭杆，并可组合成中空框架式的前 - 后腭杆连接体（或称 A-P 腭杆连接体）（图 4-12）。

① 前腭杆：位于上腭硬区之前，腭皱襞之后，前缘一般位于腭皱襞间的凹陷内。厚约 1mm，宽 6～8mm，与黏膜组织密合但无压力，前缘应离开牙龈至少 6mm。为了不造成舌的明显异物感和妨碍发音功能，前腭杆应尽量避免覆盖腭前区组织。

② 后腭杆：位于上腭硬区之后，颤动线之前，后缘一般位于软硬腭的结合区。两端微弯向前至第一、二磨牙之间。如果患者对于异物的敏感程度较低，可适当向前调整位置以便更接近咬合负荷的中心区域。因舌体不接触后腭杆，可做得稍厚（厚度为 1.5～2mm，中间较两端稍厚，宽度约 3.5mm），与黏膜轻轻接触。如预计基牙支持力较弱义齿戴用后会出现下沉时，应在杆和黏膜之间预留间隙，避免压迫黏膜造成创伤和疼痛。

③ 侧腭杆：位于上腭硬区两侧对称的位置，应离开龈缘 4～6mm，并且与牙弓平行。侧腭杆用于连接前、后腭杆（两者间距离 ≥ 15mm 的情况下），单侧或双侧应用均可。厚度为 1～1.5mm，宽度为 3～3.5mm。

④ 前 - 后腭杆连接体：适用于所有类型的牙列缺损，尤其是牙支持式义齿。当硬腭中央存在不能手术的腭隆突时，最常选择前 - 后腭杆连接体设计。后方多终止在距硬软腭结合线 6～8mm 处。它具有最小的组织覆盖面积，有利于保健，异物感和对发音功能的干扰也最小。但缺点是降低了大连接体提供的支持作用，增加了基牙的负担，在缺牙数量较多时应慎重采用。

（2）上颌腭带连接体：习惯上将较宽较薄的连接体称为"带"，以示与"杆"的区别。

① 单个腭带连接体：又称宽腭杆，主要用于牙支持式可摘局部义齿。宽度通常与四个主要𬌗支托相连所围的区域一致（或约等于第二双尖牙加第一磨牙的宽度，最少应达到 8～10mm），厚 0.5～1mm，才能保持足够硬度。当缺牙间隙近远中长度增加时，腭带应相应增加宽度。上颌腭带前缘应位于腭皱间凹陷内，前后边缘均应为封闭线。

② U 形（马蹄状）腭带连接体：由前腭杆向前延伸至前牙舌隆突上而形成腭带，再向左右两侧后方延伸形成 U 形（马蹄状）。有些学者将前腭杆加宽但不与前牙接触，距前牙牙龈 4～6mm 的设

计也称为 U 形腭带。此种构造的强度较差，如增加厚度和宽度又可能干扰舌的运动和语音功能。只有当存在较大的不能手术的腭隆突向后延伸至软硬腭结合区（或距软硬腭结合区不到 6 ～ 8mm）时，或患者对于腭后部与修复体的接触很敏感时，才考虑采用 U 形腭带设计（图 4-13）。

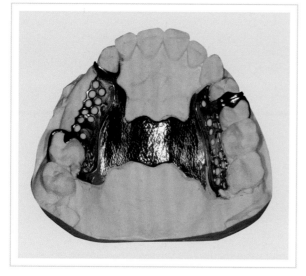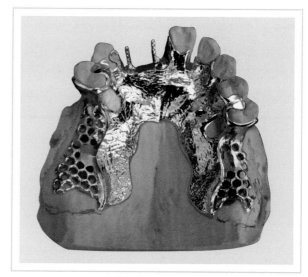

图 4-13　左图：单个腭带；右图：U 形（马蹄状）腭带

③ 前 - 后腭带连接体：又称封闭式马蹄状腭带连接体，实际上就是将前 - 后腭杆连接体的前、后、侧腭杆加宽并减小厚度所形成（宽度 6 ～ 8mm，厚度为 1mm），支持作用和强度都很好，可应用于各种类型的牙列缺损，特别适用于前牙缺失较多，伴有后牙缺失的病例（图 4-14）。

（3）上颌腭板连接体：适用于 Kennedy Ⅰ 类牙列缺损，仅余留前牙，或前牙加单个前磨牙，或多个前磨牙，以混合支持式义齿修复。在牙槽嵴的支持力较差，基牙的固位支持也欠充分情况下，借助较大面积的腭板连接体分担支持和辅助固位。

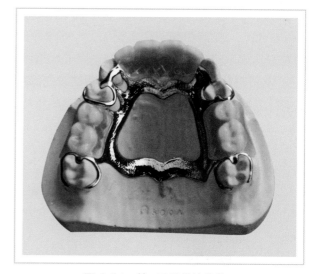

图 4-14　前 - 后腭带连接体

腭板的覆盖范围约为上腭正中线至两侧牙槽嵴顶线间的 2/3，前缘应离开龈缘 4 ～ 6mm，厚度均匀一致。对于必须由上颌硬腭区参与支持的病例，腭板是合理的选择。它的缺点是覆盖面积大，异物感和发音障碍较明显。因缓冲调修比较困难，有较大上颌隆突的患者不宜使用。

腭板连接体可以用金属整体铸造，也可以制作前部部分金属铸托，再结合后部树脂口盖基托而成。这种设计可以在义齿戴几天后方便地进行修改缓冲或重衬。但由于腭托的树脂部分比较厚，异物感和发音障碍的问题可能更大（图 4-15）。

（4）上颌前腭板连接体：也称上颌舌侧托，位于双侧前磨牙至前牙舌隆突或前牙缺隙的区域，主要用于个别或少数上前牙缺失，并伴有深覆𬌗的患者。固位体多放于前磨牙上，前牙舌隆突尤其是缺隙两侧邻牙应放置舌支托与前腭板相连（图 4-16）。

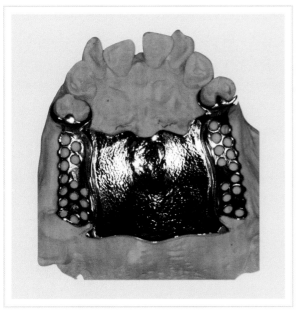

图 4-15　上颌腭板连接体

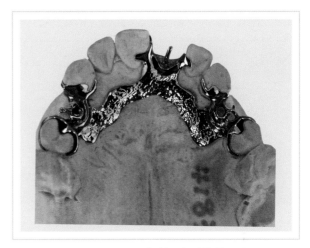

图 4-16　上颌前腭板连接体

（5）上颌全腭板连接体：多用于后牙大部缺失的患者，用舌支托发挥间接固位的作用，可作为剩余牙当中存在一些预计短期内需要拔除的病例，作为过渡义齿修复。这样在患牙拔除后，在相邻的金属全腭板容易补上人工牙继续使用。全腭板延伸到软腭时，同样需要制作后堤封闭。当全腭板完全是金属铸造而成时，封闭线约宽 1mm、深 1mm（图 4-17）。

（6）上颌变异腭板连接体：主要用于单侧后牙游离缺失的患者，其外形轮廓变异较大。在游离缺失的一侧，在牙支持的一侧（通常有两组或以上固位体），腭板前后缘一般由最前方和最后方两个𬌗支托的位置来确定。腭板以直角越过中线到达对侧，后缘应位于硬软腭结合区的前方。在游离缺失侧，后缘越过中线继续延伸一段后才转向远中，形成平滑的曲线，终止于翼上颌切迹。变异腭板的边缘应加边缘封闭线，并尽量与龈缘保持 6mm 以上距离（图 4-18）。

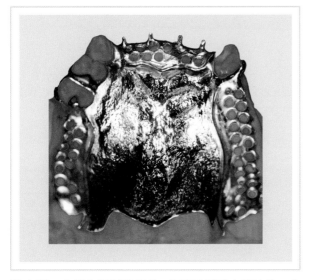

图 4-17　上颌全腭板连接体：多用于后牙大部缺失，余牙预后不佳，向无牙颌方向过渡的患者

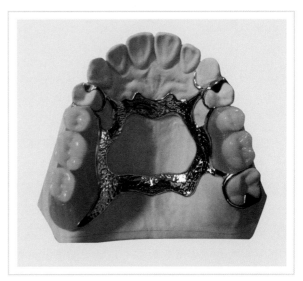

图 4-18　变异腭板连接体：主要用于单侧后牙游离缺失的患者

（二）小连接体

小连接体坚硬无弹性，其作用是把金属支架上的各部件，如卡环、𬌗支托、附着体、间接固位体、人工牙和树脂基托等构件与大连接体相连接。当𬌗力加到人工牙上时，𬌗力通过小连接体和大连接体传导到基牙、黏膜、骨组织上，起到分散𬌗力的作用。同时，小连接体也传导转换义齿其他的各种受力，起协调支持、固位和稳定作用。如果小连接体设计不当，可能使负荷分配不当而导致基牙、黏膜或牙槽骨受损，或是在义齿内部形成应力集中，导致修复体破坏。

1. 对小连接体的设计原则

（1）有足够强度，形成刚性连接，在功能状态下不变形，以便承担及传递𬌗力以及其他各种负荷。

（2）与大连接体呈直角相连，但在结合区应该圆钝，呈流线型过渡。经过牙齿表面的部分应细致光滑无锐角，避免过于突凸造成异物感。

（3）连接固位体和附加𬌗支托的小连接体要以 90°越过龈缘线，应尽可能少覆盖牙龈组织，必须覆盖牙龈时应保持一定间隙，防止压迫牙龈。

（4）尽量安排在牙齿邻间隙（楔状外展隙）内的非倒凹区，避免影响义齿就位，同时对于牙齿外形的改变较小。

（5）不干扰口腔软硬组织的解剖外形和功能活动，不妨碍咬合，不造成食物残渣滞留（图 4-19）。

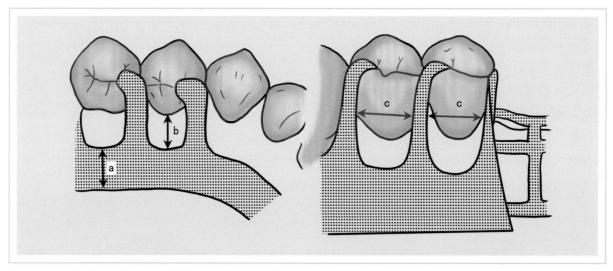

图 4-19　小连接体用以将各种功能性构件与大连接体相互联结。以下颌舌杆为例，主连接体的宽度（a）应不低于 4mm，上缘与牙龈距离（b）不少于 3mm，小连接体与舌杆主连接体应呈直角相交，两个相邻小连接体之间距离（c）不少于 4mm

2. 导平面板设计　是处于小连接体的特定部位，具有特定形状和功能的构造。导平面板的主要目标是控制形成明确的就位道，方便患者摘戴义齿，并防止此过程中出现水平推动基牙的创伤力。如果按照严格的几何定义，平面没有曲度，但基牙的轴面均是曲面，因此往往需要在牙体预备时磨改基牙局部外形成为导平面。义齿支架在相应的部位设计与基牙邻面相贴的金属板，作为小连接体过渡到固位体的一个组成部分。在 RPI 卡环组中可看到典型的导平面板设计（其中的"P"），但与缺隙处基牙邻面相接触的导平面板并不是唯一的形式，在实践中卡臂根部的坚硬部分和托板型大连接体在后牙的舌侧面也可以发挥平面导板的功能。

（1）所有这些结构的共同作用

① 明确一个直线就位道，使患者易于掌握摘戴义齿方向，消除摘戴过程中对基牙产生的有害力

的风险。

② 产生摩擦力改善固位，抵抗除就位道方向以外各方向的脱位力。

③ 与其他固位体组成部分协同一致，抵抗水平力，确保卡环的稳定卡抱作用。

④ 参与牙齿在牙列中相互支持传递负荷的效应，有助于使孤立牙达到稳定。

⑤ 减少天然牙齿和义齿之间的间隙，减少食物滞留。

（2）导平面板设计要点

①在义齿与基牙之间出现相对的功能运动时，导平面板与基牙应脱离接触。

② 功能运动中，起导平面板作用的远中小连接体在基牙和邻牙间要有一定的自由度。

③ 位于远中的导平面板上缘不能越过外形高点线。

④ 不在近中倾斜的基牙上使用 RPI 组合卡环，避免在行使功能过程中导平面板与牙齿发生早接触。

（3）导平面板的应用要点

① 基牙牙体预备：远中游离缺失的病例，应在与缺隙相邻的基牙轴面预备与共同就位道平行的导平面。导平面板龈𬌗向长度为牙冠长度的 1/2 ～ 2/3（3 ～ 4mm）不等。如果天然牙牙面已与就位道平行，则不必再预备。预备时必须遵循邻牙表面颊舌向的自然弧度，并略越过远中舌侧轴角，近龈缘小的倒凹可以保留。在后牙使用舌侧托时，在基牙的舌侧也需要预备导平面，一般可备 2 ～ 3mm 高，在基牙的龈 1/3 区不需要预备。

② 导平面板形状：导平面板厚度大约为 1mm，与基牙轴面预备过的导平面全长接触，向舌侧作足够的延伸，与𬌗支托的小连接体结合为一。舌侧边缘应适当加厚，形成与树脂基托相连的外终止线，起协助稳定和卡抱的作用，并防止基牙向舌侧移位。但导平面板不可向𬌗面方向延伸超越外形高点。导平面板如延伸形成𬌗支托和卡环臂，在𬌗方和颊方应逐渐移行变薄。近前牙的导平面板不宜向唇侧延伸过多，以免金属暴露。

导平面板的基座与牙龈接触，但锐角区必须缓冲并在义齿固位网的前方向剩余牙槽嵴延伸 2 ～ 3mm。

牙支持式可摘局部义齿没有明显的功能性运动，其导平面和导平面板均应更长一些，当导平面板位于孤立的基牙两侧时，功能运动中与基牙脱离接触这一要求更应重视。在这类病例，导平面板不需要明显的生理缓冲处理。

导平面板基座龈向锐角及小连接体组织面的生理性缓冲处理，最好在义齿支架铸造完成后，装盒结合树脂基托之前进行。在试支架时在导平面板及小连接体上涂指示剂，或用咬合纸放在义齿支架和基牙之间，戴入时发现接触压力点予以缓冲，重复这一过程直到确认在功能性运动时导平面板与基牙脱离接触（图 4-20）。

（三）树脂固位结构

金属支架上最常用的树脂固位结构包括开放网格和筛网，除了网状结构外还可以采用凸起状结构如固位钉、固位圈和固位珠等。它们的用途是在不能形成化学交联的金属支架和义齿的树脂构件（人工牙、基托等）之间形成可靠的物理嵌合，并起到加固作用。同时，通过刚性连接将人工牙和基托承受的各种外力有效地传递分配到义齿其他部位及其支持组织。因此，在一些专著中也将支架的树脂固位区归类为连接体。为了达到足够的强度以抵抗折裂，固位网需要向后延伸达到剩余牙槽嵴长度的 1／2 或 2／3，但体积不能太大，以免干扰人工牙的排列。

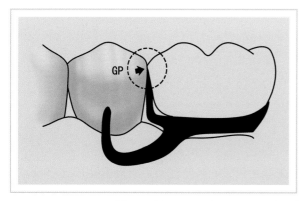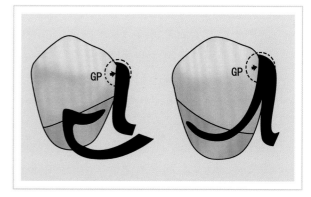

图 4-20　义齿导平面（GP）可出现在基牙轴面各部位，共同功能是形成明确的就位道

　　1. **开放网格**　是从大连接体延伸出来具有较大开口的金属网格，是义齿基托固位装置中最常用的类型，与树脂的结合作用比其他结构强。开放网格通常设计为覆盖牙槽嵴顶，可以用于局部义齿的游离缺失区和具有足够垂直间隙的牙支持区。开放网格的各组成部分完全埋入义齿基托塑料之中。每个横向小支撑杆与大连接体对接，在牙槽嵴顶部位还常常放置纵向支撑杆（当垂直向修复间隙受限时可能略去）。如果使用杆式卡环，它的引伸臂应从横向的主支撑杆中向外延伸。

　　对于下颌远中游离缺失的局部义齿，开放网格状固位装置应向远中延伸到达磨牙后垫 2 / 3 的距离。舌侧边缘部分应比主连接杆的下缘至少短3mm，防止在试戴与调修义齿边缘时暴露金属固位网。对于上颌远中游离缺失的局部义齿，开放网格的固位装置要向后延伸到上颌结节 2 / 3。对于上下颌牙支持区段的开放网格结构与上颌游离区基托相同。

　　2. **筛网**　是带有很多小孔洞的金属薄片状固位网。它所覆盖的范围与开放网格相同，主要适用缺牙区龈𬌗垂直向距离小，如果使用开放网格可能干扰人工牙排列的情况。缺点是强度较低，因此在颌间距离正常时非首选的基托固位网结构。无论采用开放网格还是筛网，均应注意金属固位网不得进入组织倒凹区。

　　3. **凸起状固位结构**　在前牙区用固位钉、固位圈和固位珠（球）等连接人工牙和树脂基托，对抗水平向力的效果较好（图 4-21）。

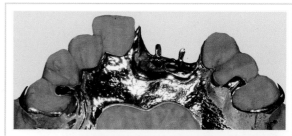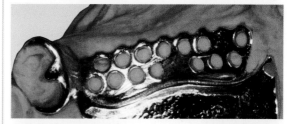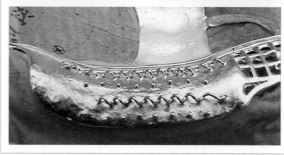

图 4-21　树脂固位结构如开放网格和筛网较常用于后牙区域，凸起状结构如固位钉、固位圈和固位珠等多用于需要抗水平力的前牙区域

第 5 章

可摘局部义齿的卡环固位装置

卡环是古老但非常实用的可摘修复体固位装置，针对基牙的各种解剖形态变异，也设计出相应的卡环类型，如果能够切实领会各种卡环及其组合的设计原理和应用要领，就可以用较简单的设备、材料和技术为患者制作出性能良好的可摘局部义齿。

27 卡环的结构和功能

在实践中使用最多的是三臂卡。对三臂卡结构和功能的分析有助于举一反三地理解其他卡环类型的设计制作要领。

（一）三臂卡的组成

顾名思义，一个典型的三臂卡是针对邻缺隙的基牙设计的，包括颊侧卡臂、舌侧卡臂和𬌗支托，常以铸造工艺铸成一体，通过卡体与支架相连接。从功能角度看，三臂卡包括一个固位臂（多数情况下是颊侧臂）和一个稳定对抗臂（多数情况下是舌侧臂），𬌗支托则主要是起支持作用（图 5-1）。

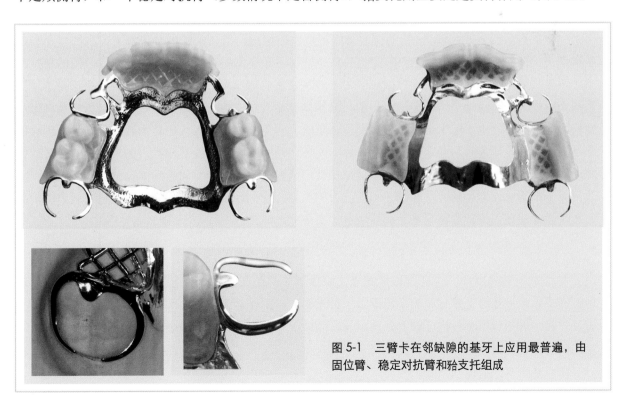

图 5-1　三臂卡在邻缺隙的基牙上应用最普遍，由固位臂、稳定对抗臂和𬌗支托组成

（二）卡臂形状及功能意义

1. **卡臂形状的有关因素**　卡环臂是卡环环绕基牙的游离部分，卡环臂根部靠近卡环体的 1/3 区称为卡环肩角，较坚硬而少弹性，起防止义齿侧向移位的稳定作用。固位臂末端的 1/3 称为固位臂尖，越接近游离端越富有弹性，适度进入倒凹区是卡环产生固位作用的主要来源。卡环臂的截面形态因所用的材料和制作方法不同而异，锻丝冷弯卡环的截面一般为圆形，铸造卡环的截面为半圆，平面部分可与基牙形成较大的接触面积，产生更好的摩擦固位力。卡环的宽度和厚度应根据固位力需要、减少异物感和避免妨碍自洁效果的考虑而设计，显然采用失蜡铸造工艺更容易达到预计效果。同时，卡环形状设计也与制作材料的性能有关。使用强度高弹性好的钛或钴铬合金，可以将卡环做得较细较薄，卡环固位臂进入倒凹区较浅。金合金强度和弹性较低，卡环需要做得稍宽稍厚，固位臂进入倒凹区应较深（图 5-2）。

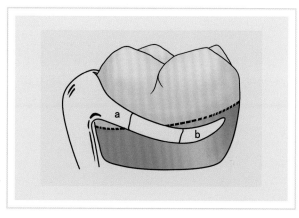

图 5-2　卡环各个部位形成固位力的机制有所不同，弹性低的卡臂根（图中 a 段）主要依靠摩擦力产生固位，弹性较高的卡臂尖（图中 b 段）除依靠摩擦力以外，还可通过变形进入倒凹区，依靠制锁作用产生固位

卡环臂的弹性大，意味着可以在反复通过观测线情况下不发生永久性变形，因此可利用的倒凹深度也增加。锻丝冷弯卡环利用其弹性大的特点可以安置在比较接近龈缘部位，有利于改善外观。反之，坚硬的固位臂利用一个较小的倒凹就可以获得足够的固位，在这种情况下应选择铸造卡环。无论采用何种材料，固位臂应该具有圆润流畅的轮廓，厚度和宽度从根部到尖端均匀一致逐渐减小，卡臂尖的厚度和宽度约为卡环臂起始部的一半。

2. **卡臂设计的功能考虑**　卡环的首要功能是产生固位力，但必须认识到可摘义齿与固定义齿的本质区别是：前者无法完全避免受力时发生的功能位移（即义齿相对于基牙和其他支持组织的移位），也不应该以基牙受损的代价追求固位效果。对于游离缺失的可摘局部义齿，在功能性𬌗力作用下游离区基托向组织方向运动的趋势是无法阻止的，修复体可能围绕支持点（通常为𬌗支托）为转动轴做少量旋转，此运动不能也不应试图通过机械固位体阻断，因为这将导致较大扭转力转移到基牙。理想的状态是卡环的固位臂尖应与基牙保持被动接触，或在运动时能与基牙脱离接触。如果卡环的固位臂位于转动轴的前方，设计卡环时应考虑设法增加弹性，例如采用锻丝冷弯的卡环固位臂。在实践中，由于非常难于准确估计卡环的弹性和基牙承受应力的能力，在预计游离区基托会发生功能性运动的情况下，还是设计成使固位臂脱离与基牙的接触更加安全。

（三）卡环对基牙作用力的杠杆分析

对于牙列游离端缺损，设计可摘局部义齿时需要重视固位装置对于基牙所形成的杠杆类型。在分析时通常将𬌗支托视为杠杆系统中的支点，游离端义齿基托和人工牙视为力臂，卡环固位臂尖视为抗力点。在三者形成 I 类杠杆（即支点在中间）的情况下，抗力点可能承受被力臂放大的扭力，意味着对基牙的创伤风险较大。形成 II 类杠杆（即支点在一端，力臂和抗力点在同一侧）时，杠杆力臂减短，可相对减少基牙的创伤风险。

28　卡环设计与观测线的关系

在卡环设计制作流程中，使用观测器分析基牙倒凹区的分布是必需步骤。根据观测结果设计整体的义齿就位道，同时确定在每一个基牙上卡环的类型、形状和进入倒凹的深度等一系列细节。

（一）观测线的绘制

在第 2 章"对可摘局部义齿基牙的模型观测"部分已经比较详细地介绍了绘制观测线的基本操作方法，以及三种观测线的分类。用模型观测仪标记杆端部附着的碳标记杆侧面与选定基牙的轴面接触并滑动，画出连续的黑色观测线。根据倒凹分布特点确认观测线类型，可以基本确定在基牙这个牙面上采用卡环的形状。

（二）卡环位置与观测线的关系

卡环的坚硬部分缺乏弹性，必须位于观测线的𬌗面方向。卡环的卡臂尖者应进入倒凹，进入深度根据材料性质、对固位力的要求等因素而定，利用倒凹尺端部凸起一定幅度的帽状边缘，在观测线根方画出预设倒凹深度的位置。

（三）卡环形状设计

相应于三种观测线，卡环的形状也分为对应的三种类型，命名为Ⅰ型卡环、Ⅱ型卡环和Ⅲ型卡环。

1. Ⅰ型卡环　针对基牙一型观测线而设计。观测线在基牙的近缺隙侧距𬌗面远，倒凹区小，而远缺隙侧距𬌗面近，倒凹区大。卡环铸造（或弯制）成圆弧状，卡臂尖位于远缺隙侧的倒凹内。该卡环固位、稳定和支持作用好，是最常用的固位臂形式。

2. Ⅱ型卡环　针对基牙二型观测线而设计。此时倒凹区在近缺隙侧距𬌗面近，不利于义齿就位。而远缺隙侧倒凹区距𬌗面远。Ⅱ型卡环根据此情况设计为铸造杆形卡臂（固位臂尖呈 I、T、Y、U 等形状进入倒凹区）其固位和支持作用好，但稳定作用稍差。

3. Ⅲ型卡环　针对基牙三型观测线而设计。当基牙向颊（或舌）侧倾斜时，观测线距𬌗面近，倒凹区大。在这种情况下用弹性大的锻丝弯制成倒钩卡环，通过基牙较高的突点进入倒凹区（但不能过度深入倒凹区，以免在摘戴义齿通过高点时超过金属弹性限度，卡环臂产生永久性变形而丧失固位力）。Ⅲ型卡环的固位、支持作用较好，稳定作用较差（图 5-3）。

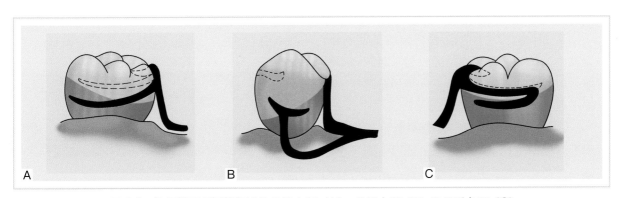

图 5-3　依据基牙观测线设计的Ⅰ型卡环（A）、Ⅱ型卡环（B）和Ⅲ型卡环（C）

29 常用铸造卡环形式

与锻丝冷弯技术相比,采用失蜡铸造工艺能够更充分地利用基牙的倒凹,适应各种牙体解剖形态的变化,形成丰富多彩的卡环形式。其中常见者可分为圆环形和杆形两大类。

(一)圆环形卡

典型的圆环形卡是针对一型观测线设计的 I 型卡环,为适应基牙形态变异,又衍生出圈形卡环、回力卡环、对半卡环、间隙卡环、联合卡环、延伸卡环、连续卡环、倒钩卡环和尖牙卡环等形式。

1. 三臂卡环 典型的三臂卡环由从卡环体发出的𬌗支托、颊侧固位臂和舌侧对抗臂组成,颊舌各一呈圆弧状卡环臂,起自卡环体对着基牙的外形高点(或略高于外形高点𬌗方)的部位,端部进入倒凹区内,加上𬌗支托成为三臂。此类卡环适用于健康的、牙冠外形好的基牙,最常用于牙支持式可摘局部义齿,固位、支持和稳定作用均比较好。多用于后牙非游离端缺失侧的基牙上。有些学者认为三臂卡环不适用于后牙游离端缺失的末端基牙,防止对基牙产生过大的扭力。如果三臂卡环的颊舌侧卡环臂都作为固位臂,平衡对抗作用将下降(图 5-1)。

2. 圈形卡环 只有一个从卡环体发出的卡臂,几乎围绕整个基牙,多用于作为基牙的远中孤立磨牙。圈形卡环的固位臂尖常位于上颌磨牙的颊侧和下颌磨牙的舌侧,铸造的圈形卡环往往采用近、远中两个𬌗支托,在近卡臂根部一侧的两个𬌗支托之间可放置辅助卡臂,防止圈卡弯曲变形。辅助卡臂不直接与大连接体或基托连接,与软组织轻轻接触。锻丝弯制的圈形卡只放置近中𬌗支托,非倒凹区卡环臂与基托相连,起对抗臂及加固作用(图 5-4)。

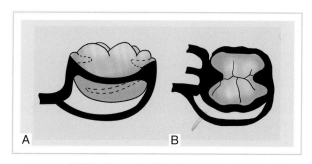

图 5-4 铸造圈形卡环的颊面观(A)与𬌗面观(B)

3. 回力卡环 常用于后牙游离端缺失侧的基牙(一般为双尖牙或尖牙,牙冠较短或呈锥形)。卡环固位臂尖端位于基牙的唇(颊)面倒凹区,绕过基牙的远中面与支托相连接,再转向舌面的非倒凹区,在基牙近中舌侧通过小连接体连接到腭(舌)杆。

4. 反回力卡环 卡环臂尖端位于基牙舌面倒凹区,与远中支托相连并转向近中颊侧,通过小连接体与基托相连。

回力和反回力卡环均需要用铸造工艺制作,由于远中支托与大连接体距离较远,起应力中断的作用,𬌗力通过人工牙和基托传到黏膜和颌骨上,可减轻基牙的负荷(图 5-5)。

5. 对半卡环 由颊、舌侧两个相对的卡臂和近、远中支托组成,分别由近远中两个小连接体各支持一个𬌗支托及一个卡臂,用于前后均有缺隙的孤立双尖牙或磨牙上。有时用舌侧基托代替舌侧卡环臂起对抗稳定作用。在牙支持式的

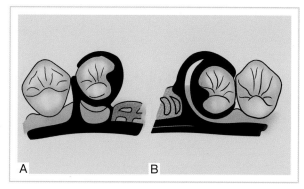

图 5-5 铸造回力卡环(A)和反回力卡环(B)

可摘局部义齿上应用此类卡环时，仅发挥卡抱作用（图5-6）。

6. 间隙卡环　是一种三臂卡的"变种"，用于前牙缺失，邻缺隙牙不宜作为义齿基牙，间隙卡会暴露金属影响美观的病例也不宜采用。特点是在后牙𬌗面相邻处预备出隙卡沟，卡环由此从舌侧跨过𬌗面到达颊侧，从颊外展隙转向根方，然后弯曲呈圆润弧形，卡臂尖进入倒凹。在舌侧的卡臂主要起对抗稳定作用，在交联义齿用锻丝冷弯卡环固位时，舌侧通常是用基托取代卡环的功能。采用铸造工艺制作隙卡时，可在跨过𬌗面处形成一个𬌗支托。在这种情况下，一般会选择牙体预备量近似、固位功能更好的联合卡环。

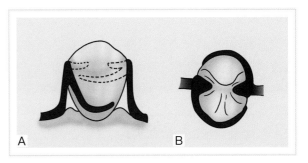

图5-6　铸造对半卡环的颊面观（A）与𬌗面观（B）

7. 联合卡环　由两个三臂卡环共用卡环体和一个小连接体而成，其卡环体位于相邻两基牙的𬌗外展隙，并与伸向𬌗面的两个𬌗支托相连接。适用于单侧缺牙患者，将联合卡环放置在无缺牙侧两个稳固的后牙上，可起到较理想的固位稳定作用。在有间隙的相邻两牙之间放置联合卡环，可以起到防止食物嵌塞的作用。一般要求联合卡环至缺隙应有两个天然牙的距离，防止它对两个基牙之间形成的楔力推移基牙向缺隙移动（图5-7）。

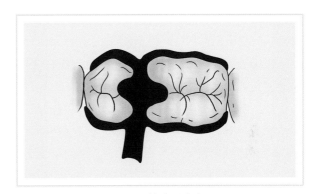

图5-7　铸造联合卡环

8. 延伸卡环　卡环跨越两个基牙，用于松动或牙冠外形差的基牙，紧邻缺隙第一个基牙上的颊、舌臂和第二个基牙上的对抗臂均不进入倒

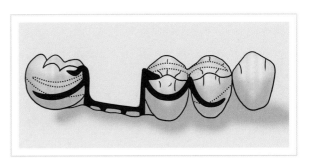

图5-8　铸造延伸卡环

凹区，卡环固位臂延伸到第二个基牙才伸入倒凹区获得固位和夹板固定作用。此种设计对基牙产生的扭力较大，而且固位臂容易变形或折断，临床应用不多（图5-8）。

9. 连续卡环　多用于可摘局部义齿兼有牙周夹板作用的设计，放置在两个以上的余留牙上，起到加强多个薄弱基牙的支持作用。用锻丝弯制连续卡环时，不设游离臂端，而是将两端都埋入唇颊侧基托，借其中间弹性较大的部分进入基牙倒凹区形成固位作用，舌侧以与观测线平齐的基托发挥对抗平衡作用。如用铸造连续卡环，因弹性小不宜过多进入基牙倒凹区内，只利用摩擦力发挥固位作用。

10. 倒钩卡环　又称为反转卡环、C型卡环或发卡式卡环。它的特点是固位臂在基牙轴面上反转卡臂尖延伸方向，进入邻缺隙倒凹区。常用在向缺隙倾斜，倒凹区在𬌗支托同侧的下颌磨牙或前磨牙。因覆盖较多的牙体组织不易自洁，也不适合临床冠短的基牙，因此只有当无法应用杆形卡时才考虑选用。

11. 尖牙卡环　常用于尖牙上，卡环由近中的切支托顺尖牙舌面近中边缘嵴向下到舌隆突，转向上经舌面近中边缘嵴到远中边缘嵴，越过牙体预备形成的间隙到唇面转向下行，卡环臂在唇面近中进入倒凹区。在固位外形不佳的尖牙，此种卡环设计能取得较好的支持、固位效果（图5-9）。

（二）杆形卡

杆形卡是从义齿唇颊侧基托（或义齿基托固位网）低于牙龈高于移行皱襞的部位发出，水平移行至基牙部位转向上，越过龈缘到达基牙牙冠唇颊面，在外形高点以下选定的有利倒凹内与基牙相接触，形成固位作用。

杆形卡从义齿基托（或金属支架、固位网及大、小连接体）中伸出的引伸臂应沿龈缘下方至少 3mm 处平行延伸，应以直角越过牙龈转向𬌗方，不能压迫软组织，也不能干扰软组织运动，最好保留有一定的缓冲空间。杆卡的末段（大约 2mm）进入倒凹区（深度为 0.25～0.5mm），终止于特定的倒凹区位点（通常在基牙颊侧的龈 1/3 范围内）。

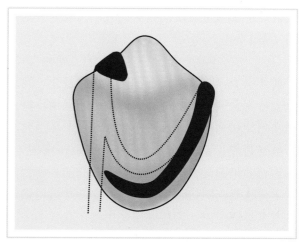

图 5-9　铸造尖牙卡环

经典的杆形卡末段与基牙形成小面积（近似于点状）接触，这种设计依其形状又被称为 I 型卡，可以将义齿翘动时对基牙的扭力减至最小，是游离端缺损病例选择杆形卡固位体的主要原因。I 型卡的缺点是形成的固位力较小，因此往往将杆形卡末端设计成 T、Y、U 型，扩大接触面积。这样做在增强固位力的同时可能增加基牙受到的扭力，对此利弊应慎重地权衡考虑。

I 型卡比较容易用锻丝弯制，T、Y、U 型杆形卡一般用铸造工艺制作，也可以用预成品冷弯成型。杆形卡舌侧同样需要有平衡对抗臂，在实际应用中往往由𬌗支托和平面导板兼顾这一功能。

杆形卡除了对基牙产生扭力的风险比较低，还有其他一些优点，如对正常牙齿外形磨改量最少，与基牙的接触面积小，可降低基牙患龋率和牙周病的发生率。引伸臂位置较低，显露金属较少，比较美观等。缺点包括：卡抱的稳定作用一般来说不如圆环形卡环，引伸臂下方容易滞积食物，系带附着部位较高或存在软组织倒凹时应用比较困难等（图 5-10）。

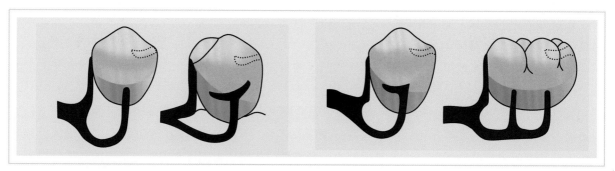

图 5-10　可摘局部义齿的铸造杆形卡固位体颊面观：从左向右依次为 I 型卡、T 型卡（或称 Y 型卡）、改良 T 型卡和 U 型卡。它们的舌侧平衡对抗臂可为舌板、环状卡、𬌗支托和平面导板

30　卡环组合的应用

为了使修复体的固位稳定性更加满足特定条件基牙的需要，实践中常将不同类型、不同材质的卡环组合应用，或是用𬌗支托、基托、平面导板等构件替代卡环的部分功能。这样可以使义齿的结构

简化，性能提高。

（一）混合型三臂卡环

基牙的颊面和舌面观测线往往不是同一类型的，颊面经常是一型观测线，舌面经常是三型观测线。对此，可用Ⅰ、Ⅲ型混合卡环组合。以此类推，根据情况还可以采用Ⅰ、Ⅱ型三臂卡和Ⅱ、Ⅲ型三臂卡组合。

（二）结合卡环

结合卡环包括一个锻丝弯制卡环固位臂，一个铸造𬌗支托及一个铸造卡环对抗臂，以便将锻丝的良好弹性和铸件的良好刚性结合为一，常用于 Kennedy Ⅰ类、Ⅱ类可摘局部义齿面临以下情况：①末端基牙的骨组织倒凹妨碍了杆式卡环的应用；②末端基牙颊侧倒凹过深（超过 0.75mm）；③末端基牙明显向近中倾斜；④因种种原因必须在末端基牙远中放置𬌗托（图 5-11）。

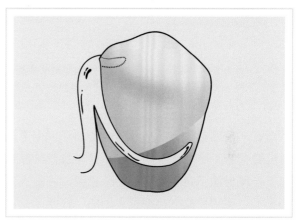

图 5-11　由一个锻丝弯制颊侧固位臂和一个位于舌隆凸的铸造𬌗支托组成结合卡环，常用于邻远中缺隙的尖牙

（三）RPI 卡环组

RPI 卡环组由近中𬌗支托、远中邻面板（起到导平面板作用）和颊侧Ⅰ型杆卡三部分组成，以这三个构件英文名称首个字母缩写，简称 RPI 卡环。常用于远中游离端牙列缺损的义齿（图 5-12）。

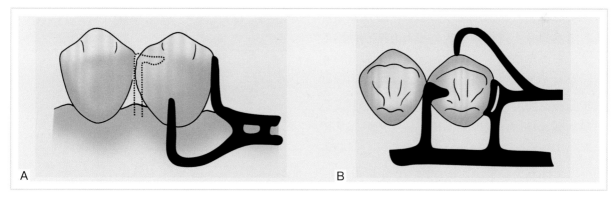

图 5-12　RPI 卡环组的颊面观（A）和𬌗面观（B）

RPI 卡环组合的优点是：当垂直向𬌗力加在基托上时，Ⅰ型杆位于基牙近中龈区。义齿翘动下沉后Ⅰ杆与基牙脱离接触，邻面板也移向倒凹区，近中支托承受负荷。这种状况构成Ⅱ类杠杆（支点在近中端，力臂和抗力点在支点的同侧）杠杆力臂减短，可相对减少基牙的创伤风险，也可避免对基牙的远中龈组织产生挤压作用。根据情况，在 RPI 卡环组颊侧也可考虑采用 T 或 Y 型杆状卡，以提高固位效果（图 5-13）。

（四）RPA 卡环组

RPA 卡环组由近中𬌗支托、远中邻面板和圆环卡（传统的 Aker 卡环）组成，它与 RPI 卡环组的

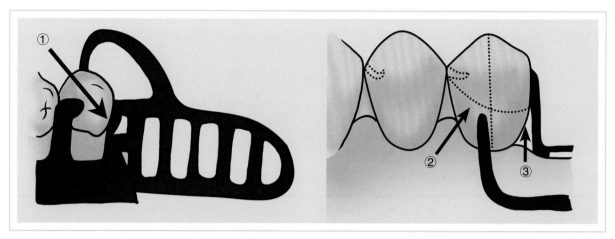

图 5-13　RPI 卡环组导板设计制作的要点（如箭头所指）：①导板冠方与基牙邻接处呈弧面紧贴基牙轴面，以确保对于基牙的环绕 > 180°；②导板根方与基牙邻接处应离开基牙轴面；③杆的端部在牙长轴近中侧适当地进入倒凹，以避免义齿承受负荷发生功能运动时形成对于基牙的侧向推动力

不同点，是以起始于远中邻面板的圆环形卡环的固位臂代替 I 杆，以便弥补 RPI 卡环组在某些情况下表现出的不足之处。例如当患者口腔前庭的深度不足或基牙龈方存在过大倒凹、杆状卡延伸臂的安置有困难时，可考虑改用 RPA 卡环组。圆环形卡环的固位臂可以是铸造的或锻丝弯制的。由于圆环形卡环的扭力效应比 I 型杆卡大，使用 RPA 卡环组合时要注意，固位体必须可以在义齿出现功能运动时脱离与基牙的接触，特别是卡环臂的刚性部分不可抵紧在观测线上方或在倾斜的面上，形成类似𬌗支托的转动轴效应，导致将扭力加在基牙上的潜在风险。当末端基牙向近中倾斜时应避免使用 RPA 卡环，原因也是考虑到义齿出现功能运动时，远中邻面板可能与末端基牙紧贴并先于近中𬌗支托形成转动轴作用。此时最好选择𬌗支托置于远中（产生一个确定的垂直终止点）的结合卡环组（图 5-14）。

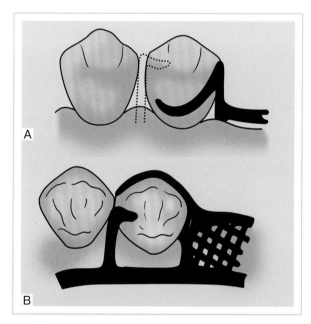

图 5-14　RPA 卡环组的颊面观（A）和𬌗面观（B）

（五）E 型卡环组

由近中𬌗支托、远中邻面板和从近中舌侧邻展隙出发，环绕舌侧观测线，在缺隙处转向颊侧邻展隙转向根方进入倒凹。卡臂尖在邻缺隙倒凹中结束，环绕基牙必须超过 180°。E 型卡环组与 RPI 或 RPA 卡环组的共同点是形成 Ⅱ 类杠杆，并能在基托下沉时与基牙除了匙形支托一点外大部脱离接触，有利于𬌗力沿牙长轴传递，减少加于基牙的扭力。E 型卡环组的舌侧卡环兼有固位臂和平衡对抗臂功能，有充分的长度，因而弹性好。E 型卡环组暴露金属少美观效果好，不仅适合游离缺损病例，也可用于其他类型前牙缺损病例（图 5-15）。

（六）悬锁卡环组

因形状复杂精度要求高，只能用铸造方法加工。其组成部分包括铸造唇杆、固位指和连接部分。

1. 适应证　悬锁卡环组类似于连续卡，对天然牙有夹板固定作用，适用于基牙普遍出现松动病例。如关键基牙缺失，或末端基牙不宜用常规卡环固位者时，可以通过悬锁卡环组充分利用余留牙，在较差的基牙条件下获得较好的义齿固位和稳定效果，同时又不致使预留牙负担过重而提前丧失。在牙列间隔缺损、缺隙两侧余牙扭转或倾斜等就位道比较复杂的情况下，用悬锁义齿比较容易就位。由于先天畸形、外科手术或外伤造成口腔硬软组织的大面积畸形时，可尝试用悬锁卡环组得到良好的义齿固位和稳定。

2. 禁忌证　悬锁卡环组的禁忌证包括口腔卫生习惯差、重度深覆𬌗、闭锁𬌗、唇短或口腔前庭过浅、唇系带附着点过高、基牙唇侧无有利倒凹和牙槽嵴唇侧有过大骨突等情况。

3. 结构特点　铸造唇杆的一端以铰链形式与义齿的支架相连，另一端以锁扣结构与义齿相连。在唇杆上若干个固位指向基牙伸出，每个固位指均为 I 型卡形状，接触余留牙唇面的倒凹区形成固位效果。

4. 就位方式　这种义齿的就位方式比较特殊，先打开卡环锁扣，支架从舌侧就位，然后在唇侧关闭悬锁卡环并扣紧锁扣。

5. 设计要点　应注意将压力尽量均匀地分布到全部余留牙和牙槽嵴上。当关键的基牙缺失或基牙的牙周情况较差时，唇杆和固位指应该比较纤细以获得较大的挠曲度。当余留的后牙较多时，唇杆和固位指的挠曲度可以稍小。卡环与支架相连接的铰链和锁扣构造应放置在末端基牙远中部位，以便使最后的基牙和其他基牙受力相近（图 5-16）。

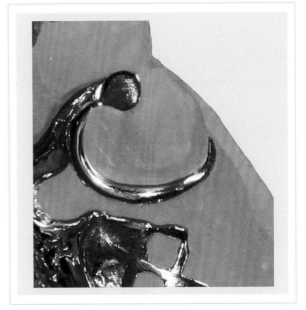

图 5-15　E 型卡环组暴露金属少，是一种美观效果较好的固位体

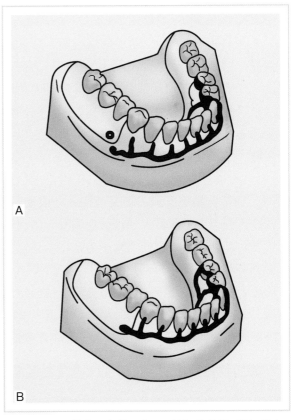

图 5-16　悬锁卡环组处于打开（A）和关闭（B）状态

31 卡环类固位装置设计制作小结

在浏览了琳琅满目的卡环品种之后，可以从中归纳出不同卡环对于功能的共同要求，对于使用效果的共同期望，以及选择卡环的共同原则等带有普遍性的规律。这些知识不仅可用于指导卡环类固位装置的设计制作，在运用附着体类固位装置时也有重要参考意义。

（一）卡环类固位装置的功能意义

1. 固位作用　保证义齿在行使功能时不会向𬌗方脱位。这个作用主要由卡环固位臂产生。

2. 支持作用　防止义齿龈向移位，避免基牙周围和支架下方黏膜组织的创伤。这个作用由𬌗支托承担。

3. 卡抱作用　拮抗水平方向外力，防止义齿水平向运动。卡环的卡抱作用主要由卡环臂的坚硬部分、导平面板和小连接体共同承担，它们通过坚硬的大连接体将水平分力分布到整个牙列及支持区。卡环固位臂的末端部分具有弹性，基本不发挥卡抱作用（参见图2-1）。

4. 稳定环绕作用　为了确保卡环不会从基牙滑脱，同时也避免基牙受到不平衡的外力而变位（发生类似正畸的牙齿位移），卡环类固位装置（不仅卡臂，也包括𬌗支托、导板、小连接体等）应环绕基牙超过180°，与基牙至少有三点以上的接触（图5-17）。

5. 动态对抗作用　稳定对抗作用是卡抱作用的一种特殊动态方式，在义齿戴入（或摘下）过程中，固位臂的卡臂尖通过从观测线时出现变形，并对基牙形成一过性的水平力，在卡环组当中必须有相应部分（如无弹性的卡环对抗臂、导平面板、基托和小连接体等）来抵消这种创伤性负荷。而且拮抗作用在适当时相出现和消失是非

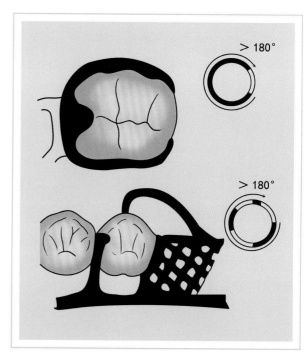

图5-17　任何一种卡环类固位装置均应环绕基牙超过180°，并与基牙至少有三点以上的接触。上图为三臂卡，下图为RPI卡

常重要的，在实践中需要通过精心设计制作和戴牙后反复调试才能达到（参见图3-9）。

（二）理想的卡环型固位体应具备的条件

1. 具备良好的固位形，固位体的颊、舌臂和各固位体之间相互平衡对抗，与基牙紧密均匀接触。有可靠的支持作用，避免口内的软硬组织受到压迫而出现创伤。

2. 材料具有良好的强度与硬度，不易变形或折断。有适当的弹性，义齿就位时卡环臂能顺利通过外形高点进入倒凹区，与基牙轴面贴合。卡环材料的化学性质稳定，耐腐蚀不变色，能被高度抛光并保持光洁度。尽量避免在口内使用不同种类的金属，以免产生流电作用。

3．就位后与基牙形成"被动吻合"，即当可摘局部义齿完全就位，未受到功能性殆力及脱位力时，卡环应仅与基牙完全被动静止接触而不产生任何负荷。只有当脱位力产生时才发挥对抗作用，这样才能确保对基牙不产生正畸矫治移位作用。

4．理想的固位力大小应能抵抗相应的脱位力，又不会在基牙或义齿的各个部分积聚过度的张力，也不会把扭力转移到基牙上，造成基牙损伤或卡环的永久变形。摘戴义齿过程中，固位体对基牙应无侧压力，不损伤基牙。

5．卡环组合体与存留的牙和组织外形平滑流畅地移行，尽量少显露金属，不影响美观。卡环形状和表面光洁度保证不易积存食物，以免造成余留牙龋坏和牙周炎症。

第 6 章

可摘局部义齿的固定-活动联合固位装置

当牙列缺损病例的剩余牙形态不理想，并且不能单纯依靠牙体预备方法通过磨改达到要求时，就需要先用固定修复体改善和加固选定的基牙，同时在修复体上设置衔接构造，为进一步修复缺损的牙列创造条件，这是固定 - 活动联合修复技术早期的目标。随着口腔修复技术的进步和人们需求的提高，固定 - 活动联合修复的应用范围不断扩大，并有口腔种植体作为天然牙的补充，形成新的技术潮流。了解各种类型的固定 - 活动联合固位装置结构特点和应用方法，对于提高医师的口腔修复理论技术水平具有重要意义。

第一节　附着体在可摘局部义齿的应用

将附着体的一部分固定在基牙上，另一部分与可摘义齿相连，两者之间靠摩擦力、弹簧压力、扣锁嵌合等机械形式，或是磁场吸引力达到固位效果。这样的设计可以在一定程度上达到固定义齿的美观、舒适、体积小和固位稳定性能可靠的效果，又具备可摘局部义齿适应证广的优点。

32　附着体与卡环的比较

附着体是可摘局部义齿固位装置的选项之一。最适合采用附着体的是口腔种植体支持固位的义齿。对于那些基牙有着显著缺陷（牙冠形态异常或牙髓病变）的病例，实施冠修复的同时采用附着体为随后进行的可摘义齿提供固位是一举两得。但对于健全牙冠是否应该选择附着体则面临比较复杂的利弊权衡。

（一）附着体相对于卡环的优点

1. 容易控制施加于基牙的负荷　天然牙冠的外形复杂，卡环的形状因而受到很大限制，其在各种状态下对于基牙施加的负荷不容易完全控制。与此相比，在设计预成附着体时就充分考虑到尽量使负荷沿牙长轴传递、对水平向力或扭转力形成应力中断、产生适中的固位力等因素。因此，附着体固位的义齿承受功能负荷时发生的移动可预测性和可控制性较强。通过精密加工和临床正确应用，可以比较好地控制分配对于基牙和牙槽嵴的负荷，对口腔剩余组织起到保护作用。

2. 美观效果较好　可将金属结构隐蔽在陶瓷或树脂饰面材料之下，满足对于美观效果的较高要求。

3. 修复体制作质量比较整齐　卡环完全由技师手工制作，其个人经验技术的差异可能对修复体制作质量产生明显影响。而附着体由工厂批量生产，工艺技术成熟，技师只要依照指导使用恰当的设备准确将其定位和连接，即可达到比较好的制作质量。

（二）附着体相对于卡环的缺点

1. 对于基牙的牙体预备量比较大　至少要将基牙预备成全冠所需形状，如果设计冠内附着体则需要在牙冠轮廓线以内预备出容纳的空间，往往需要因此摘除牙髓。如果在此部位不是已经存在龋洞等大面积缺损并且已经形成死髓，很难作出这样的选择。

2. 对技工室设备要求比较高　为了确保附着体的定位和连接质量，需要技工室配备平行切削仪、激光焊接机等设备。

3. 价格比较昂贵　由于附着体本身价格和临床技工费用，必然使采用附着体为固位装置的修复体成本较高。

（三）发展趋势

在社会经济、技术和文化快速进步的大背景下，附着体价格较高、加工较复杂的局限性将逐渐淡化。值得注意的发展趋势包括：

1. 一系列生物力学研究使附着体结构设计和临床选择应用更趋合理。

2. 口腔种植体与精密附着体同属机械加工金属件，结合使用具有明显的优势条件。

3. 随着粘接材料技术的进步，有可能在基牙经少量牙体预备和酸蚀处理后直接粘固冠外附着体。基于这些动态，可以合理地预期附着体终将成为与卡环类并驾齐驱的义齿固位装置选项（图6-1）。

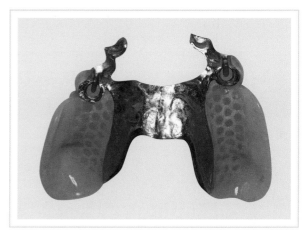

图 6-1　附着体相对于卡环具有负荷分配比较合理、美观效果较好和容易控制修复体质量的优点，在临床应用日渐广泛

33　附着体分类和结构分析

附着体由阴体（matrix）和阳体（patrix）两部分组成，其中一部分固定在口腔中的牙根、牙冠或种植体上，另一部分与人工修复体相连，两者之间形成精确的机械嵌合或磁场耦合界面。

（一）附着体的分类

目前形成商品化的口腔附着体品种数以百计，对它们的分类从不同角度入手。

1. 根据附着体与基牙的关系分类　可分为冠内附着体和冠外附着体，前者的阴体凹陷在基牙上的冠（或嵌体）之中，阳体连接在可摘义齿的支架上。后者恰恰相反，是阳体突出于基牙上的冠，阴体则陷于可摘义齿之中。对于仅剩牙根（或是种植体）的情况，大多是将附着体设计为固定于根方的阳体突出，相对埋藏于义齿部分的凹入阴体，也有一些系统采用相反的设计。

2. 根据附着体界面的吻合精度分类　可分为精密附着体和半精密附着体两类，前者的阴体和阳体两部分均是在工厂精密加工而成的预成品，能够达到很高的精度。后者的阴体和阳体当中的一方或两方是树脂半成品，需要在口腔技工室经过铸造完成，因而精度较低，但工艺比较简便易行（图6-2）。

3. 根据附着体界面的刚性程度分类　精密附着体界面以刚性的金属材料相吻合，可让性很小，一般属于刚性附着体。一些附着体特意使用弹性材料（尼龙、树脂等）制作连接部件，以便更好发挥选择性分配义齿负荷的功能，被归纳为弹性附着体。弹性附着体具有应力中断功能，在一些情况下对于基牙有保护作用。半精密附着体界面吻合度较低，阴阳两部分之间有一定的动度，控制得当也可起应力中断效果。

4. 根据固位力可调节性能分类　主动固位式附着体（active attachment）阴阳两型之间的固位力可以调节，医师可以根据具体病例的需要，或是义齿戴用一段时间后发生磨耗固位力下降等情况，调节阴阳两型之间的界面达到增减固位力的目的。被动固位式附着体（passive attachment）的固位力不能调节，主要用于调整义齿的就位方向，或是起应力中断作用（图6-3）。

5. 根据附着体获得固位力的机制分类　分为通过摩擦制锁取得固位的机械式附着体和依靠磁场吸力取得固位的磁性附着体。

（二）附着体的结构分析

1. 附着体阴体和阳体的界面　在附着体阴体和阳体之间的接触面形态分为键槽和铰链（又称枢轴）两大类，前者严格限制了义齿就位道，

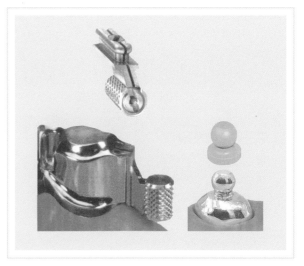

图6-2　左图为精密附着体，右图为半精密附着体，树脂球与根桩蜡型共同铸造成一体，粘固在根管内成为固位装置

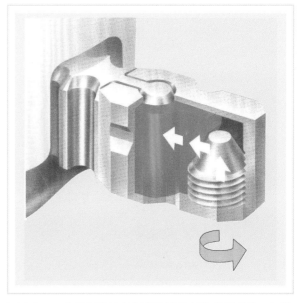

图6-3　一种使用弹性材料制作连接部件的附着体，可旋转一个螺丝控制连接面的紧密程度

对于功能运动的宽容度也很小。后者对于就位道和功能运动均比较宽松。

（1）键槽界面：又称栓道（插销）型附着体，是精密冠内附着体典型的设计，阳体呈T形截面或接触面积更大的H形截面，阴体与之相吻合。有些品牌阳体的轴面带有锥度，在义齿下沉时支持递增。此种界面对义齿垂直向位移有一定宽容度，对水平向位移拘束比较严格。键槽（插销）型附着体比较适用于牙支持式可摘局部义齿（图6-4）。

（2）铰链界面：设计为球状的阳件与碗（帽）状阴件之间相吻合，对各方向运动均有一定宽容度，对基牙传递扭力的风险较低（图6-5）。

（3）混合界面：（椭圆）杆和卡构成的固位装置是典型的混合界面附着体系统，对于围绕杆长轴的转动比较宽容。

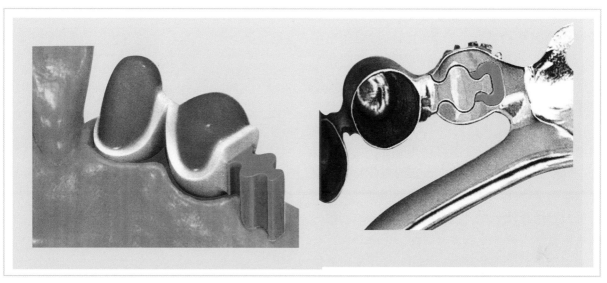

图 6-4　栓道（插销）型附着体，采用了半精密铸造阳体和树脂弹性连接构件

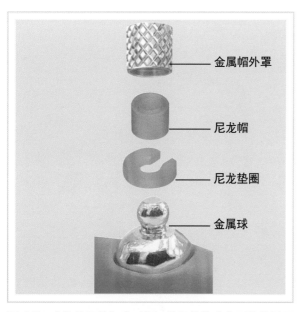

金属帽外罩

尼龙帽

尼龙垫圈

金属球

图 6-5　球状的阳件与碗（帽）状阴件构成典型的铰链界面，在界面上用垫圈或内衬提供缓冲和调节固位力

（4）界面的调节：通过调节附着体接触面的材料或形状可以起到增减固位力的效果，以适应患者的要求，或是在界面发生磨耗固位力下降时予以补偿。由于附着体体积很小，为强化功能，在主要的阴体和阳体之间（或之外）有时增加如弹簧、尼龙垫片、硅胶垫圈等附加构件。不仅可以用调节螺丝增减固位力，有的品牌还可拧紧螺丝使阳件和阴件之间成为固定连接（由医师实施，成为所谓"半固定桥"）。Jacket 附着体提供三种表面性质有差异尼龙包裹的阳件，用黄、红和黑色标识递增的摩擦固位力，可根据需要选择或更换。接触面形状的改变通常利用扩张或收紧阳件内部的裂隙而实现，典型的例子如栓道型的 Crismani 和 McCollum，铰链型的 Cross-Arch Roach、Swiss Anchor 和 Ceka 等品牌（图 6-6）。

2. 附加的构件　除了上述弹簧、尼龙垫片、硅胶垫圈等附加构件，还有一类完全用于可摘修复体的是由患者自行操作的锁扣装置，能够确保义齿在任何状态下不会脱位，不仅有利于发挥功能，也给患者带来很强的安全感。在基牙分配负荷合理的前提下，牙列单侧游离缺损病例的支架不必延伸到对侧做间接固位，这样就可以显著简化义齿结构，减少异物感和发音障碍（图 6-7）。

3. 磁场的耦合设计　在永磁体的异极之间可以形成吸引力，可以被利用作为固位装置。由于磁场对人体生理功能的影响尚不完全清楚，目前多采用封闭磁路设计，即在埋入义齿的部分使用两极朝向同一方向的永磁体，在埋入基牙的部分使用软衔铁。这样在义齿戴入时永磁体和软衔铁构成没有磁力线外泄的封闭磁路，在义齿摘下时软衔铁没有剩磁，这种磁场耦合设计最大限度地减少了风险，同时能很好地对侧向力起到应力中断作用。

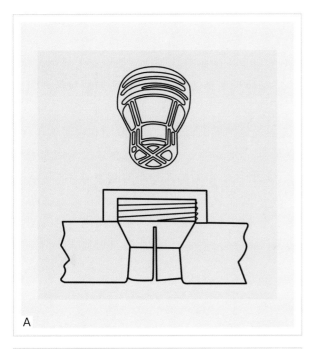

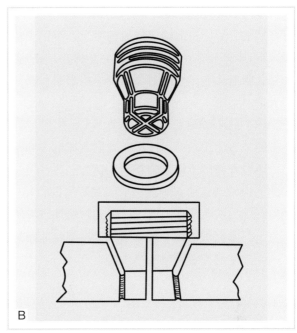

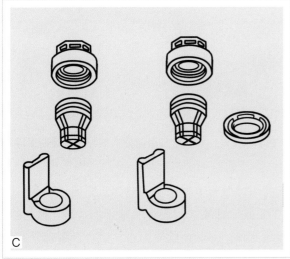

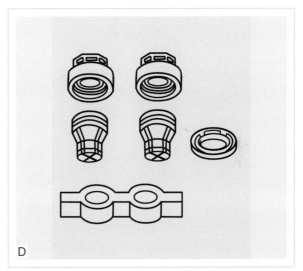

图 6-6 Swiss Anchor 冠外附着体通过扩张或收紧阳件的十字形裂隙调整固位力大小（A），还可利用尼龙或硅胶垫圈提供缓冲功能（B）。该系统既可用于基牙轴面（C），也可用于根面或杆的顶端（D）

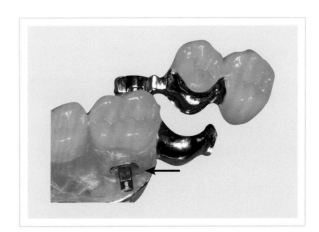

图 6-7 一些精密附着体系统采用患者可以自己控制的锁扣装置确保义齿不会脱位

4. 应用于覆盖义齿和口腔颌面赝复体的附着体系统 在实践中覆盖义齿和局部义齿的概念并没有截然的分界，依照约定俗成的概念，覆盖义齿剩余的天然牙数量比较少，牙冠缺损比较严重甚至只剩牙根，剩余牙往往被义齿基托完全掩盖。在这种情况下经常采用的附着体固位装置有杆卡式附着体、球帽式附着体和磁性附着体等。这些附着体系统也被广泛地应用于种植覆盖义齿和颌面赝复体的固位和支持。

（1）杆卡式附着体：是一个"大家族"，从杆的一方面说包括椭圆截面、方圆截面和精密切削杆，从卡的一方面说包括弹性较高的尼龙树脂卡和刚性的金属卡，由此可以控制对于修复体的卡抱约束能力。通过杆将两个以上的基牙连接为一体，可起到相互支持作用。涉及面式分布的基牙（有时可从基牙向远中游离延伸）时能够形成很好的固位稳定（有时接近固定义齿），但同时可能对基牙产生超过生理耐受力的负荷。因此，杆卡式附着体既为临床提供了丰富的选项，也可能对基牙带来一定的创伤风险，厂商提供的杆卡附着体分缓冲型和非缓冲型，当基牙条件好、义齿负荷小时常选择缓冲型，反之则倾向于选择缓冲型（图6-8）。

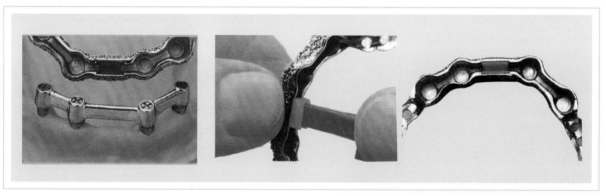

图6-8 杆卡式附着体用特制的卡作为阴件，是固位稳定效果最好的装置，但临床应用时要慎重评估基牙的生理耐受力

（2）按扣式附着体：或称帽式附着体，结构为帽状的阴体罩着大半球状的阳体，阳体一般突出于基牙，阴体则凹入于义齿之中，但也有相反安排阴阳体的系统。球帽式附着体的基牙都是相互独立的，同时在球帽结构之间提供了很大的转动空间，因此就位道宽松，对基牙的扭力小，适合于剩余牙数量少、牙长轴平行度欠佳、牙周条件较差的病例（图6-5和图6-6）。

（3）磁性附着体：如前所述是在两个平面之间形成耦合磁场，没有机械性的固位机制，以此对义齿主要起到支持作用，提供垂直方向的固齿力，对基牙的保护效果较好。

34 以附着体为固位装置的病例选择及附着体品种选择

鉴于附着体的结构和功能特点，在临床需要认真选择适应证病例，在选定病例后尚需选择适当的附着体品种和型号，以便充分发挥这一技术的优势。

（一）附着体固位局部义齿的病例选择

1. 修复和加固基牙的考虑 如果一个牙列缺损病例在关键位置（邻缺隙、牙列转角处和远中端）

的余留牙存在牙髓病变和临床冠缺损等问题，而又不能满足固定修复的条件时，可优先考虑应用附着体固位的可摘修复治疗方法，首先通过固定修复加固和恢复基牙外形，在固定修复体上安置附着体部件，与安置在可摘修复体内的附着体部件衔接。

2．改善牙支持可摘局部义齿修复效果　牙列单侧非游离缺损时，如果因缺牙数多或邻缺隙基牙条件欠佳而不能作固定桥修复，作单侧的卡环固位活动桥修复顾虑容易发生脱位，如将修复体连接到对侧又会使患者感到不适。在这些矛盾中可考虑设计附着体固位的活动桥，如果其他条件适合，在两端基牙和桥体之间作固位力强的栓道衔接，可在结构精巧不暴露金属的情况下提供相当于固位卡环臂、𬌗支托作用及对抗臂的作用。与卡环相比，附着体的固位力大小更容易控制。在牙列双侧非游离缺损时也可循此思路，在两侧各做一个附着体固位的活动桥。如果必须将两侧修复体连接才能满足固位稳定要求，附着体固位的可摘义齿可适当减少连接体的覆盖面积，共同

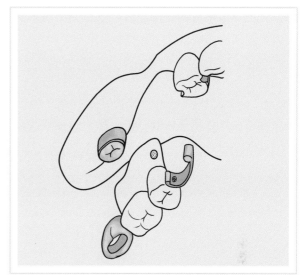

图 6-9　用栓道附着体加舌侧支撑臂作为固位装置

就位道比较容易处理，基牙和义齿之间留下的间隙也比较小（图 6-9）。

3．改善黏膜支持可摘局部义齿修复效果　附着体固位在对 Kennedy Ⅰ、Ⅱ 类缺损可摘修复，相对于卡环固位的优势是能够显著减少支架体积。在正确选择和使用附着体的前提下，能有效地限制有害的扭转力或侧向力施加于基牙，在基牙和牙槽嵴之间合理分配负荷，从而取得较好的远期效果（图 6-10）。

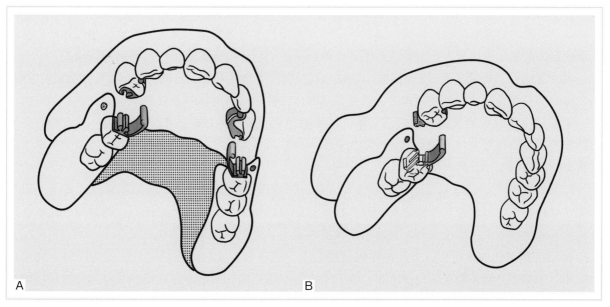

图 6-10　附着体固位在上颌 Kennedy Ⅰ 类缺损（A）和 Kennedy Ⅱ 类缺损（B）的可摘修复体应用方式

4. 应对患者美观舒适的要求　如果患者对义齿的外观和舒适感有较高要求，应用附着体可以在很多情况下使可摘修复体接近固定义齿的美观精巧，满足他们的愿望。

5. 自洁效果　附着体与基牙之间容易形成自洁和清扫的"死角"，需要患者使用牙线或间隙刷等工具，用更多的时间仔细清洁，以避免出现继发龋。因此，如果发现患者的龋病风险比较高，口腔卫生习惯和依从性比较差，就需要慎重考虑是否适于用附着体作为固位装置。

（二）根据情况选择适当的附着体

1. 对基牙和牙槽嵴条件的考虑　除了考虑按照 Kennedy 分类的牙列缺损类型外，有时需对基牙和牙槽嵴条件作进一步的分析，作为选择附着体类型的参考（表 6-1）。

表 6-1　选择附着体类型时需要考虑的基牙和牙槽嵴条件

基牙和牙槽嵴条件	考虑采用的附着体类型
基牙牙周支持和牙槽嵴条件均好	可采用所有的附着体类型
基牙牙周支持不好，牙槽嵴条件好	尽量采用有压力缓冲性能的附着体类型
基牙牙周支持好，牙槽嵴条件不好	倾向于采用不具备压力缓冲性能的附着体类型
基牙牙周支持和牙槽嵴条件均不好	尽量采用有压力缓冲性能的附着体类型

上述选择的依据是：①基牙通常应比牙槽嵴优先得到保护；②附着体的压力缓冲结构向牙槽嵴分配更多的负荷。

2. 附着体类型的选择　冠内附着体结构紧凑，能较好地满足负荷沿基牙长轴传递的要求。基牙的外形轮廓得以保持，对牙龈牙周组织的健康有利。但是要将具有一定体积的附着体纳入基牙轮廓线，意味着大量的牙体预备，只有在基牙原本在这一部位就有龋洞或非龋性冠缺损的情况下才合乎情理。相比之下，冠外附着体虽然突出于牙冠容易造成异物感，下方容易积聚食物残渣造成牙龈炎症，对基牙形成扭力的风险也比较大，但因需要的牙体预备量较小，在临床被选择的比例仍然比较大。

对于牙支持式可摘义齿，选择键槽（栓道）式精密附着体有利于增强固位力，通常会被优先考虑。当义齿多个基牙长轴方向差异较大时，铰链型附着体比栓道式附着体容易处理共同就位道。

而黏膜支持式可摘义齿，应关注邻缺隙基牙避免遭受杠杆效应扩大的扭力伤害，具有较好应力中断作用的铰链型附着体可能更加适用。如果仅剩少数余留天然牙，固位力较低但可以避免水平力加于基牙的磁性附着体更具竞争性。

如果在黏膜支持式可摘义齿采用刚性较大的冠内栓道式精密附着体，需用联冠方式将至少两个基牙（有时甚至全部余留牙）固定在一起，以便分担负荷和减少对基牙造成扭力。同时应该让基托更可靠和有效地参与支持功能负荷，这对于印模技术提出了更高的要求（图 6-11）。

树脂半精密附着体可比较方便地连接在蜡型上，用各种金属与冠桥或义齿铸造为一体，如果从价格和对于技工室设备要求的角度考虑，适合于发展中国家地区应用。而在已经装备高科技设备的技工室，精密附着体反而能更好地提高效率和控制质量。

3. 附着体尺寸型号的选择　对于一个具体的基牙，须选择尺寸型号适当的附着体，方能发挥优势和避免不良反应，考虑的因素包括：

（1）对于冠内附着体，尺寸大小必须考虑到能够被容纳在正常解剖形态的牙冠轮廓范围以内。

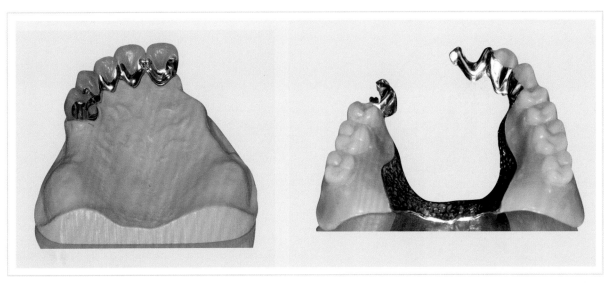

图 6-11 图中所示病例用联冠方式将全部余留牙固定在一起，在可摘修复部分采用冠内栓道式精密附着体加舌侧支撑臂作为固位装置，以便合理分担负荷和控制对基牙的扭力，同时减少基托覆盖面积

（2）栓道式精密附着体需要有一定高度才能提供足够的摩擦固位力，使用时应注意阅读厂家说明书，临床牙冠过短者不能使用。

（3）冠外附着体应用时不受基牙大小的影响，但需要考虑牙槽嵴高度与宽度，安放附着体部位应有足够的颊舌向宽度，龈𬌗间距应＞6mm，以利于龈端的菌斑控制。

（4）须注意，有些附着体分为左侧用和右侧用，不可反用。

附着体生产商提供各型号产品尺寸参数表，可根据在基牙度量所得的数值选择适用者。通常不应磨改金属制作的精密附着体去适应基牙，树脂半精密附着体可磨改外周，但不应涉及阴、阳件吻合面，以免损坏固位性能。

35 附着体义齿的制作技术要点

作为一种在工厂预成的产品，如何掌握正确的使用方法，则附着体对于技师操作技能的要求比制作卡环更容易掌握，制品的质量更容易得到控制；反之，如果违反操作规则和要求，附着体的优越性能就不能充分发挥，有时甚至造成副作用。

（一）模型观测器和平行切削仪的应用

为了将附着体准确就位，用目测和徒手操作很难保持精度。可利用模型观测器将附着体按照共同就位道逐一定位，还可用模型观测器的成形刀刮削基牙冠蜡型形成导面。但对于铸造后修复体键槽或导面出现的微小瑕疵的清除，模型观测器没有什么帮助。

平行切削仪的优势是对于金属部件的加工能力，在应用于附着体局部义齿时，除了在蜡型加工成型阶段能够实施上述模型观测器的各项作用以外，对于铸造焊接后的金属构件也能精确地车削磨铣，有助于提高制品精度，充分发挥附着体的性能（图 6-12）。

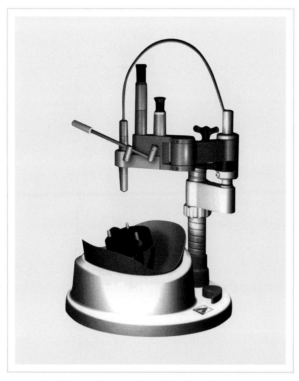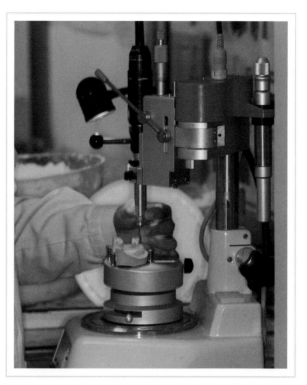

图 6-12 模型观测器和平行切削仪均可用于在蜡型上加工平行面，但对于金属构件的精确铣磨加工必须依靠平行切削

（二）精密附着体的放置

1. 对基牙提供间隙的要求 精密附着体对基牙提供的间隙有严格要求，需要在工作模型上用卡尺测量基牙预备后可用的垂直向间隙、颊舌（或唇舌）向间隙和近远中向间隙。

（1）垂直向间隙：指从基牙龈缘到殆面边缘嵴之间的距离，原则上除了要尽可能地利用垂直间隙外，还要尽可能地将附着体的位置靠近牙槽嵴顶组织面，但不应对黏膜组织造成压迫。

（2）颊舌（或唇舌）向间隙：应当在模型上进行精确测量，避免附着体处于外形高点之外。建议在选择附着体之前先将人工牙排好，以便直观地确定安放附着体的位置和精确测量数据。在测值上通常增加 1mm，以补偿附着体在铸造和打磨的过程中缩小的尺寸。

（3）近远中向间隙：是预备出的洞形内壁到外形轮廓线之间的距离，原则上应根据这一参数选择体积最大的附着体。

2. 精密附着体的放置方法 每种附着体都配有专用的转移杆，各个转移杆之间不能互换使用。可摘义齿的各基牙长轴不一定相互平行，利用精密附着体形成一致的就位道。在观测台上根据缺牙情况前后向及颊舌向倾斜模型，与前面章节介绍卡环固位型义齿使用的方法相同。除了共同就位道以外，应用多个附着体，还必须保证牙弓两侧相同位置上的附着体之间高度一致，最好是所有附着体之间的高度一致（图 6-13）。

对于远中游离端缺失，牙列两侧对称位置上的附着体不仅要求垂直高度一致，还要求附着体水平方向尽量一致，即旋转运动以矢状面为轴，而不是沿缺隙的牙槽嵴中线为轴。不过，采用冠外附着体时，若严格要求旋转沿矢状面进行，必然使附着体的位置偏向舌侧而部分突出，造成较显著的异物感。一个折中的方法是让旋转沿矢状面与牙槽嵴中线之间夹角的平分线，这样两侧的旋转轴虽然不平行，但夹角若不超过 20° 还是可以接受的（图 6-14）。

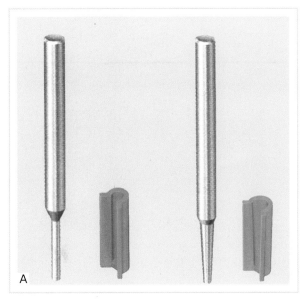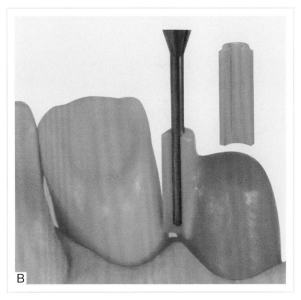

图 6-13　A 是两种分别为 0° 和 2° 的附着体键槽，配有专用的转移杆，以便将构件精确地安置在设定位置上（B）

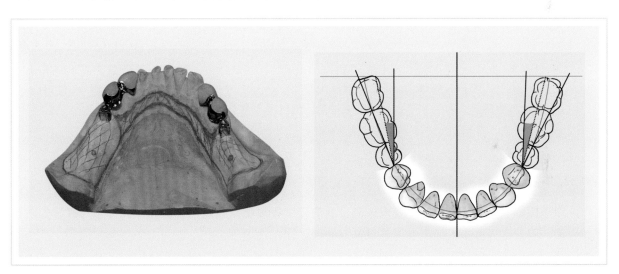

图 6-14 附着体近远中方向轴与矢状面夹角应控制在 20° 范围内，大约相当于矢状面与牙槽嵴中线之间夹角的平分线

3. 附加结构　除了厂家提供的预成固位体外，技师需要在基牙冠和义齿支架上制作一些特殊的附加结构，起到保护附着体和增强功能的作用。

（1）舌侧支撑臂：有些著作中称为舌侧带状卡环，是在基牙冠的舌侧形成与义齿就位道相平行的导面，近龈缘处有肩台，薄片状环绕基牙的舌侧支撑臂厚度与肩台相同，轮廓与基牙冠解剖形态平滑移行，不会形成食物积滞的缝隙或舌头触觉能感知的边缘。舌侧支撑臂能有效地协助附着体分担各方向受力，增强固位稳定效果，减缓附着体接触面的磨损进程。但由于舌侧支撑臂同时也有放大负荷至基牙的效应，在游离缺牙数量较多牙槽嵴条件较差，而选择了旋转缓冲型附着体的情况下不宜采用，以免发生基牙松动、冠修复体脱落等问题。

（2）半精密𬌗支托：在基牙冠上制作出特殊形状的𬌗支托窝，与义齿支架的半精密𬌗支托以及舌侧支撑臂组合，不仅起到常规的支持作用，还有一定的固位功能（图 6-15）。

（3）对侧的间接固位体：牙列单侧游离缺失时如采用冠内附着体固位，对侧需要设置至少 2 个间接固位体，最好也是附着体。在对侧牙列完整的情况下不宜采用附着体时，对于常规卡环务

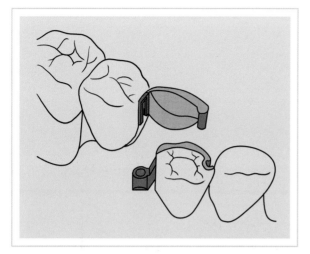 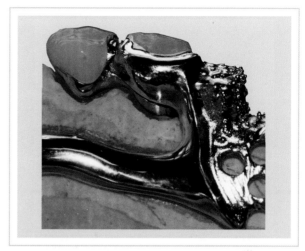

图 6-15　舌侧支撑臂和半精密殆支托可起到支持作用和一定的固位功能

必重视导面结构的设计制作，确保摘戴过程中不会形成扭转力矩。

（4）取戴装置：可摘局部义齿常用卡环作为患者摘戴时的着力点，在附着体被掩藏在义齿光滑轮廓的情况下，有时需要在支架上设计制作出凸出点，方便患者摘戴。

第二节　套筒冠在可摘局部义齿的应用

套筒冠是另一种临床常用的固定活动联合修复方式，与附着体不同，套筒冠的内外冠均为个别制作，对于医师和技师的操作技能要求较高。套筒冠的重要优点是适应证范围广，并且对基牙的负荷分布合理，因此成为许多医师愿意向患者推荐的修复治疗选项。

36　套筒冠修复体的分类

习惯上主要是从套筒冠的形态和修复体的形态进行分类，也有学者根据患者摘戴方式、有无辅助固位等条件分类。

（一）套筒冠形态的分类

根据基牙的数量、形态和对于固位力的要求，可将其预备成一定形状，在此基础上制作相互紧密吻合的内、外冠。

1. 平行壁套筒冠　内冠轴壁平行于牙长轴并且相互平行，能产生较大的摩擦固位力。

2. 锥形套筒冠　外形为向殆面方向聚拢的锥体，轴壁的聚拢度一般在6°左右。当殆力作用于内、外冠间的斜面上时外冠紧密包绕内冠表面，当殆力去除后，内外冠之间的界面抗力并未消除，使外冠保留抵抗脱位趋势的能力，形成固位力。

3. 缓冲型套筒冠　内冠在近龈部位轴壁平行于牙长轴，在近𬌗面部位聚拢为锥形，当义齿出现一定程度下沉时发生作用，适用于少数基牙支持固位的游离端缺失病例。

4. 不规则型套筒冠　形状不太规则，但在轴壁上至少没有倒凹，仍然需要有一些部位呈平行面或有限度的聚合面，以达到固位作用。

（二）套筒冠义齿的分类

1. 冠桥型套筒冠义齿　有些病例余留牙数量多，但排列和色泽不美观，咬合关系紊乱，有作咬合重建的潜在需要。其中有些处于关键位置的牙齿存在牙髓或牙周方面隐患不能彻底解除，但也不是必须拔除。在这种情况下设计冠桥型套筒冠义齿是较好的选择。该类型修复体外形类似固定冠桥，用烤瓷或树脂材料在外冠上形成饰面。只是不予粘接固定，患者仍然可以自行摘戴。数量较多的基牙提供了良好的稳定固位，没有或很少基托伸展使得异物感和发音障碍微小，在可摘状态下容易处理个别基牙出现的问题，部分基牙丧失后义齿作少量改动仍可继续使用（图 6-16）。

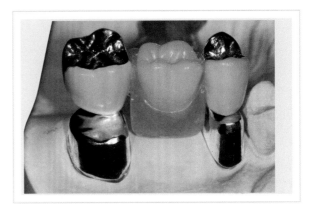

图 6-16　冠桥型套筒冠义齿

2. 支架基托型套筒冠义齿　如余留牙数量少，或是只打算动用少数余牙参与支持固位，或是基牙分布条件不好（如牙列游离端缺损）等的情况下，必须依靠基托分担负荷，这类义齿的套筒冠外冠埋在支架基托内，缺隙段排列人工牙恢复外观和咬合关系。

3. 混合型套筒冠义齿　基牙情况介于上述两种情况之间，义齿结构相应地混合为一些段落呈冠桥形状，覆以烤瓷或树脂饰面。其他段落则有明显的基托伸展，排列人工牙修复缺牙（图 6-17）。

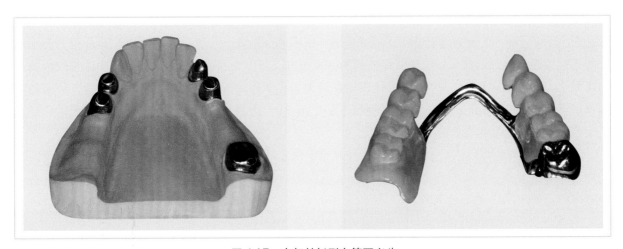

图 6-17　支架基托型套筒冠义齿

37 套筒冠应用的技术要点

作为一种可摘修复体固位装置，套筒冠的临床和技工技术操作与常规的冠类修复体有显著区别，掌握有关要点才能取得最佳的应用效果。

（一）临床技术要点

1. 治疗计划和基牙选择　首先通过比较和讨论确定采用套筒冠可摘义齿，并确定义齿类型（冠桥型、支架型或混合型），由此可确定基牙数量和分布。由于套筒冠基牙需要较多的牙体预备，在下前牙常需失活并作金属桩加固，只选择为支持型或缓冲型而不采用固位型，以避免承受负荷后发生折断。对于轻度牙周病或老年病例，连续的套筒冠可起到牙周夹板作用，基牙的预后较好。

2. 基牙牙体预备　在残根残冠上，根据桩核的常规要求进行牙体预备。对于共同就位道的考虑在这一阶段不是重点，可将轴面聚合度预备得比较大（除非临床牙冠过短，否则以当前粘接材料技术的进步，内冠粘接固位一般不成问题，共同就位道可在内冠加工时解决）。需要认真对待的是留出𬌗面和唇颊面足够空间，以便将来饰面层有足够强度。

3. 试戴内冠和桥 / 支架　医师在患者口腔内试戴内冠，调修合适确认完全就位后，用暂时粘固剂粘接内冠防止移位，取印模供制作外冠和桥体（或支架）。

4. 咬合关系　套筒冠义齿通常涉及全牙弓咬合关系的重建，因此需要严格试规范的正中关系和下颌运动记录，设计𬌗平面位置以及每个牙齿的咬合接触关系。

5. 固位力的调整　在制作过程中，可通过内冠轴面聚合度和内外冠吻合紧密程度调整套筒冠义齿的固位力。戴牙后如果认为固位力过小，可要求技师在外冠内壁加焊点、衬特殊树脂层等方法弥补。固位力偏大可适当调磨外冠内壁。

（二）技工技术要点

1. 内冠制作　在观测仪上设计共同就位道，根据基牙数量、位置、基牙高度、对固位力大小的期望等因素设计内冠的大体外形轮廓和轴面的内聚角度（范围为 0°～8°，基牙多临床冠长时内聚角度可稍大，反之则应稍小一些）。为了精确控制内聚角，制作内冠蜡型时需要借助观测仪，内冠蜡型的厚度至少不低于 0.5mm（为后面的研磨留下加工余量）。内冠铸造完成后用精密研磨技术进一步加工出精确的内聚角度和良好的表面光洁度。

2. 外冠制作及与桥体 / 支架的连接　外冠对于内冠的包绕关系有全部覆盖或部分覆盖两种，在𬌗面，平行壁套筒冠外冠与内冠应保持 0.3mm 的间隙，提供义齿可能出现下沉的缓冲空间。锥形套筒冠内外冠间应保持 0.1mm 间隙。

为了提高内外冠轴面密合度，可在外冠内壁设置金沉积衬层。首先在内冠（或由内冠复制的代型）表面制作金沉积冠（厚度约为 0.3mm），然后将金沉积冠套在内冠上并涂间隙剂，复模制作外冠蜡型。铸造打磨完成后，将金沉积冠粘固在外冠内壁形成衬层。

外冠与支架 / 桥体的连接可在蜡型和铸造阶段完成，但精度不好控制。通常采用分体铸造后焊接或铸造后切开焊接的工艺，均需在临床验证吻合良好后暂时连接，然后在技工室完成焊接。

3. 外冠饰面层制作　可采用烤瓷、复合树脂和排列预成人工牙，有时可混合使用这些材料和技术工艺（图 6-18）。

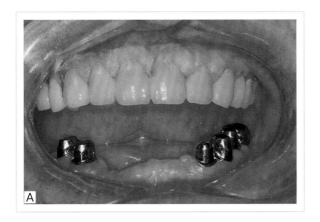

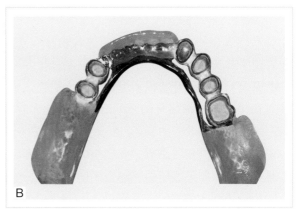

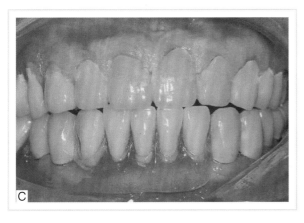

图 6-18　套筒冠修复临床病例（A），套筒冠义齿的组织面观（B）和戴入后的外观（C，注意其中五个前牙用树脂人工牙排成，套筒冠外观的饰面层则采用了烤瓷材料工艺）

第三节　由口腔种植体支持固位的可摘局部义齿

口腔种植体的经典用途，一是在无牙颌修复治疗中提供支持固位，显著提高患者的生活质量。二是在牙列缺损修复治疗中在适当的部位植入足够数量的种植体，满足患者固定修复要求。口腔种植体随着应用日益广泛和长期成功率的提高，也开始出现在可摘局部义齿修复中，起到提升治疗效果和延缓无牙颌到来的作用。

38　种植体支持固位可摘局部义齿的临床应用

以往人们认为，在牙列缺损状态下采用口腔种植技术的主要原因，是实现某些患者用常规口腔修复方法无法达到的固定修复的愿望，如果做不到这一点，则代价较高的种植义齿就没有充分理由。随着技术的进步和临床应用的推广延伸，观念也逐渐发生变化。

（一）"被动继承"口腔种植体的利用

从代表现代主流的骨融合口腔种植体在 20 世纪 60 年代中期开始临床应用至今，数十年的实践结果表明其长期成功率超出人们的预期。很多在青壮年接受口腔种植修复治疗的患者步入老年时，经常出现天然牙列已经缺损不堪甚至完全缺失，口腔种植体却仍然存在并能够继续发挥功能。

在用固定种植修复的牙列出现新的缺牙时，理想的选择是补充植入新的种植体，以便继续维持固定修复。但随着人的衰老，全身健康和口腔局部条件可能使种植手术难度加大，经济能力有所下降，心理方面也失去强烈愿望。在这些情况下患者可能更愿意选择可摘修复，因此在可摘义齿中也越来越多遇到种植体和天然牙的"混合牙列"，需要充分利用种植体资源起到改善疗效的作用。

（二）主动利用种植技术改善可摘局部义齿的效果

通过在"关键部位"植入少数种植体，虽然不能达到固定修复条件，但能明显改善可摘局部义齿的效果，这些种植体如维护得当，还可能在进入无牙颌阶段后继续为全口义齿起到支持固位作用，从而能以较少的代价取得长远的回报。

1. 改变义齿支持方式　牙列游离端缺损可摘局部义齿是主要的修复选择，但不容易取得理想的效果，而且容易对基牙造成创伤使其提早丧失。如果牙槽骨条件好，在远中端植入一个种植体可以改变义齿支持方式，以达到良好的近、远期疗效。

2. 改善固位体布局　在缺牙较多，剩余牙呈线式分布情况下，如在远中端、牙弓在口角转弯处等部位植入少数种植体，可以显著提高义齿的稳定性。

3. 减少义齿支架和基托的覆盖面积　在牙列多个缺损区段情况下，有时用固定种植义齿修复其中一段，其他部分虽然仍需用可摘义齿修复，但义齿支架和基托的结构可以简化，覆盖面积可以减少，其意义不仅是改善患者的舒适感和减少发音障碍，从长期看也减少被基托覆盖区域牙齿发生龋坏或牙周病风险。从远期看，这些种植体有可能成为老年期口腔修复的宝贵资源。

39　种植体上部结构的选择

由于口腔种植体与牙根的本质区别，需要利用特定的上部结构参与可摘局部义齿的支持固位，因此全面了解种植体上部结构的种类和特点，对于作出正确选择是必需条件。

（一）种植体上部结构

连接种植体和义齿的上部结构通常是从顶端向𬌗面方向沿长轴排列的，这样的结构简单而且传导负荷最合理。对于那些有意识利用种植技术改善可摘局部义齿效果的病例，在种植手术前即应该通过试排牙等方法作空间规划，统筹考虑种植体植入位置、基台品种型号、附着体和义齿支架连接等问题，以求作出最合理的布局设计。

1. 种植修复体的上部结构　指种植体的基台以及与之相连的修复体构件如冠桥、支架、附着体等。

2. 二段式结构　种植系统的发展趋势是从一段式演变为二段式，即分化为植入体和基台两个组件，通过基台这样一个可以选择、调整、更换的组件，使种植体更好地与修复体相互协调。

3. 两件式和三件式基台　目前绝大多数基台属于两件式，基台为一筒状，由一根贯穿的螺栓将其紧固在植入体上。两件式基台能提供更多的选择。有些种植系统还设计了一个调位接圈，置于植入体和基台之间，能提供更多的位置角度选择，称为三件式基台。

4. 基台的头端构造 如基台的顶端是实心盲端，需采用粘接方式与其他上部结构衔接。如基台的顶端是中央螺栓通过的孔，可利用中央螺栓头端的螺孔与修复体螺钉紧固衔接，或是利用此孔道壁上的螺纹对修复体螺钉紧固，也可采用粘接方式义齿固位（图 6-19）。

（二）与可摘义齿的连接方式

种植体和可摘局部义齿的连接主要是通过各种附着体（与用于天然牙的基本相同），有些病例也可能通过套筒冠的形式实现连接。一些品牌的基台自身具有顶端球、碗状帽和软衔铁等构造，可与置于义齿内的碗状帽、球状突起和永磁体等相互作用产生固位力。另一些品牌在基台上粘接或螺钉紧固固位装置，如碗状帽、球状突起、杆、套筒冠的内冠、磁性附着体软衔铁等，与置于义齿内的球状突起、碗状帽、固位卡、套筒冠的外冠和永磁体等相互产生固位力。

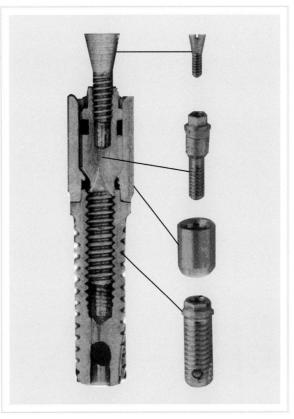

图 6-19 Brånemark 种植系统是典型的三层螺钉套叠结构，以一根直径较粗的螺杆贯穿基台中央，将基台紧固到植入体上，而修复体（或附着体）则用一根直径较小的螺钉固定到中央螺杆上

1. 单独固位支持方式 如采用球帽、磁性、套筒冠等固位支持结构，种植体相互之间是独立的，这对于就位道的要求比较宽松，也有利于保护种植体，因此为大多数病例所采用。

2. 联结固位支持方式 即采用杆将多个种植体联结，可摘义齿用金属或树脂卡与杆连接。优点是固位力比较好，但对于种植体数量、位置分布和负荷的合理分配等要求均比较高。采用粘接固位容易达到"消极吻合"，容易使负荷沿植入体长轴传导，较易避免影响外观和咬合关系。缺点是很难在必要时完整取下。粘接固位需基台有一定的轴面高度，因此不适于龈𬌗距离较小的病例。

（三）与剩余天然牙的关系

由于种植体的骨融合界面与天然牙的牙周膜有本质区别，承受功能负荷时的反应差别很大，因此在固定修复时强调的一项原则是不可将它们刚性地联结，如果用来支持同一固定修复体必须设计应力中断结构。在可摘修复病例，此原则仍应得到遵守，处理方式有以下几种。

1. 可摘修复体仅由种植体支持固位，不与天然牙发生联系。在缺牙数量较少区域较集中，或是剩余天然牙数量很少且较集中这样两种极端情况下，均可采用这种处理方法。

2. 种植体不与天然牙用杆刚性地联结，不以这种结构去共同固位支持一个修复体。

3. 如果作为基牙的剩余天然牙冠尚比较完整，可采用抗扭力效果较好的铰链型冠外附着体，在种植体方面选择球帽或磁性等单独固位支持结构，这样虽然共同固位支持一个修复体，但就位道的宽容度比较大。

4. 如果作为基牙的剩余天然牙仅剩牙根，在种植体和天然牙根均选择球帽或磁性等单独固位支持结构，行使功能时上部结构可起到应力中断作用。

（四）固位力和占用空间的考虑

1. 固位力的考虑　从大到小依次为杆卡式附着体、球帽式附着体和磁性附着体。需要注意的是，这几种基本类型附着体的固位效果与它们对于种植体造成创伤的风险呈正相关。

2. 占用空间的考虑　选择附着体品种型号时，需要考虑空间（特别是龈𬌗方向）分配问题。一般来说，杆卡式附着体需要的龈𬌗空间最多，球帽式附着体次之，磁性附着体需要的龈𬌗空间较少（图6-20）。

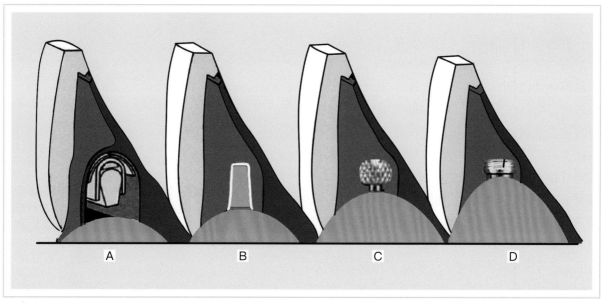

图 6-20　不同类型固位体占用空间的差别：杆卡式附着体（A）需要的龈𬌗空间最大，套筒冠（B）次之，球帽式附着体（C）和磁性附着体（D）依次递减

（五）"被动继承"种植体的情况

在那些原先曾经是固定种植修复的病例，需要尽量"合理利用资源"，如果基台是用螺钉固位在种植体上，最好根据情况考虑更换更加适合的品种型号。个别原先采用"一段式"种植系统或基台被粘固在种植体上的病例，视为基牙桩核，经必要的牙体预备后再连接义齿。

在"被动继承"种植体情况下，种植体的占位是既成事实，人工牙的占位也有外观和功能等因素的限定，在有限的空间中合理安排基台和附着体、义齿支架等上部结构，是选择附着体品种型号的基本思路。

第 7 章

可摘局部义齿设计单的绘制

绝大多数情况下，可摘局部义齿均通过间接法制作。铸造支架式可摘局部义齿更是需要经过许多道工序，在医师和技师之间往返传递几个来回才能完成，因此信息的标准化成为提高工作效率和义齿质量的关键因素之一。可摘局部义齿设计单是医技间传递信息的重要媒介，准确绘制设计单可避免误解歧义，实现医师的治疗目标，满足患者的要求。

第一节 口腔修复体设计单的意义和使用规则

在互联网时代，医技间的信息传递可以通过电话、电子邮件等形式进行，在可能的情况下医师与技师互访，技师与患者直接见面也是很好的沟通形式。不过在大多数场合，用口腔技工设计单相互沟通仍然是最有效率、最为实际的方式，并且具有法律契约文件的意义，医技之间应当善用这一信息传递手段。

40 口腔医师和口腔技师的相互责任

高标准的口腔修复治疗服务需要依靠口腔医疗队伍中成员间的相互尊重，通过各自的专业能力做出贡献。为此口腔医师、口腔技师和其他口腔专业人士都要恪守相互间的义务，共同承担对于患者的责任。美国牙科协会（American Dental Association，简称 ADA）提出以下口腔医师和口腔技师间的工作关系规范，可供参考。

（一）口腔医师的责任

1. 口腔医师有责任向口腔技工所或口腔技师提供有关修复体制作的书面指示，包括所要求实施工作的细节和要求使用的材料，写成清楚和容易理解的形式。此书面指示需作复印件并保留适当的时间以备法律需要的情况下使用。

2. 口腔医师应向口腔技工所或口腔技师提供精确的印模、模型、咬合记录和（或）上到𬌗架的模型。这些材料应标以患者姓名。

3. 口腔医师应以适当的方式标明冠的边缘、后堤封闭、义齿基托边缘伸展、缓冲区域以及可摘局部义齿的设计方案。

4. 口腔医师应在书面指示中提供关于可摘或固定修复体希望采用的材料、色彩、人工牙的品牌等。

除了文字描述外，还可采用照片、图解、比色板等形式。

5．在口腔技工所或技师对上述 2～4 项所提供的指示提出疑问时，口腔医师应以口头或书面形式加以澄清以便制作步骤得以继续进行，或是对书面指示作必要的修改。

6．口腔医师向口腔技工所递送的所有物件都应依据控制感染的规则作适当的消毒处理，在传递时间这些物件放置在适当的容器中以防止损坏和保持精确。

7．如果口腔医师认为修复体不能精确就位或是选色不正确，应将所有的模型、记录和制成的修复体或其他装置全部退回口腔技工所。

（二）口腔技师的责任

1．口腔技师应按照口腔医师的书面指示为患者个别制作修复体或其他装置，达到在口腔医师提供的模型和𬌗架上完好就位的状态。口腔医师书面指示的原件应保留一段时间以备可能的法律查询。

2．如果技工所对咬合记录的准确性有疑问，应将模型和上好的𬌗架退回医师以供核对。

3．口腔技工所技师应按照书面指示原件上描述的比色制作修复体颜色。

4．如果因为某种原因不能继续实施修复体制作步骤，口腔技工所技师应在 2 个工作日内通知医师。如果需要对书面指示有任何改动或增加，必须取得立嘱医师的同意，并由技工所负责人士签名。修复体制作完成递送医师时，应将任何修改的记录一并送往。

5．口腔技工所 / 技师接受了书面指示后，就应按时按照要求个别制作完成修复体或其他装置并递交给医师。如果未接到书面指示，口腔技工所 / 技师应将工件退回并说明理由。

6．口腔技工所应按照通行的控制感染方法将修复体或其他装置作消毒处理，以便保护从业人员健康。如发现移交的任何材料有破损应立即报告。

7．口腔技工所 / 技师应通知医师该病例使用材料的特性，并就怎样正确操作调整这些材料提出建议。

8．口腔技工所 / 技师应对来自口腔诊所的一切物件（如印模、咬合记录、修复体等）按照通行的控制感染方法作消毒处理，并作妥善的包装和传递，避免损坏。

9．如果医师所委托的工作被部分或全部转包给其他的技工所，从医师那里接受该病例工作的技工所需要将书面委托书附在医师原始的书面指示上。

10．除非法律允许的情况，口腔技工所 / 技师不得直接向患者收费。口腔技工所也不得向患者谈论或泄露技工所与医师之间的商业安排。

41 口腔修复体设计单的意义

在规范的口腔医疗模式中，医师直接对患者负责，技师则是通过医师的授权间接地为患者提供医疗服务。因此口腔修复体设计单属于医师对于技师的书面指示（written instruction），又称"工作授权书（work authorization）"或"技工室订单（laboratory work order）"。从这些法律气息浓厚的文字中不难想象，一旦发生医疗质量方面的纠纷，有关的口腔修复体设计单将成为判明责任归属的重要依据。

（一）一般信息

包括患者姓名、性别、年龄、联系方法等。如果是技工所向口腔医师提供预制打印技工单，上面应印有口腔技工所名称和地址，并留有足够的空间栏目供医师书写诊所名称、患者信息、希望修复体完成送件的时间、医师的签名等，技工单上也应留有其他法律要求信息的书写空间。

（二）技术性内容

设计单的内容除一般信息外，还需要详细表达以下有关修复体设计的有关内容。

1. 对修复体类型的总体描述，如固定冠桥、可摘局部义齿、种植义齿等。

2. 对材料的特定要求，如基底冠用高贵金属，甚至可指定厂商品牌。

3. 希望形成的殆型，如尖牙保护殆，组牙功能殆，平衡殆等。

4. 固定冠桥结构，如桥体设计（材料、与软组织接触方式等），连接体的类型，金属烤瓷修复体下部结构的设计，比色（有时要细化到牙冠不同部位的色泽特点和某些变异情况）等。

5. 可摘局部义齿各个组件的设计要求，如：直接、间接固位体，大、小连接体等的类型选择设计、布局等。

6. 患者下一次就诊时间及要求技工室完成的阶段性工作。

7. 其他特殊设计要求。

为了提高效率，在口腔修复体设计单上往往使用简单明了的符号，而描述性文字多是作为附加的补充说明。这样，在医技双方使用标准化（或事先约定）明确无误的符号非常重要。

42　可摘局部义齿设计单的文图格式

口腔技工室涉及的工作多种多样，因此设计单不太容易纳入统一的基本框架。与固定修复体相比，可摘修复体的涉及范围往往比较广。与全口义齿相比，可摘局部义齿的剩余天然牙组合、固位装置的品种和分布情况多变，需要一套对于医技双方均容易理解的专门文图格式。

（一）基本格式

为了节省时间，许多信息用选项方式勾画，或是采用在图形上标注预定符号的方式。有时一件修复体的制作过程中需要在医师和技师之间往返传递若干次，需要在技工设计单上标注约定交付的日期时间。印模或模型从诊室递交到技工室需要履行交接手续，技工室的质量负责人要检查确认印模或模型合格，并附有充分的设计制作信息才能签字验收。有时一件修复体的制作过程由技工室的几个部门流水作业完成，在每一道工序也需要明确交接时间和履行质量检查验收手续，这些信息在设计单上都要留下记录。一些较复杂的修复体涉及的事务不能在一张设计单完全表达时（例如在牙体修复的基础上做局部冠桥，然后在局部冠桥基础上做可摘局部义齿），可能需要另附说明文图，或另外填写一张设计单。

（二）牙列图

通常采用上下排列的全牙列图，上牙列画为凸向上的弓形，下牙列画为凸向下的弓形，左右方向为患者的镜像。这样与医师面向患者看到的口腔情况相符，同时能够表达上下牙列各个部位的咬合对位关系。需要注意的是，有些设计单因版面的考虑将牙列图左右排列，下牙列绘制成弯凸向上的弓形，使用时应注意正确表达左右关系。有些设计单的牙列图上没有第三磨牙，如果在修复体中涉及时需要自行绘制。

理想的可摘局部义齿设计单牙列图，应该有上下牙列各 16 颗牙齿的纤细而清晰易辨的外轮廓，图上用纵线区分左右。考虑到第三磨牙在可摘局部义齿常被利用作为基牙，可用较淡横线与第二磨牙明确分开。𬌗面解剖标志无须着重表现，以免干扰画上去的符号。医师用笔触浓重的钢笔或圆珠笔在上面画线，表达支架结构设计方案（图 7-1）。

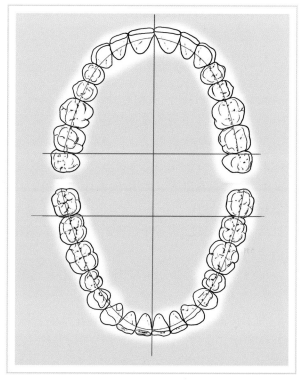

图 7-1 专门用来绘制可摘局部义齿的设计单，牙列图尺寸比较大，并包括第三磨牙

第二节 可摘局部义齿设计单绘制方法

在临床上每个口腔医师设计可摘局部义齿的思路并无强制性的标准，但确实存在一系列的基本原则，同时在长期配合的医师和技师之间存在相互了解和默契，因此本节介绍的设计单绘制方法仅供读者参考。

43 义齿设计信息的表达

（一）设计单需要表达的基本信息

根据有关影响因素对于义齿设计的重要性，应该在设计单上表达以下的基本信息。

1. 确认和标记缺牙部位。
2. 确认和标记基牙。
3. 确认和标记𬌗支托。
4. 确认和标记固位体。
5. 确认和标记连接体。

6. 确认和标记树脂连接结构。

7. 确认和标记基托伸展范围。

8. 附加的说明：用符号无法表达的信息，需另附文字说明。

（二）符号和附注文字

表 7-1 ～表 7-3 采纳了国内外一些专著表达可摘局部义齿结构部件的符号，这些部件的三维结构要想完全表达在平面的设计单上有时很难做到，有些细微结构（例如拾支托的实际长度、卡环各个段落的直径变化、连接体的精确尺寸、连接体与牙龈的距离、在连接体金属与树脂部分交界处的内外终止线等），均不能在设计单上用图形表达，以免细节干扰了主要信息。

最常用的三臂卡、联合卡、I 型卡和 T 型卡（或称 Y 型卡），以及 RPI、RPA 卡环组通常可以清楚地用图形符号表达。如果医师对于卡的制作材料工艺有特殊要求（例如希望采用钢丝冷弯、透明或牙色注塑卡环等）须加注文字说明。

Ⅰ型卡环、Ⅱ型卡环和Ⅲ型卡环的设计通常由技师根据模型观测结果而定，如果医师有特定的设计要求，也需加注文字说明。

图形不及之处文字的补充很重要，例如圈形卡环、回力卡环、反回力卡环、对半卡环、间隙卡环、连续卡环、延伸卡环、尖牙卡环、倒钩卡环，以及改良 T 形卡、U 形卡、E 形卡环组等固位体不容易在图上画清楚，往往需要补充文字，或是在研究模型上用线条绘制。一般来说，在长期配合的医师和技师之间可以用较少的文字符号表达需要传递的信息。

附着体的符号包括冠内附着体（一般为键槽式）、冠外附着体（有键槽式和铰链式）、根面上附着体（延续为杆卡、球帽、磁性等固位形式）。精密附着体和半精密附着体一般使用相同的符号，附加必要的文字描述品牌、型号等详细要求，尺寸通常由技师根据模型测量结果而定。

各种附着体用于种植体支持固位可摘局部义齿时，使用的符号与天然牙相同。

表 7-1　卡环类固位体符号图例

构件名称	图　例	绘　制　说　明
拾支托		根据实际预备出的拾支托窝（或上下牙列间存在的自然间隙），在设计单上有关基牙图形的相应部位涂实画出轮廓。图例中左侧是最常见的邻缺隙拾支托，但有时也可能设置在其他部位（如图例中右侧设置在基牙近中偏舌侧）
拾　垫		画成覆盖部分或全部基牙拾面的形状，涂实或用斜线（面积大时）表示拾支托兼有拾垫作用

续　表

构件名称	图　例	绘制说明
导平面		用加重的实线画在基牙设定部位，必要时加注文字说明
环状卡		用实线贴紧设计单上有关基牙图形的外缘画出轮廓，必须明确表达从根部到尖端的走向
杆状卡		在有关基牙图形的颊侧用粗实线画出，钝端止于基牙的颊侧外缘
T（Y）形卡		在有关基牙图形的颊侧用粗实线画出，T（Y）形端部止于基牙的颊侧外缘
三臂卡		用实线沿着基牙图形的颊、舌外缘画出轮廓，必须明确表达与𬌗支托的连接部位以及从根部到尖端的走向
RPI 卡环组		用实线在设计单上有关基牙图形上画出𬌗支托、导板和杆状卡的轮廓

构件名称	图　例	绘制说明
RPA 卡环组		用实线在设计单上有关基牙图形上画出𬌗支托、导板和卡环的轮廓

表 7-2　固定活动联合固位体符号图例

构件名称	图　例	绘制说明
基牙冠		围绕设计单上的基牙轮廓外形用实线画成圆圈（近似于基牙形态特点，可能为圆，或是近远中向/颊舌向的椭圆）
基牙联冠		围绕设计单上相邻的几个有关基牙轮廓外形用实线画成圆圈，在邻接面相互重叠
轴面冠内栓道附着体		首先在基牙冠用实线画圆圈，在邻缺隙面（个别情况可能在舌侧面）画向冠内方的"T"形
轴面冠外栓道附着体		首先在基牙冠用实线画圆圈，在邻缺隙面画向冠外方的"T"形

续 表

构件名称	图 例	绘 制 说 明
轴面冠外铰链附着体		首先在基牙冠用实线画圆圈，在邻缺隙面画指向冠外方的实心球形
舌侧支撑臂		在表示基牙冠的圆圈舌侧，用较粗线条稍离开画出示意轮廓
半精密 𬌗支托		用实心小圆圈画在表示基牙冠的有关位置
天然牙根顶端		在设计单上的基牙轮廓外形线内侧面封闭的圆圈。此符号可用于表达经过或未经过根管治疗，未作顶盖或其他附着体的天然牙根
种植体顶端		在设计单上的基牙轮廓外形线内侧面不封闭的螺旋线，一端有箭头
根端顶盖		在设计单上的基牙轮廓外形线内侧面实心（涂黑）或斜线覆盖的圆

续　表

构件名称	图　　例	绘 制 说 明
根端帽附着体		在设计单上的基牙轮廓外形线内侧画圆圈，内侧画一个实心（涂黑）的圆
根端磁性附着体		在设计单上的基牙轮廓外形线内侧画圆圈，并在外周用虚线画一个表示磁力线的圆圈
根端杆卡附着体		在设计单上的基牙画的圆圈之间连双线（直线或曲线）表示杆，在双线上画方形表示卡
根端杆帽附着体		在设计单上的基牙之间表示杆的双线侧面（一般是在舌侧）上画空心圆形表示
套筒冠		在设计单上的基牙轮廓外形线内侧画两个相互平行的圆圈
患者自行控制的锁扣装置		用一个锐三角形画在支架的有关位置，尖头指向弹簧（或其他制锁结构）的作用方向，三角底面朝着患者操作方向（舌侧或唇颊侧）

表 7-3　支架连接体图例

构件名称	图　例	绘制说明
下颌舌杆连接体		用实线画出轮廓，然后用斜线（或涂黑填实）覆盖在有关部位
下颌双舌杆连接体		用实线画出轮廓，然后用斜线（或涂黑填实）覆盖在有关部位
下颌舌板连接体		用实线画出轮廓，然后用斜线（或涂黑填实）覆盖在有关部位 如遇一个支架中混合运用舌杆和舌板连接体的情况，在各自区域中分别绘制并自然衔接
上颌杆（腭杆）大连接体		包括前腭杆、后腭杆、侧腭杆：均用实线画出轮廓，然后用斜线（或涂黑填实）覆盖在有关部位
上颌腭板大连接体		用实线画出轮廓，然后用斜线（或涂黑填实）覆盖在有关部位

构件名称	图 例	绘制说明
上颌腭带大连接体		用实线画出轮廓，然后用斜线（或涂黑填实）覆盖在有关部位。右侧显示的是 U 型腭带
上颌托大连接体		用实线画出轮廓，然后用斜线（或涂黑填实）覆盖在有关部位
网状树脂固位结构		无论开放网格还是筛网，均以斜交叉网状图形覆盖在设计部位，伸展范围应符合设计要求，如有特殊要求附加文字说明
突起状树脂固位结构		多用于人工牙可能承受较大水平力（如上前牙）区域，用"T"符号在缺牙区设计部位表示

44　可摘局部义齿设计单填写绘制顺序

　　每个医师习惯不同，下面介绍的是一种比较合理的画法。其绘制顺序既考虑了各种有关因素的重要性，也考虑了避免过多的重叠线条造成混淆。

　　1. 缺牙的表达　在缺失的牙位上画一道线（考虑到后面可能要在此部位画树脂固位装置的符号，线不要画得过于浓重）。如果已经确定支架的树脂固位装置类型，画在缺牙区域。在大多数情况下缺牙位置是一目了然的，但临床也会遇到一些先天缺失某个牙齿，或是牙列缺损后长期未修复致使牙齿发生倾斜移位。在这些情况下如不注意容易发生缺牙数和牙位的误解，如转诊给其他医师可能发生拔错牙、治错牙的事故，画在设计单上也会造成技师的迷惑和误导。因此表达缺牙位需要高度重视，一般应在印模翻制成工作模型后（比在口腔内容易观察清楚）再次复核。

　　有时将未加修复处理的残根覆盖在基托下，或是模型上目前存在的牙齿即将被拔除（作为即刻义齿处理），这些情况在设计单上均表达为缺牙，并附加必要的文字说明。

　　2. 选定基牙　临床大多数情况选邻缺隙牙，但还须统筹权衡，考虑到牙周支持能力、牙冠固位外形、牙列之中和上下牙列之间现成存在的安置支架构件的空间等因素。

　　3. 画𬌗支托　根据设计方案和牙体预备情况先在基牙的特定部位画出𬌗支托，无论事先预备的𬌗支托窝伸展范围大小如何，在设计单上一定要画得清晰可辨。

　　4. 画固位体　在基牙外周勾画出固位体的特征。要表现出卡环从根部到尖部的伸展方向，卡环尖端要表现出游离特征。

　　5. 画大连接体　根据缺损类型、缺牙数量、固位装置布局和牙槽嵴解剖条件等因素选择大连接体品种、伸展范围。

　　6. 画小连接体　通过小连接体将支架各部分连成一体。

　　7. 树脂连接结构　通常画成网格，如采用凸起（如钉状）构造画一个"T"形符号。

　　8. 树脂基托　大致画出伸展范围轮廓。

45　实际病例

　　下面用两个实际病例展示可摘局部义齿设计单的填写绘制顺序（表7-4，表7-5）。

表 7-4 上颌可摘局部义齿设计单的填写绘制实例

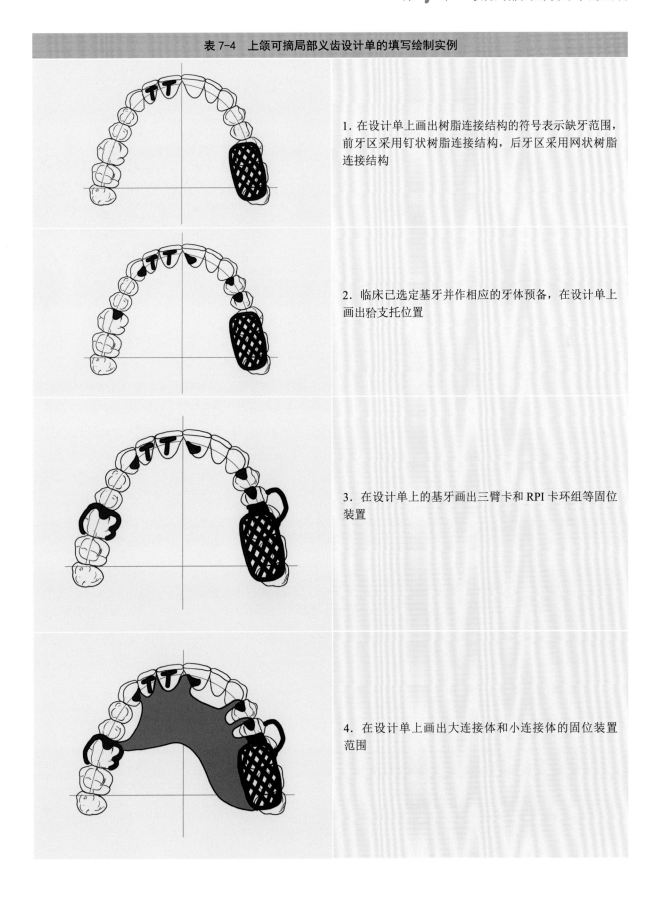

1. 在设计单上画出树脂连接结构的符号表示缺牙范围，前牙区采用钉状树脂连接结构，后牙区采用网状树脂连接结构

2. 临床已选定基牙并作相应的牙体预备，在设计单上画出𬌗支托位置

3. 在设计单上的基牙画出三臂卡和 RPI 卡环组等固位装置

4. 在设计单上画出大连接体和小连接体的固位装置范围

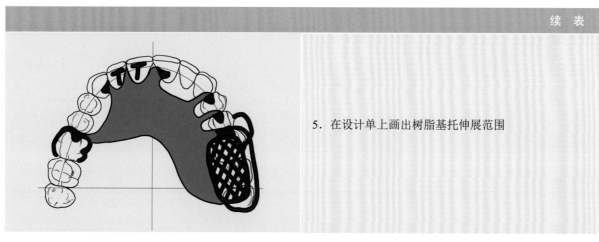

5. 在设计单上画出树脂基托伸展范围

表7-5 下颌可摘局部义齿设计单的填写绘制实例

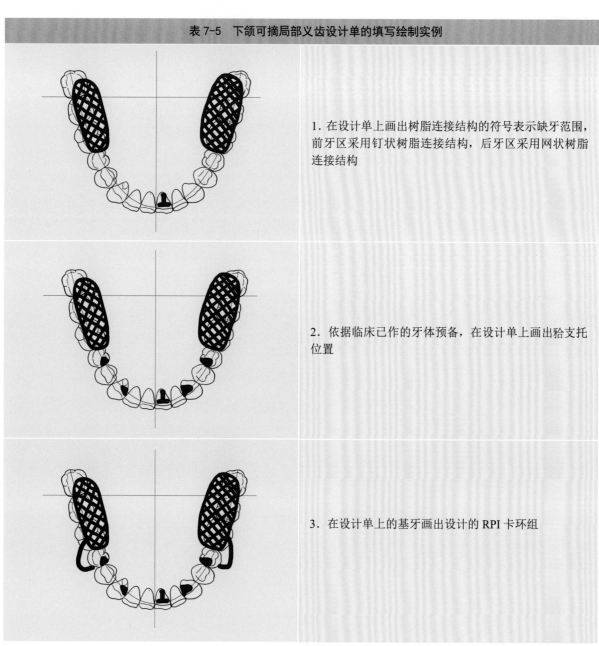

1. 在设计单上画出树脂连接结构的符号表示缺牙范围，前牙区采用钉状树脂连接结构，后牙区采用网状树脂连接结构

2. 依据临床已作的牙体预备，在设计单上画出殆支托位置

3. 在设计单上的基牙画出设计的 RPI 卡环组

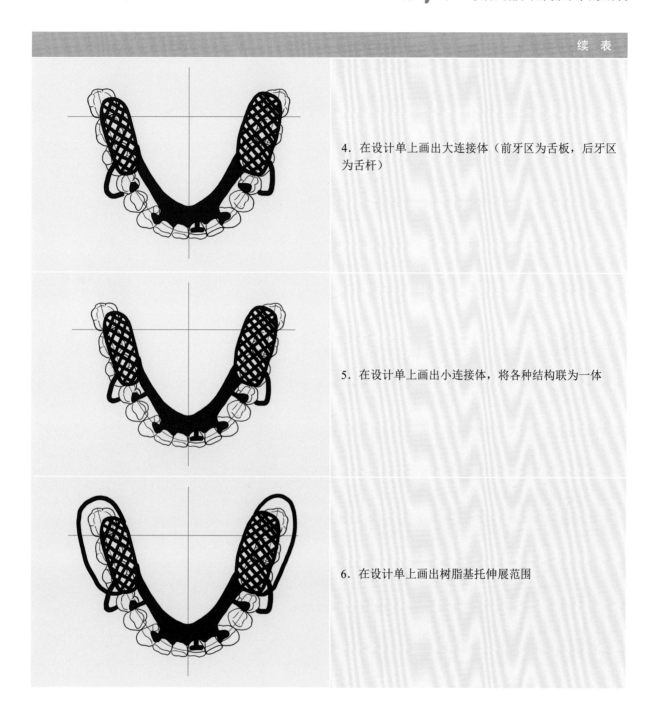

4. 在设计单上画出大连接体（前牙区为舌板，后牙区为舌杆）

5. 在设计单上画出小连接体，将各种结构联为一体

6. 在设计单上画出树脂基托伸展范围

单侧游离端缺损属于 Kennedy 牙列缺损分类第二类，即牙弓的缺隙在一侧基牙的远中，可能包括其他缺隙（亚类）。此时，设计的考虑重点为避免邻缺隙基牙受到义齿的"功能性移动（functional motion）"所造成扭力的伤害。固位体类型、数量和布局，以及连接体的类型和面积等依据牙列缺隙大小和余留牙的具体健康情况而设计。

第一节　无亚类缺隙的上颌单侧游离端缺损

46　上颌单个后牙游离端缺损

1. 局部义齿支架设计

（1）第三磨牙缺失通常不予修复。

（2）用局部义齿修复第二磨牙恢复咀嚼效率有限，临床往往是用来控制对颌牙过长。国内以往常见的单端活动桥具有较大的意外脱位吞咽风险，在正规的局部义齿支架设计中不可采用。可在缺隙侧第一磨牙设计一组三臂卡作为固位体，在对侧设计另一组三臂卡作为间接固位，以上颌腭杆连接（图 8-1）。

2. 采用固定义齿修复

（1）采用单端桥固定义齿修复第二磨牙（控制𬌗接触力度，主要用来控制对颌牙过长）。

（2）采用种植义齿修复第二磨牙（很少用）。

3. 不予修复的决定

如第三磨牙不存在，或第二、三磨牙缺失后权衡利弊（恢复咀嚼效率对基牙损伤风险），有时决定不予修复。

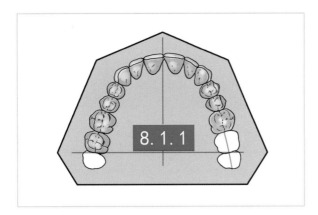

可摘局部义齿修复第二磨牙的支架应提供可靠的间接固位，以避免义齿在行使功能时意外脱落的风险，同时对邻缺隙的基牙起到保护作用。经典的设计是在对侧设置一组卡环，用腭杆连接到缺隙侧（图 8-1A）。此设计的缺点是造成明显异物感，如果基牙和牙槽嵴的条件均好，可在同侧第一前磨牙设置间接固位体（图 8-1B），此设计造成的异物感较小，但间接固位稍逊，同时暴露金属色泽影响美观的可能性较大。

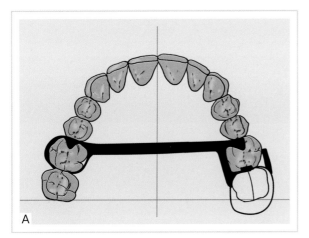
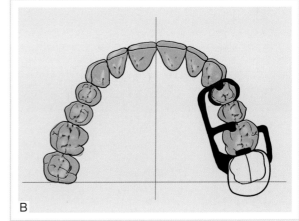

图 8-1　典型病例 8.1.1

47 上颌多个后牙单侧游离端缺损

支架设计的共同特点

如果上颌单侧后牙的游离端缺损延伸到第一磨牙，采用可摘局部义齿修复是常用的治疗选项。支架设计共同的特点如下。

（1）在邻缺隙基牙采用经典的 RPI 卡环组设计，减少基牙承受扭力风险。

（2）导面设置在邻缺隙基牙远中。

（3）在对侧设置三臂卡作为间接固位体，首选基牙为支持能力和固位外形均好的第一磨牙。

（4）通常采用上颌腭带连接体，从减少发音障碍和异物感考虑，连接体尽量避免进入硬腭前部。

（5）必要时可考虑增设𬌗支托以进一步提供支持和间接固位。

[典型病例 8.1.2]（图 8-2，图 8-3）

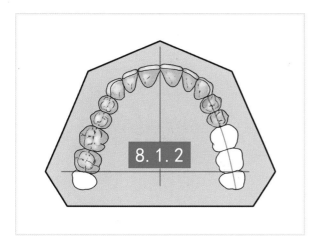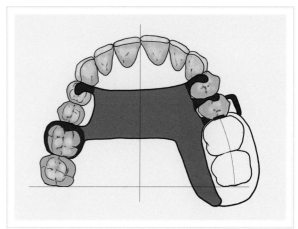

图 8-2　典型病例 8.1.2

　　单侧磨牙全部缺失，设计主要焦点是减少基牙承受扭力风险，减缓牙槽嵴吸收进程。连接体应尽量避开基牙舌侧以利于清洁和保持软硬组织健康。如患者对于硬腭异物很敏感，而且有关基牙条件良好时，可减除位于第一前磨牙近中的𬌗支托，并采用较窄的上颌腭杆连接体。

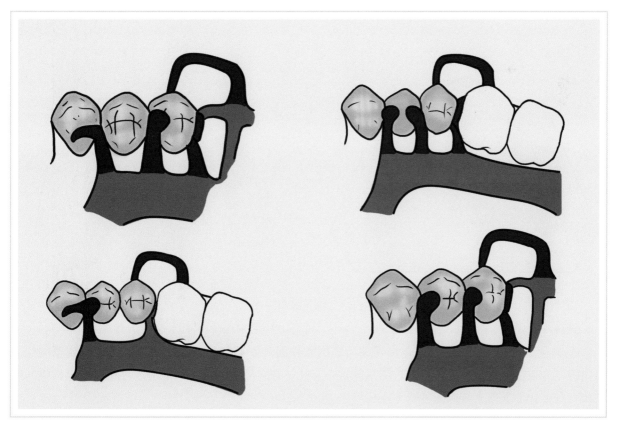

图 8-3　图中的 RPI 卡环组，𬌗支托的位置根据基牙牙冠解剖形态、咬合关系和牙周健康状况会有多种变异设计方案

[典型病例 8.1.3]（图 8-4）

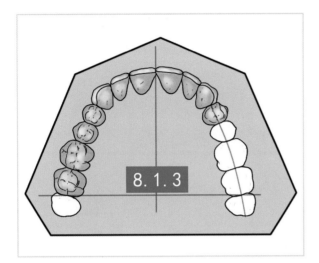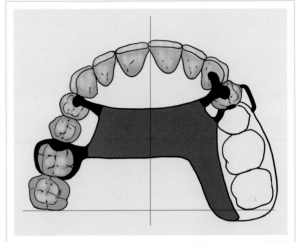

图 8-4　典型病例 8.1.3

　　单侧全部磨牙及第二前磨牙缺失,设计参照病例 8.2.1,在缺隙侧尖牙舌侧窝放置𬌗支托增强支持。由于缺隙加大,须在对侧第一前磨牙设𬌗支托和采用面积较大的上颌腭带连接体。

[典型病例 8.1.4]（图 8-5, 图 8-6）

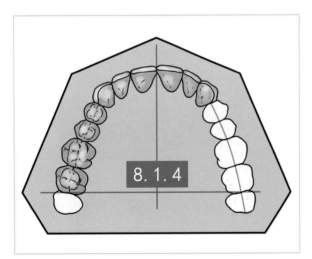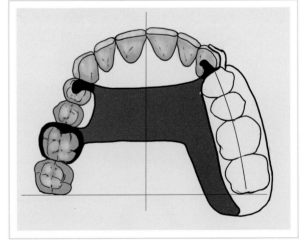

图 8-5　典型病例 8.1.4

　　单侧全部磨牙及前磨牙缺失,由于尖牙解剖条件限制不可能设计为 RPI 卡环组,在缺隙侧尖牙采用弹性较好的钢丝冷弯卡环,在舌侧窝放置𬌗支托。在对侧必须在第一前磨牙设𬌗支托以提供间接固位,并采用较宽的上颌腭带（板）连接体。

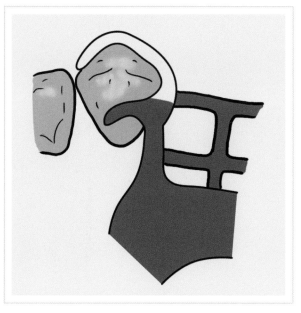
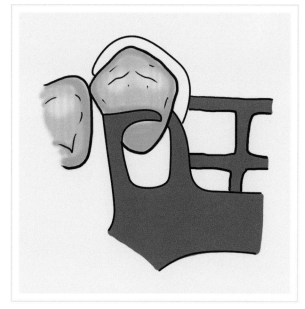

图 8-6　在尖牙上设置钢丝冷弯卡环，在舌侧窝放置的𬌗支托根据舌隆凸解剖形态决定具体位置，可放在近中，也可放在远中

［典型病例 8.1.5］（图 8-7）

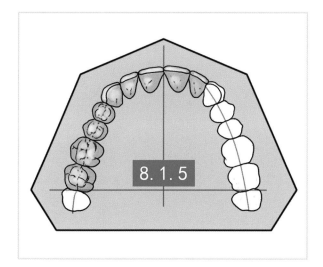
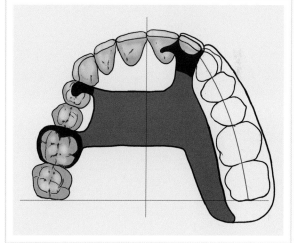

图 8-7　典型病例 8.1.5

　　单侧全部磨牙、前磨牙及尖牙缺失，由于侧切牙解剖条件限制，不能在舌侧窝放置𬌗支托，采用弹性较好的钢丝冷弯卡环，𬌗支托放置在邻近的中切牙舌侧窝。采用上颌腭板连接体，延伸范围相应扩展。

第二节 涉及后牙亚类缺隙的上颌单侧游离端缺损

48 上颌涉及同侧亚类缺隙的单侧游离端缺损

支架设计的共同特点

如上颌单侧游离端缺损涉及同侧额外的后牙非游离缺隙，属于 Kennedy 牙列缺损分类第二类的亚类。支架设计思路与没有亚类缺隙时区别不大，注意导面与𬌗支托位置尽量利用存在的间隙。

[典型病例 8.2.1]（图 8-8）

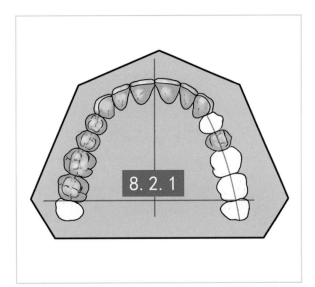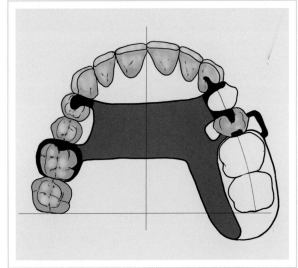

图 8-8 典型病例 8.2.1

在游离端缺隙同侧有一个额外的第一前磨牙非游离缺隙，在邻缺隙的尖牙舌侧窝放置𬌗支托增强支持。在对侧用一组三臂卡作为间接固位，可考虑在第一前磨牙增设𬌗支托以进一步改善间接固位。采用上颌腭带连接体。

49 上颌涉及对侧亚类缺隙的单侧游离端缺损

支架设计的共同特点

如果上颌单侧后牙的游离端缺损涉及对侧额外的后牙非游离缺隙，属于 Kennedy 牙列缺损分类第二类的亚类。支架设计共同的特点如下。

（1）在邻游离端缺隙基牙仍应尽量采用保护性较好的 RPI 卡环组设计。

（2）导面设置在邻缺隙基牙远中和邻亚类缺隙基牙的近远中。

（3）设置间接固位体的基牙首选支持能力和固位外形良好的第一磨牙，尽量利用已存在的缺隙空间，双侧互相提供间接固位。

（4）从减少发音障碍和异物感考虑，连接体尽量避免进入硬腭前部。

[典型病例 8.2.2]（图 8-9）

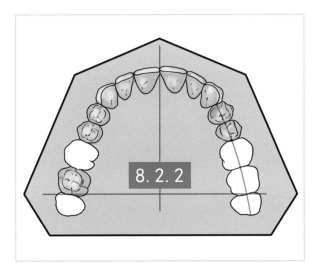 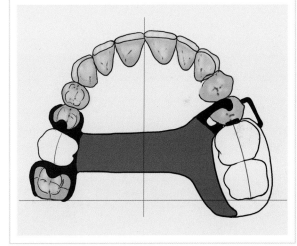

图 8-9 典型病例 8.2.2

在游离端缺隙对侧有一个额外的第一磨牙非游离缺隙，利用此缺隙设置二组三臂卡，在𬌗支托窝预备时注意形成充分的牙支持条件，可适当减小上颌腭带连接体宽度。

[典型病例 8.2.3]（图 8-10）

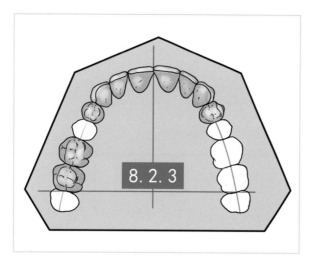 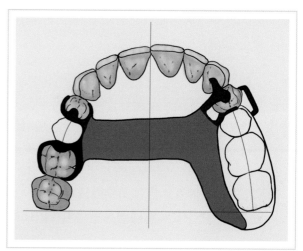

图 8-10　典型病例 8.2.3

　　与病例 8.2.2 相比，游离端缺隙加大，对侧非游离缺隙移向近中一个牙位。在游离端缺隙一侧的尖牙舌侧窝放置𬌗支托增强支持。在对侧非游离缺隙设置二组三臂卡，在𬌗支托窝预备时注意形成充分的牙支持条件。采用上颌腭带连接体。

[典型病例 8.2.4]（图 8-11）

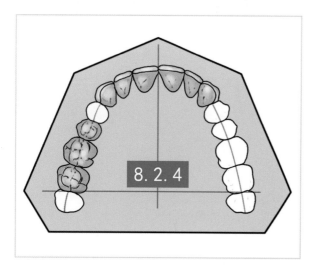 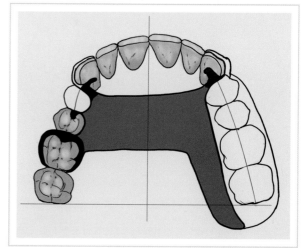

图 8-11　典型病例 8.2.4

　　与病例 8.2.3 相比，游离端缺隙进一步加大，对侧非游离缺隙再移向近中一个牙位。由于邻缺隙基牙是一个尖牙，采用弹性较好的钢丝冷弯卡环，在舌侧窝放置𬌗支托。在对侧非游离缺隙，近中侧的尖牙采用钢丝冷弯卡环，在舌侧窝放置𬌗支托。远中侧在第二前磨牙预备𬌗支托窝。另一组三臂卡最好设置在第一磨牙，以提供更强的支持固位效果。通常需采用较为宽大的上颌腭板连接体。

[典型病例 8.2.5]（图 8-12）

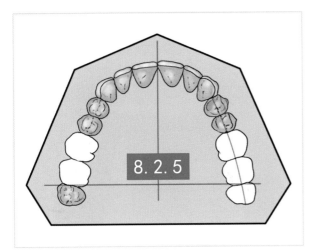 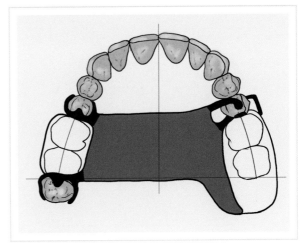

图 8-12 典型病例 8.2.5

与病例 8.2.2 相比，对侧非游离缺隙涉及两个磨牙，但第三磨牙存在且可以充当基牙。在对侧非游离缺隙设置二组三臂卡（由于第三磨牙的解剖外形和牙长轴倾斜变异程度较大，有时可考虑对其采用铸造或冷弯钢丝的圈卡），在𬌗支托窝预备时注意形成充分的牙支持条件。连接体采用较宽的上颌腭板（有时根据情况可考虑采用分开的前 - 后腭带连接体）。

[典型病例 8.2.6]（图 8-13）

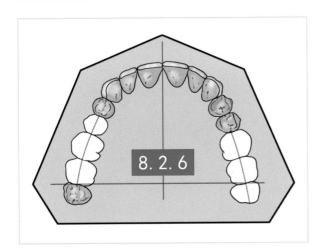 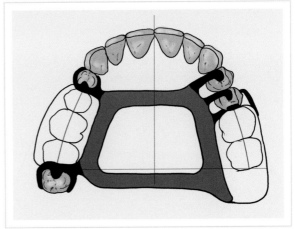

图 8-13 典型病例 8.2.6

与病例 8.2.5 相比，对侧非游离缺隙扩大到包括两个磨牙和一个前磨牙，但第三磨牙存在且可以充当基牙。在邻游离端缺隙基牙采用 RPI 卡环组，并在第一前磨牙增加一个近中𬌗支托。在对侧非游离缺隙设置两组三臂卡，在𬌗支托窝预备时注意形成充分的牙支持条件。采用分开的前-后腭带连接体，增加稳定性的同时减少异物感。

[典型病例8.2.7]（图8-14）

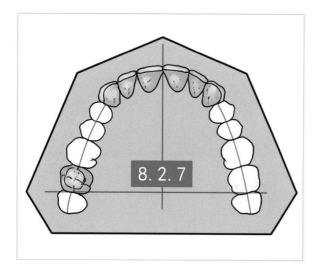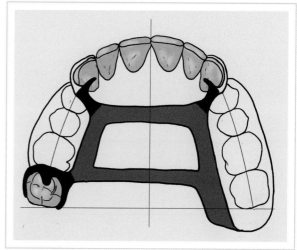

图 8-14　典型病例 8.2.7

　　与病例 8.2.6 相比，游离缺隙扩大到包括全部后牙，对侧非游离缺隙前移到包括第一磨牙和两个前磨牙。相应地设计在邻游离端缺隙基牙（尖牙）采用弹性较好的钢丝冷弯卡环，在舌侧窝放置𬌗支托。在对侧非游离缺隙，近中侧的尖牙采用钢丝冷弯卡环，在舌侧窝放置𬌗支托。远中侧在第二磨牙预备𬌗支托窝，形成一组三臂卡。采用分开的前 - 后腭带连接体。

[典型病例8.2.8]（图8-15）

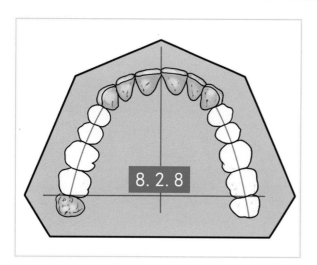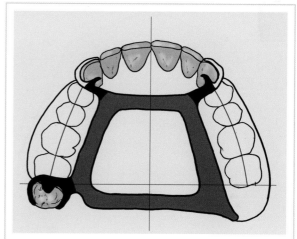

图 8-15　典型病例 8.2.8

　　与病例 8.2.7 相比，对侧非游离缺隙扩大到包括两个磨牙和两个前磨牙，但第三磨牙存在并且可以充当基牙。在双侧尖牙仍采用钢丝冷弯卡环 / 舌侧窝𬌗支托组合。非游离缺隙侧在第三磨牙预备𬌗支托窝，设计一组支持固位效果良好的三臂卡或圈卡。采用分开的前-后腭带连接体。

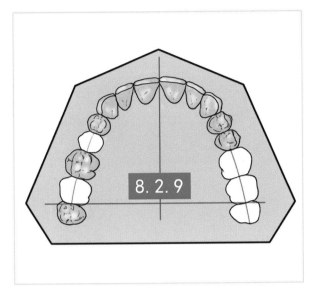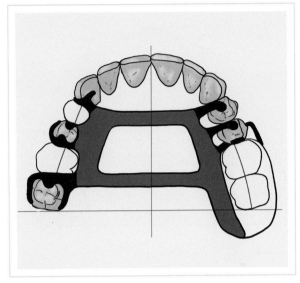

图 8-16　典型病例 8.2.9

与病例 8.2.6 相比，对侧有两个间隔的非游离缺隙。在该侧设置三个殆支托以形成充分的牙支持。在第一前磨牙和第二磨牙各形成一组三臂卡。采用分开的前 - 后腭带连接体。

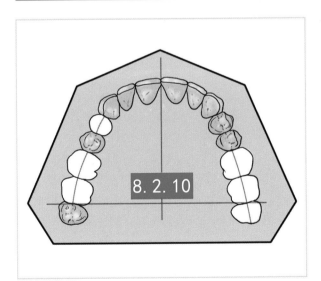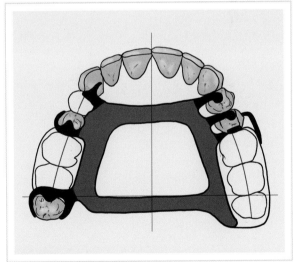

图 8-17　典型病例 8.2.10

与病例 8.2.9 相比，对侧远中的非游离缺隙扩展到包括两个磨牙，但第三磨牙存在且可以充当基牙。在对侧非游离缺隙设置三个殆支托以形成充分的牙支持。在第一前磨牙和第三磨牙各形成一组三臂卡（第三磨牙根据情况可考虑采用圈卡）。采用分开的前 - 后腭带连接体。

［典型病例 8.2.11］（图 8-18）

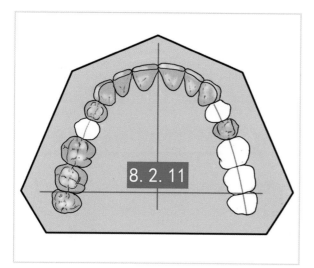 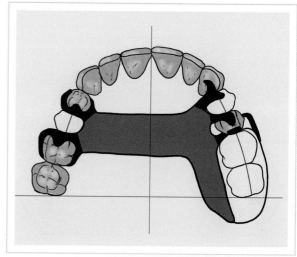

图 8-18　典型病例 8.2.11

　　参照病例 8.2.1，在对侧第二前磨牙增加一个缺隙。邻游离缺隙基牙仍采用 RPI 卡环组。在邻额外缺隙的尖牙舌侧窝放置𬌗支托增强支持。在对侧缺隙近、远中各用一组三臂卡作为固位体，采用上颌腭带连接体。

第三节　涉及前牙亚类缺隙的上颌单侧游离端缺损

50　亚类缺隙限于前牙区的单侧游离端缺损

支架设计的共同特点

　　上颌单侧后牙的游离端缺损涉及前牙缺隙，亦属于 Kennedy 牙列缺损分类第二类的亚类。支架设计共同的特点如下。

（1）在邻游离端缺隙基牙仍应尽量采用保护性较好的 RPI 卡环组设计。

（2）导面设置在邻缺隙基牙远中和邻亚类缺隙基牙的近远中。

（3）设置间接固位体的基牙首选对侧第一磨牙，尽量利用存在的缺隙空间。

（4）连接体难免进入硬腭前部，但仍应尽量避开天然牙舌侧以利保持健康。

[典型病例 8.3.1]（图 8-19）

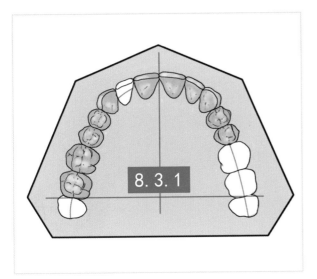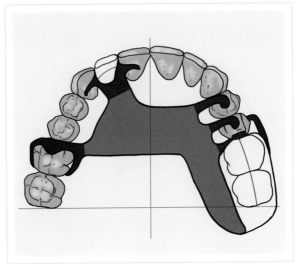

图 8-19　典型病例 8.3.1

　　一侧全部磨牙缺失，亚类缺隙出现在对侧的侧切牙。支架设计参照病例 8.2.1，可能时在邻亚类缺隙的中切牙和尖牙舌侧窝放置殆支托增强支持。在对侧用一组三臂卡作为间接固位，采用上颌腭板连接体，在余牙舌侧尽量避免接触留出清扫和自洁空间。

[典型病例 8.3.2]（图 8-20）

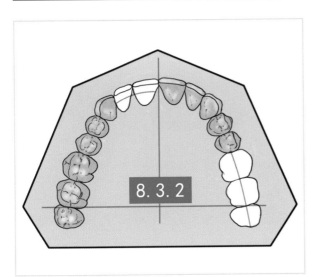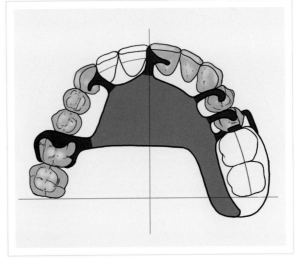

图 8-20　典型病例 8.3.2

　　一侧全部磨牙缺失，亚类缺隙包括对侧的中切牙和侧切牙。支架设计参照病例 8.3.1，条件许可时上颌腭板连接体还是尽量避免完全覆盖硬腭前部。

[典型病例 8.3.3]（图 8-21）

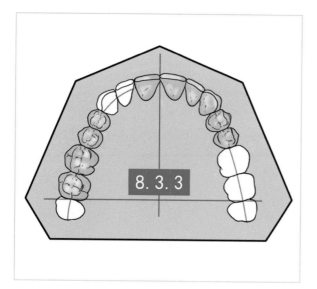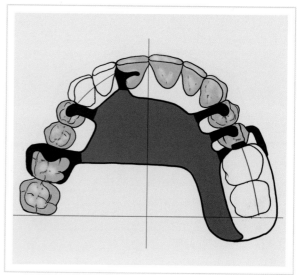

图 8-21　典型病例 8.3.3

支架设计循病例 8.3.1 和病例 8.3.2 的思路。

[典型病例 8.3.4]（图 8-22）

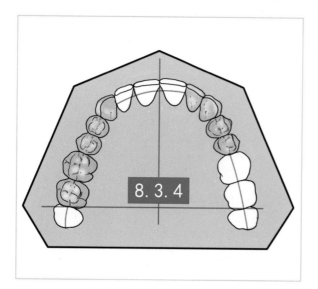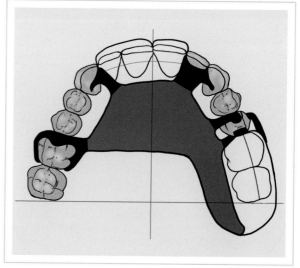

图 8-22　典型病例 8.3.4

一侧全部磨牙缺失，亚类缺隙包括双侧的中切牙和对侧的侧切牙。支架设计特点为在双侧尖牙发达的舌隆凸上设置殆支托，上颌腭板连接体覆盖硬腭前部，但还是尽量避免完全覆盖余留天然牙的舌侧。

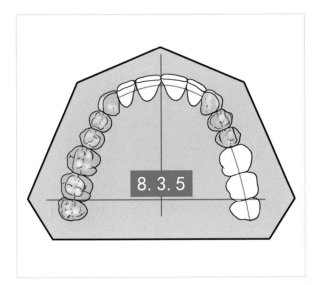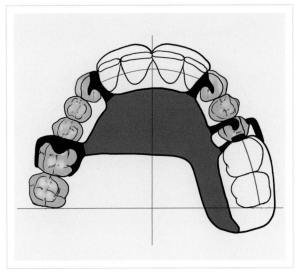

图 8-23 典型病例 8.3.5

一侧全部磨牙缺失，亚类缺隙包括双侧的中切牙和侧切牙。支架设计特点为在双侧尖牙发达的舌隆凸上设置船支托，上颌腭板连接体覆盖硬腭前部，但还是尽量避免完全覆盖余留天然牙的舌侧。

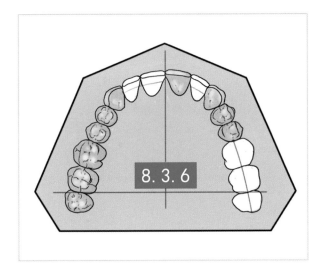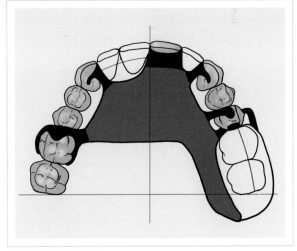

图 8-24 典型病例 8.3.6

一侧全部磨牙缺失，两个亚类缺隙包括同侧的侧切牙和对侧的中切牙及侧切牙。支架设计特点为在双侧尖牙发达的舌隆凸上设置船支托，上颌腭板连接体覆盖硬腭前部，但还是尽量避免完全覆盖余留天然牙的舌侧。

[典型病例8.3.7]（图8-25）

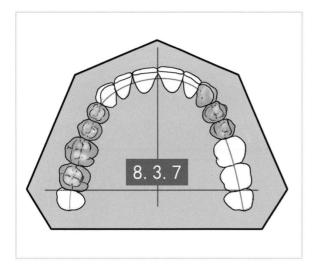
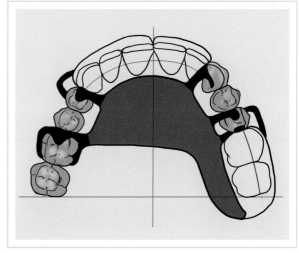

图 8-25　典型病例 8.3.7

　　一侧全部磨牙以及第二前磨牙缺失，亚类缺隙包括双侧中切牙、侧切牙和对侧尖牙。由于第一前磨牙的倒凹往往集中在近中，同时考虑到较长的前牙缺隙形成杠杆力臂的风险，在对侧第一前磨牙未设计常规的三臂卡，而是采用近中殆支托与I杆的组合作为固位体，以减少对基牙的扭力。同时在该侧第一磨牙设计一组三臂卡作为间接固位，在同侧尖牙舌侧放置殆支托增强支持和稳定，以上颌腭板为大连接体。

[典型病例8.3.8]（图8-26）

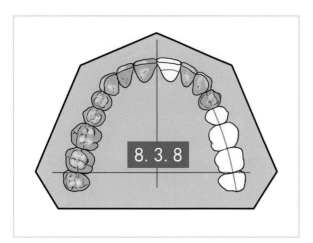
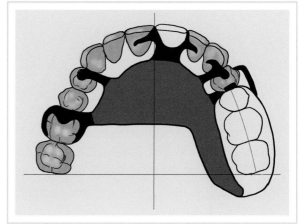

图 8-26　典型病例 8.3.8

　　一侧全部磨牙以及第二前磨牙缺失，亚类缺隙出现在同侧中切牙。支架设计参照病例8.2.2，可能时在缺隙侧尖牙舌侧窝放置殆支托增强支持。如果邻前牙缺隙的切牙舌侧窝发育良好，可设置殆支托增强支持和稳定。在对侧用一组三臂卡作为间接固位，往往考虑在第一前磨牙增设殆支托以进一步提供间接固位，采用上颌腭板连接体。

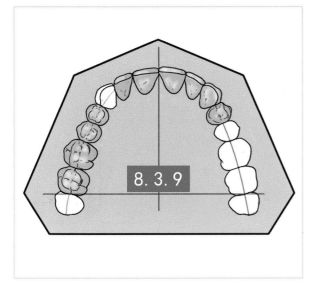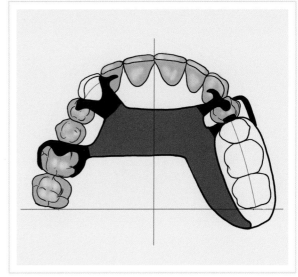

图 8-27　典型病例 8.3.9

一侧全部磨牙以及第二前磨牙缺失，亚类缺隙出现在对侧尖牙。在对侧第一前磨牙近中以及（可能时）侧切牙舌侧窝放置𬌗支托增强支持。在第一磨牙用一组三臂卡加强间接固位，采用上颌腭板连接体。

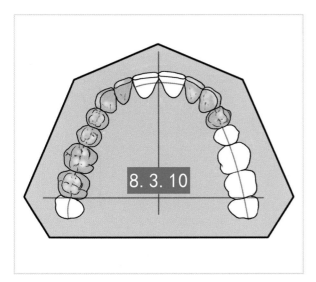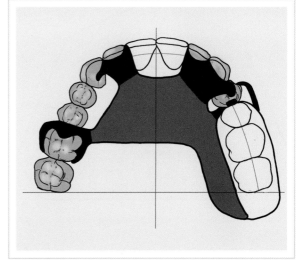

图 8-28　典型病例 8.3.10

一侧全部磨牙以及第二前磨牙缺失，亚类缺隙包括双侧中切牙。为简化结构，采用覆盖前部的上颌腭板连接体，但还是尽量避免完全覆盖余留天然牙的舌侧。

[典型病例 8.3.11]（图 8-29）

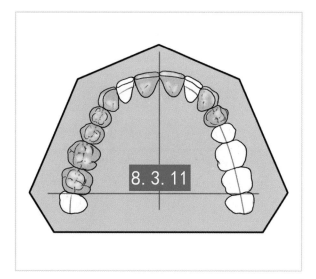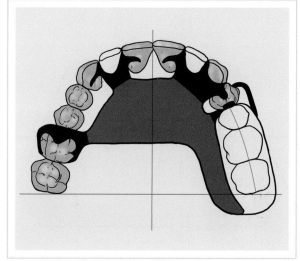

图 8-29　典型病例 8.3.11

　　一侧全部磨牙以及第二前磨牙缺失，亚类缺隙包括双侧的侧切牙。在中切牙和尖牙舌侧放置𬌗支托有利于支持稳定，在覆盖前部的上颌腭板连接体应尽量避免完全覆盖余留天然牙的舌侧。

[典型病例 8.3.12]（图 8-30）

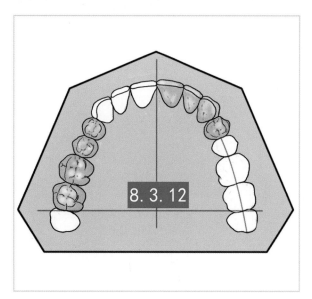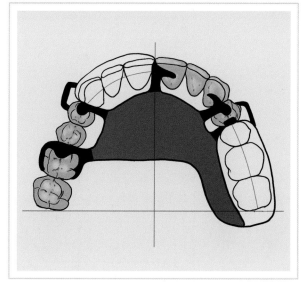

图 8-30　典型病例 8.3.12

　　一侧全部磨牙以及第二前磨牙缺失，亚类缺隙包括对侧中切牙、侧切牙和尖牙。设计思路参照病例 8.3.7，在中切牙和尖牙舌侧放置𬌗支托增强支持和稳定，以上颌腭板为大连接体。

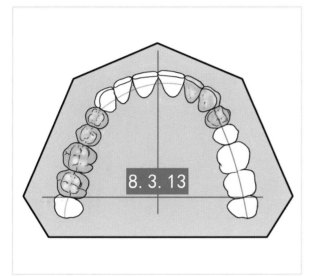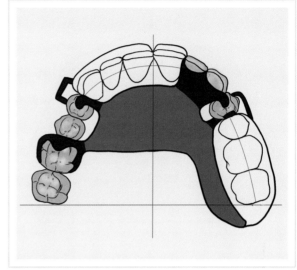

图 8-31　典型病例 8.3.13

　　一侧全部磨牙以及第二前磨牙缺失，亚类缺隙包括双侧中切牙、对侧侧切牙和尖牙。基于与病例 8.4.13 相同理由，采用了类似的设计方案。

51　亚类缺隙涉及前、后牙区的单侧游离端缺损

支架设计的共同特点

　　上颌单侧后牙的游离端缺损涉及分开的前、后牙缺隙，亦属于 Kennedy 牙列缺损分类第二类的亚类。支架设计共同的特点如下。

　　（1）在邻游离端缺隙基牙仍应尽量采用保护性较好的 RPI 卡环组设计。

　　（2）导面设置在邻缺隙基牙远中和邻亚类缺隙基牙的近远中，确保顺畅的共同就位道。

　　（3）设置间接固位体的基牙首选对侧第一磨牙，尽量利用存在的缺隙空间，双侧互相提供间接固位。

　　（4）连接体难免进入硬腭前部，但仍应尽量避开天然牙舌侧以利保持健康。

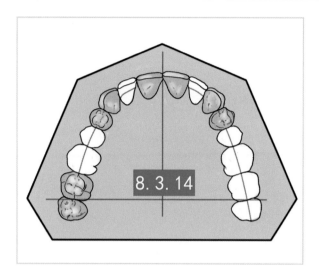 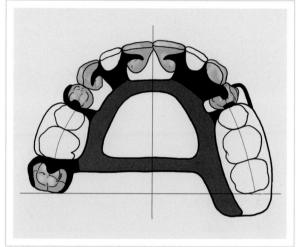

图 8-32　典型病例 8.3.14

　　一侧全部磨牙以及第二前磨牙缺失，三个亚类缺隙包括双侧的侧切牙和对侧的第二前磨牙与第一磨牙。在对侧非游离缺隙两端各设置一组三臂卡是经典的设计。在中切牙和尖牙舌侧放置𬌗支托有利于增强支持和稳定，采用前-后腭带连接体以便减小覆盖面积。

第 9 章
上颌牙列双侧游离端缺损的局部义齿支架设计

上颌双侧游离端缺损属于 Kennedy 分类第一类，即牙弓的缺隙在双侧基牙的远中，可能包括其他缺隙（亚类）。对于此种类型的牙列缺损设计可摘局部义齿支架时，需要比前述单侧游离端缺损（Kennedy 分类第二类）更着重考虑避免邻缺隙基牙遭受义齿功能性移动伤害的风险，并且需要注意两侧缺损与修复体结构对称性问题。此外，还应依据牙列缺损大小和余留牙的健康情况而设计具体的固位体类型、数量和布局，导面的位置，以及连接体的类型和覆盖面积等。

第一节　无亚类缺隙的上颌双侧游离端缺损

52　上颌双侧第二磨牙游离端缺损

1. 局部义齿支架设计

（1）第三磨牙缺失通常不予修复。

（2）用局部义齿修复第二磨牙恢复咀嚼效率有限，临床往往是用来控制对颌牙过长。如第 8 章所述，单端活动桥在正规的局部义齿支架设计中不予采用。

2. 采用固定义齿修复或不予修复

可以采用单端桥固定义齿或固定种植义齿分别修复双侧第二磨牙，如果没有控制对颌牙过长的需要，也可不予修复。

[典型病例 9.1.1]（图 9-1）

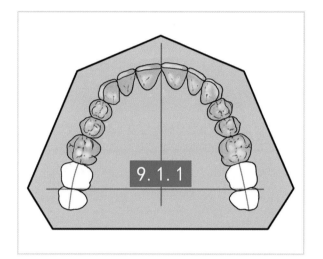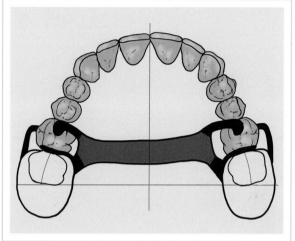

图 9-1　典型病例 9.1.1

用局部义齿修复上颌双侧第二磨牙游离端缺损，可在双侧第一磨牙各设计一组卡环（基牙和牙槽嵴条件好可采用固位力较好的三臂卡，否则应采用对基牙保护较好的 RPI 卡环组）作为固位体，两侧以上颌腭带连接相互起到间接固位作用。

53　对称性的上颌双侧多个牙游离端缺损

支架设计的共同特点

如果上颌双侧后牙的游离端缺损为对称性分布，应注意支架结构也应尽量设计为对称的。共同的特点如下。

（1）在邻缺隙后牙采用经典的 RPI 卡环组设计，减少基牙承受扭力风险。必须用前牙承担基牙角色时，采用钢丝冷弯卡环（舌侧以𬌗支托或腭板起对抗臂作用）。

（2）导面设置在邻缺隙基牙远中。

（3）根据支持固位的需要设计不同的上颌腭板大连接体形态。

（4）必要时可考虑增设𬌗支托以进一步提供支持和间接固位。

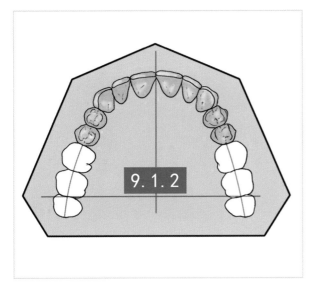 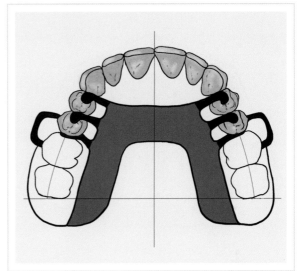

图 9-2　典型病例 9.1.2

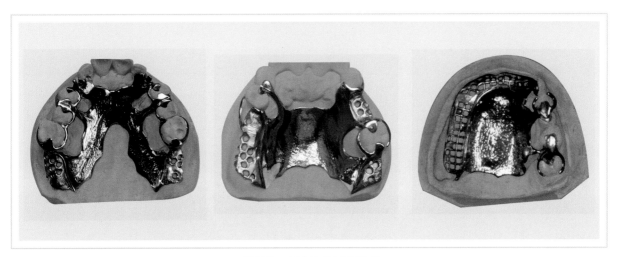

图 9-3　大连接体设计形式

双侧磨牙对称地游离缺失，在邻缺隙的第二前磨牙各设置一组 RPI 卡环，在第一前磨牙近中各设置一个𬌗支托分担咬合负担。为了减少异物感和发音障碍，腭托设计为前 - 后腭带 - 中空框架结构。

大连接体除了如上图设计形式以外，还可以根据具体情况有多种选择方案。

1．U 形腭板　如果患者对于软硬腭交界部位基托接触较为敏感，可采用这种设计。

2．避开硬腭前部的全腭板　异物感和对于发音的影响较少。

3．覆盖硬腭前部的全腭板　异物感和对于发音的影响较大，但能将负荷分担到更大面积，而且在基牙陆续丧失时比较容易修改继续使用，适用于那些剩余天然牙条件较差的病例。

[典型病例9.1.3]（图9-4）

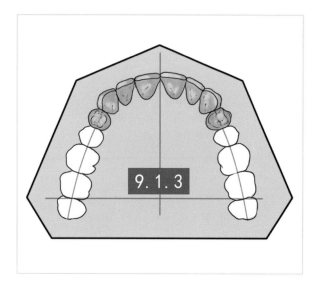 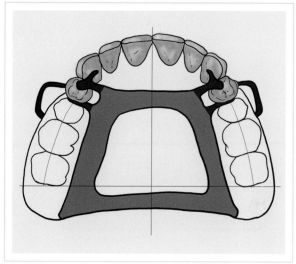

图9-4　典型病例9.1.3

双侧磨牙和第二前磨牙对称地游离缺失，设计思路参照病例9.1.2。

[典型病例9.1.4]（图9-5）

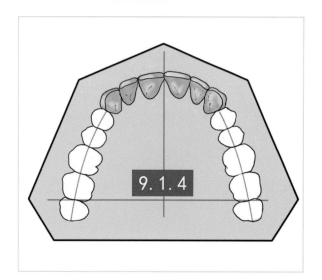 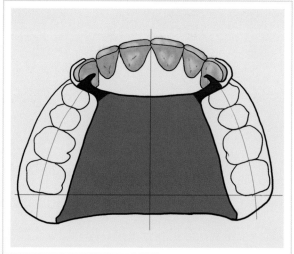

图9-5　典型病例9.1.4

双侧全部磨牙和前磨牙对称地游离缺失，在尖牙上用钢丝冷弯卡环与舌侧𬌗支托组成固位体，采用避开硬腭前部的全腭板为连接体，可较好地分担负荷。

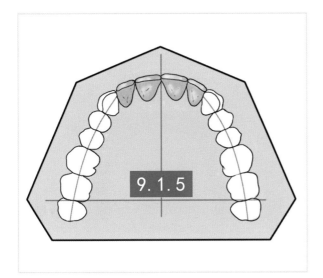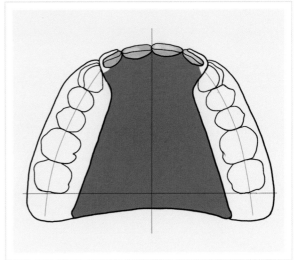

图 9-6 典型病例 9.1.5

双侧全部磨牙、前磨牙和尖牙对称地游离缺失，在侧切牙上用钢丝冷弯卡环为固位体，采用覆盖硬腭前部的全腭板为连接体可较好地分担负荷，并在侧切牙舌侧形成支抗。

54 非对称性的上颌双侧多个牙游离端缺损

在牙列缺损不对称情况下，双侧固位体的设计可能有差异。不过在大面积主连接体的支撑平衡作用下，对于修复体的功能效果没有显著影响。

支架设计的共同特点

与上述对称性的上颌双侧多个牙游离端缺损遵循相同原则。

[典型病例9.1.6]（图9-7）

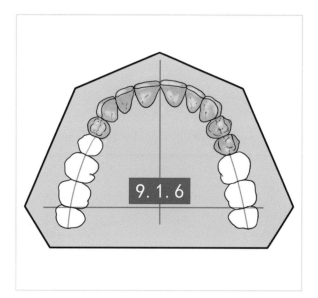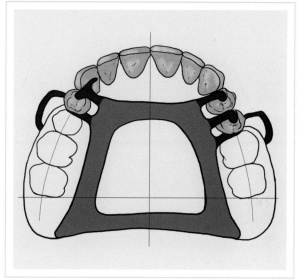

图 9-7　典型病例 9.1.6

没有更多方案可供选择，沿袭病例 9.1.2 和病例 9.1.3 的设计思路。

[典型病例9.1.7]（图9-8）

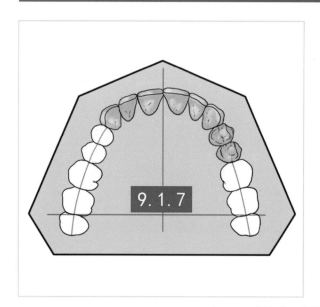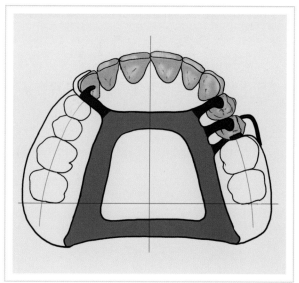

图 9-8　典型病例 9.1.7

设计思路是病例 9.1.2 和病例 9.1.4 的结合。

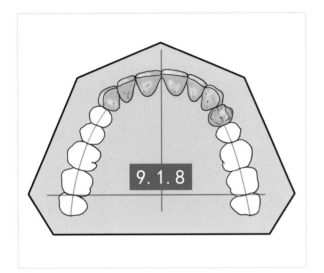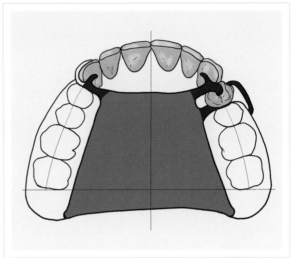

图 9-9 典型病例 9.1.8

设计思路是病例 9.1.3 和病例 9.1.4 的结合。

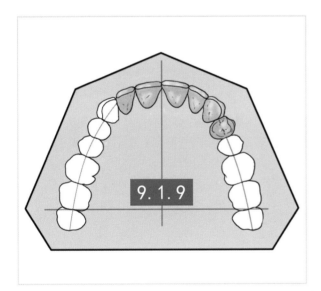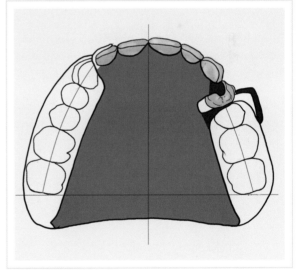

图 9-10 典型病例 9.1.9

设计思路参看前述病例 9.1.3 和病例 9.1.5。

[典型病例 9.1.10]（图 9-11）

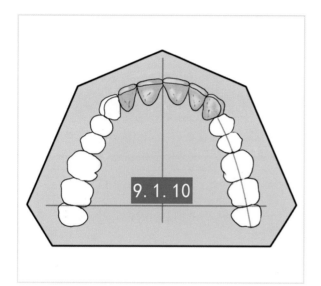 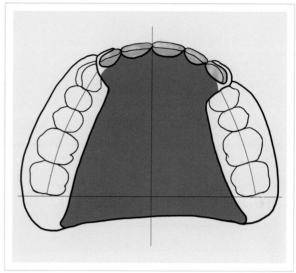

图 9-11　典型病例 9.1.10

设计思路是病例 9.1.4 和病例 9.1.5 的结合。

第二节　伴随有亚类缺隙的上颌双侧游离端缺损

可能出现的情况是亚类缺隙位于前牙、亚类缺隙位于后牙和前后牙区域均存在间隔的亚类缺隙。亚类缺隙的分布情况对于可摘义齿支架设计有一定的影响。

55　亚类缺隙位于后牙的上颌双侧游离端缺损

对于 Kennedy 分类第一类病例来说，位于前磨牙区域的亚类缺隙有时可利用来设置𬌗支托（以便减少临床牙体预备），这在一定程度上影响可摘义齿支架设计方案。

支架设计的共同特点

固位体和连接体的设计仍沿用第一节（无亚类缺隙病例）提出的原则，全腭板应尽量避开剩余天然牙舌侧，可能情况下采用中空框架减少异物感和发音障碍。在支架的亚类缺隙部位可设置导面，必要时设置𬌗支托增强支持。

[典型病例 9.2.1]（图 9-12）

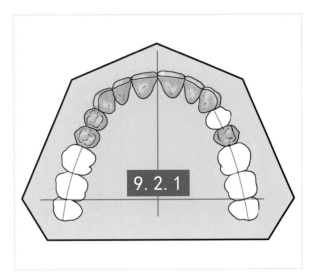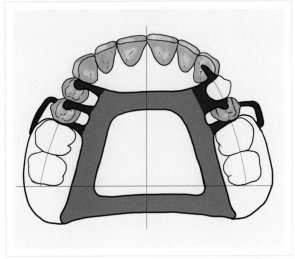

图 9-12　典型病例 9.2.1

参照病例 9.1.2 的设计思路，利用位于第一前磨牙的亚类缺隙设置𬌗支托，减少临床牙体预备量。

[典型病例 9.2.2]（图 9-13）

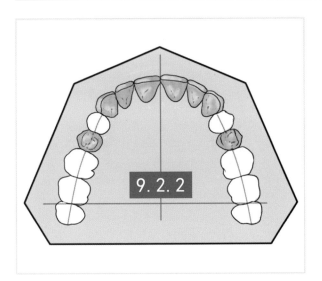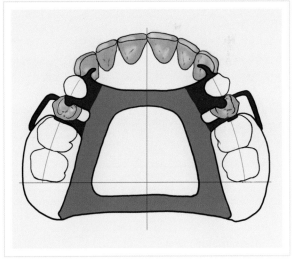

图 9-13　典型病例 9.2.2

参照病例 9.1.2 的设计思路，利用双侧第一前磨牙的两个亚类缺隙设置𬌗支托，减少临床牙体预备量。

[典型病例 9.2.3]（图 9-14）

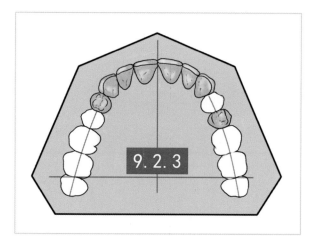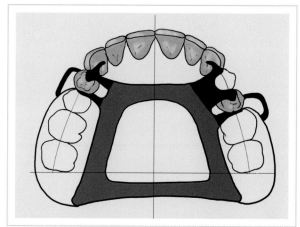

图 9-14　典型病例 9.2.3

参照病例 9.1.6 的设计思路。

[典型病例 9.2.4]（图 9-15）

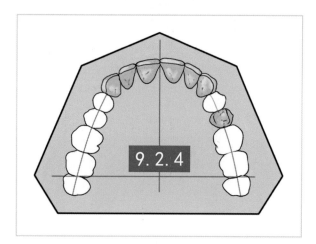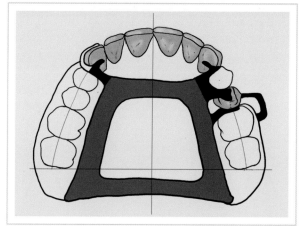

图 9-15　典型病例 9.2.4

参照病例 9.1.7 的设计思路。

56　亚类缺隙位于前牙的上颌双侧游离端缺损

位于前牙区域的亚类缺隙对于 Kennedy 分类第一类病例可摘义齿支架设计方案的影响比较小，原因是在前牙通常不设置固位体以免影响美观。

支架设计的共同特点

固位体和连接体的设计仍沿用上一节提出的原则，为了排列人工前牙必然采用覆盖硬腭前部的全腭板，但应尽量避开剩余天然牙舌侧，可能情况下采用中空框架减少异物感和发音障碍。在支架的前牙缺隙部位可设置导面，必要时设置𬌗支托增强支持。

[典型病例9.2.5]（图9-16）

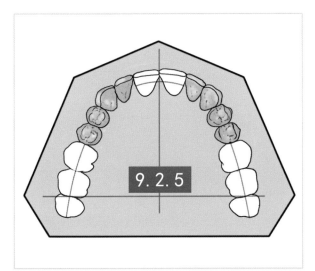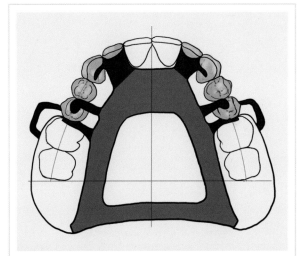

图 9-16　典型病例 9.2.5

设计思路参看病例 9.1.2，在邻两个中切牙缺隙的侧切牙及尖牙用腭板或𬌗支托增强支持。

[典型病例9.2.6]（图9-17）

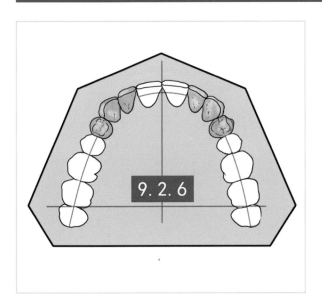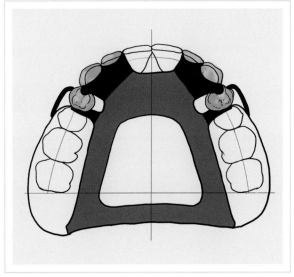

图 9-17　典型病例 9.2.6

设计思路参看病例 9.1.3，在邻前牙缺隙的侧切牙及尖牙用腭板盖过舌隆凸增强支持。

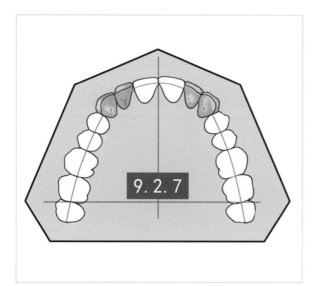
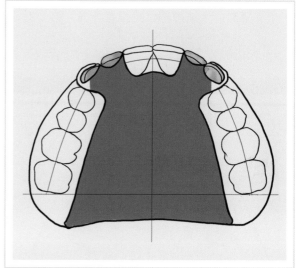

图 9-18　典型病例 9.2.7

设计思路参看病例 9.1.4。

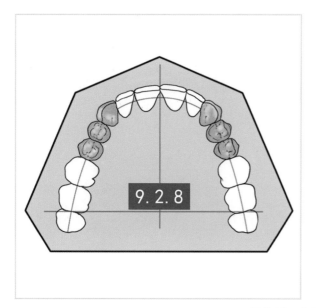
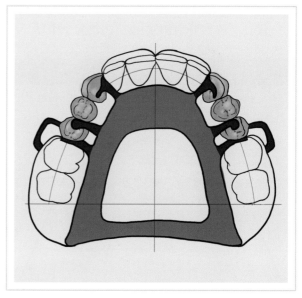

图 9-19　典型病例 9.2.8

设计思路参看病例 9.2.5。

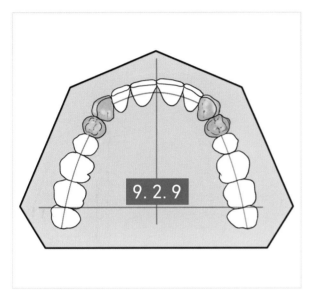
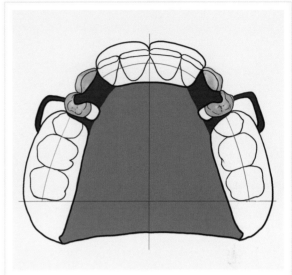

图 9-20　典型病例 9.2.9

设计思路参看病例 9.2.6。

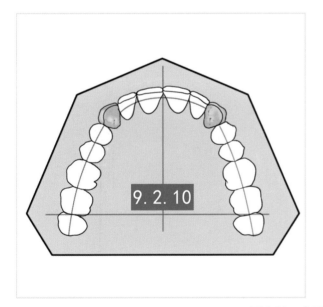
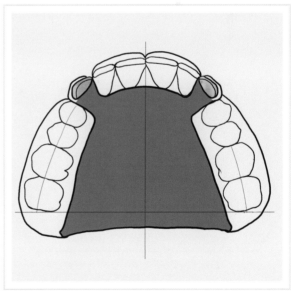

图 9-21　典型病例 9.2.10

设计思路参看病例 9.1.4。

[典型病例 9.2.11]（图 9-22）

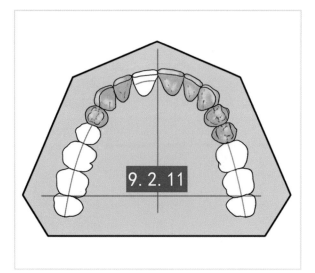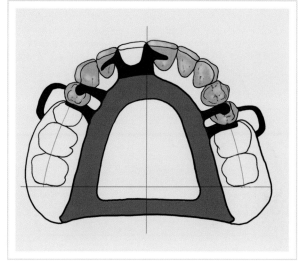

图 9-22　典型病例 9.2.11

　　设计思路参看病例 9.1.6，在邻前牙缺隙的侧切牙和中切牙用殆支托增强支持。由于剩余天然牙数量较多，在腭板与天然牙舌侧尽量留出空间，有利于自洁和清扫。

[典型病例 9.2.12]（图 9-23）

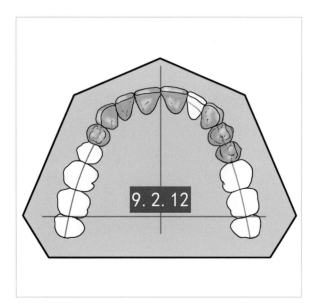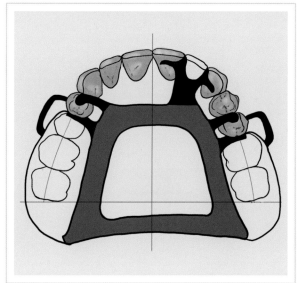

图 9-23　典型病例 9.2.12

　　设计思路参看病例 9.1.6，在邻前牙缺隙的尖牙和中切牙用殆支托增强支持，在腭板与天然牙舌侧尽量留出空间，有利于牙周健康。

[典型病例 9.2.13]（图 9-24）

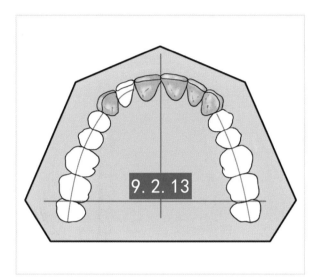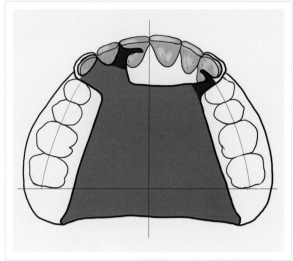

图 9-24　典型病例 9.2.13

设计思路参看病例 9.1.4，在邻前牙缺隙的尖牙和中切牙分别用盖过舌隆凸的腭板与𬌗支托增强支持，在腭板与天然牙舌侧尽量留出空间。

[典型病例 9.2.14]（图 9-25）

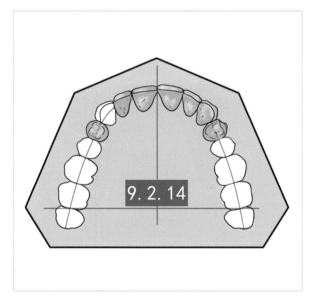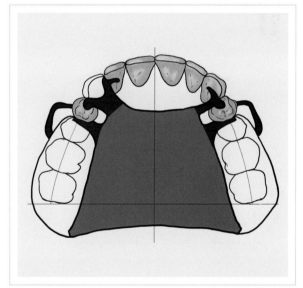

图 9-25　典型病例 9.2.14

设计思路参看病例 9.2.6，在邻尖牙缺隙的侧切牙用舌隆凸上的𬌗支托增强支持，在腭板与天然牙舌侧尽量留出空间。

[典型病例 9.2.15]（图 9-26）

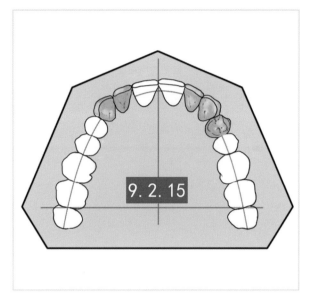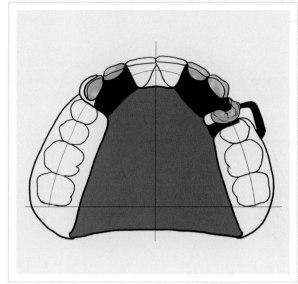

图 9-26　典型病例 9.2.15

设计思路参看病例 9.1.9。

[典型病例 9.2.16]（图 9-27）

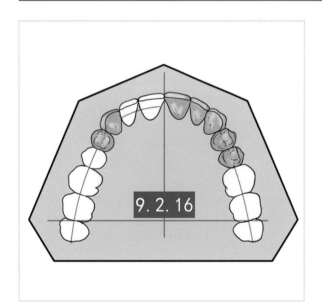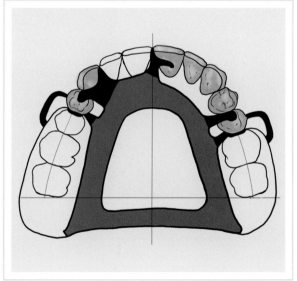

图 9-27　典型病例 9.2.16

设计思路参看病例 9.1.6。

[典型病例 9.2.17]（图 9-28）

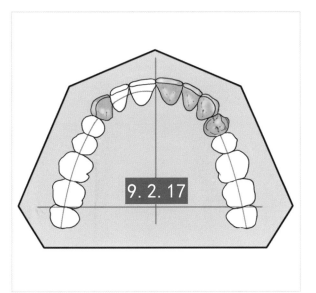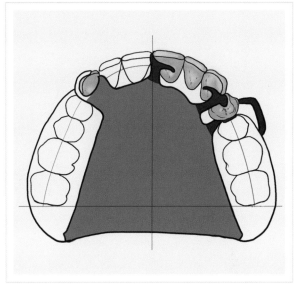

图 9-28　典型病例 9.2.17

设计思路参看病例 9.1.9。

[典型病例 9.2.18]（图 9-29）

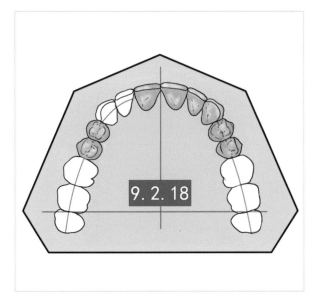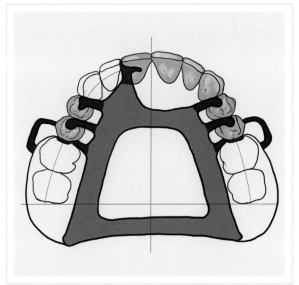

图 9-29　典型病例 9.2.18

设计思路参看病例 9.1.2。

[典型病例 9.2.19]（图 9-30）

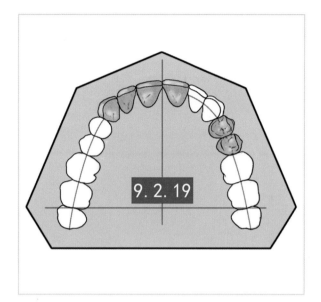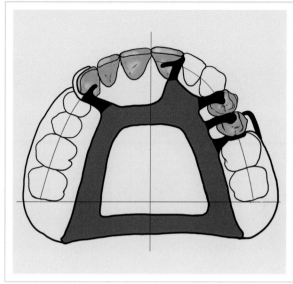

图 9-30　典型病例 9.2.19

设计思路参看病例 9.1.7。

[典型病例 9.2.20]（图 9-31）

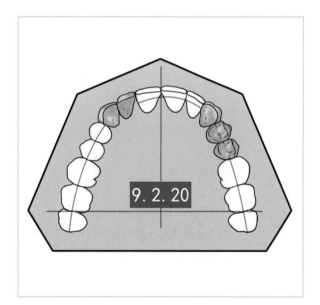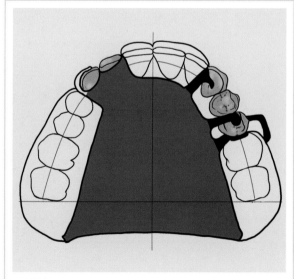

图 9-31　典型病例 9.2.20

设计思路参看病例 9.1.7。

[典型病例 9.2.21]（图 9-32）

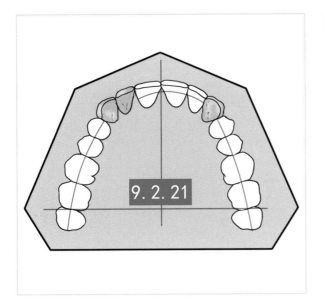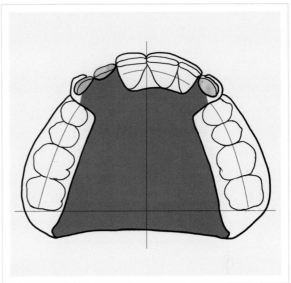

图 9-32　典型病例 9.2.21

设计思路参看病例 9.1.4。

[典型病例 9.2.22]（图 9-33）

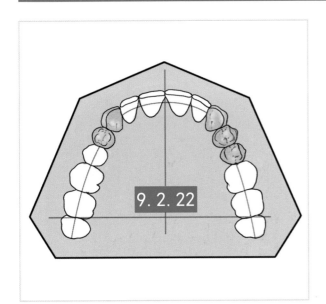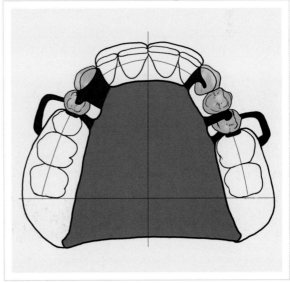

图 9-33　典型病例 9.2.22

设计思路参看病例 9.1.6。

[典型病例 9.2.23]（图 9-34）

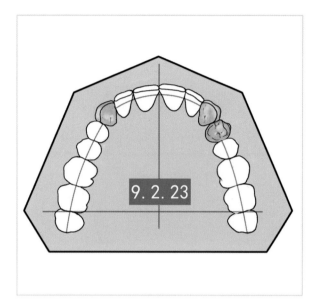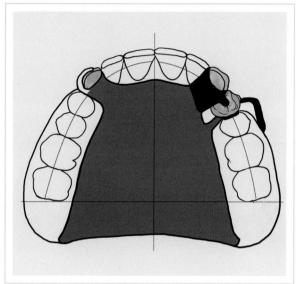

图 9-34　典型病例 9.2.23

设计思路参看病例 9.1.8。

[典型病例 9.2.24]（图 9-35）

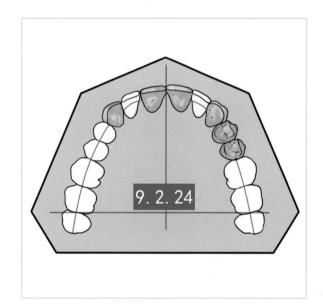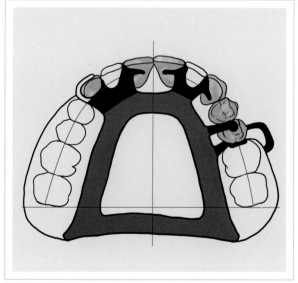

图 9-35　典型病例 9.2.24

前牙有两个间隔的亚类缺隙在邻牙上设置𬌗支托增强支持。固位体设计思路参看病例 9.1.7。

[典型病例9.2.25]（图9-36）

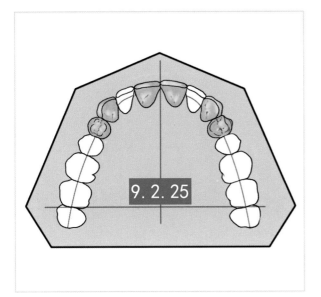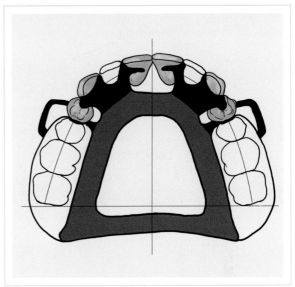

图 9-36　典型病例 9.2.25

参考病例 9.2.6 和病例 9.2.24 的设计思路。

[典型病例9.2.26]（图9-37）

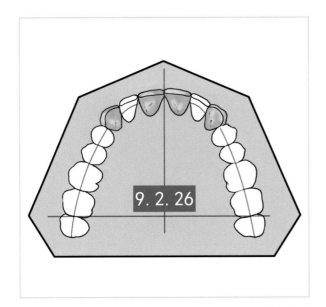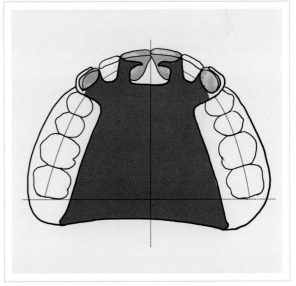

图 9-37　典型病例 9.2.26

参考病例 9.2.13 和病例 9.2.24 的设计思路。

[典型病例 9.2.27]（图 9-38）

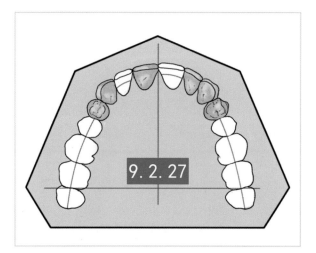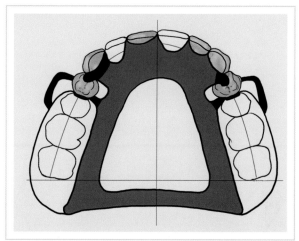

图 9-38　典型病例 9.2.27

参考病例 9.2.6 和病例 9.2.25 的设计思路。

[典型病例 9.2.28]（图 9-39）

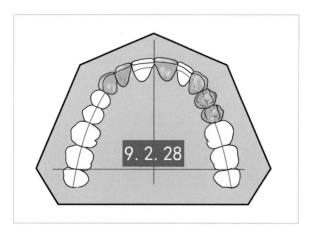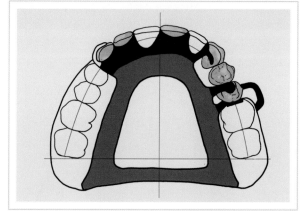

图 9-39　典型病例 9.2.28

参考病例 9.2.7 和病例 9.2.23 的设计思路。

57　前、后牙均有亚类缺隙的上颌双侧游离端缺损

支架设计的共同特点

这种类型的病例虽然亚类缺隙较多，分布也比较复杂，但固位体仍然采用对基牙保护作用较好的 RPI 卡环组，与前述设计思路没有显著差别。

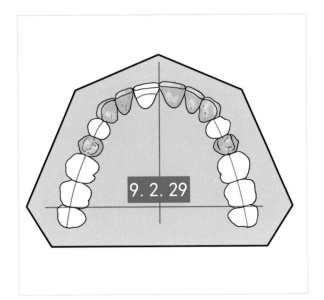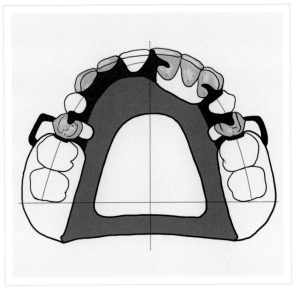

图 9-40　典型病例 9.2.29

参考病例 9.2.22 和病例 9.2.28 的设计思路。

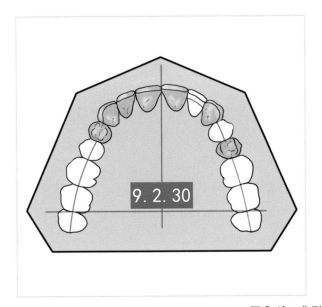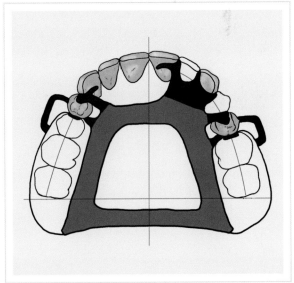

图 9-41　典型病例 9.2.30

参考病例 9.2.3 和病例 9.2.12 的设计思路。

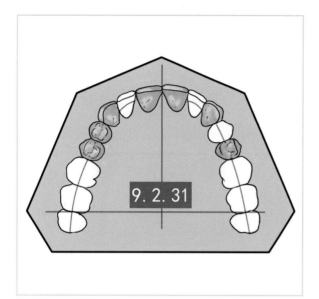 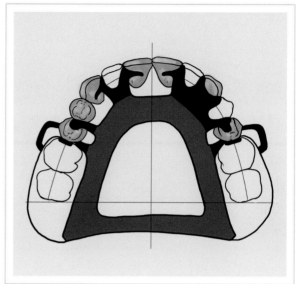

图 9-42　典型病例 9.2.31

参考病例 9.2.3 和病例 9.2.25 的设计思路。

第 10 章
上颌牙列非游离端缺损
的局部义齿支架设计

上颌非游离端缺损包括 Kennedy 分类第三类及其亚类（即牙弓的单侧缺隙前后都有基牙，可能包括其他缺隙）和 Kennedy 分类第四类（即越过中线的前部缺牙，没有亚类）。在缺隙两端均有基牙的情况下，设计可摘局部义齿支架时对于邻缺隙基牙遭受义齿功能性移动伤害的顾虑较小，主要考虑义齿的功能和外观效果。但当缺隙较大且跨过中线时，仍需要依据牙列余留牙的健康情况，在设计固位体类型、数量和布局，导面的位置，以及连接体的类型和覆盖面积等方面关注对基牙的保护问题。

第一节　上颌牙列前部缺损

Kennedy 分类第四类是指牙弓的单个缺隙位于基牙的前面，主要是越过中线的前部缺牙，但也包括一些缺隙延伸到后部的情况。在 Kennedy 分类第三类中，也包括一些未越过中线的前部缺牙的情况。这些类型的牙列缺损可摘修复设计具有一些共同的特征。

58　局限于前牙区域的上颌牙列缺损

缺隙局限于前牙区域时，无论是否越过中线？是否对称？是否形成间隔的多个缺损？这些在支架结构设计方面变化不大。

支架设计的共同特点

基本的设计方案为双侧各在第二前磨牙与第一磨牙设置一组联合卡作为固位体，以腭板连接，尽量避开天然牙舌侧。导面设置在邻缺隙基牙轴面，必要和可能时增设𬌗支托加强固位稳定性能。

（一）属于 Kennedy 分类第三类的病例

[典型病例 10.1.1]（图 10-1）

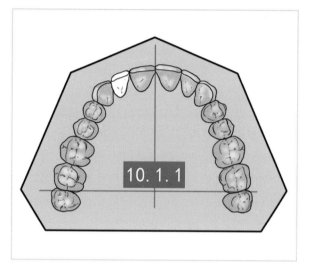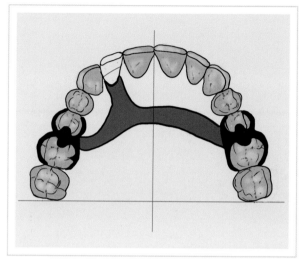

图 10-1　典型病例 10.1.1

单侧一个中切牙、侧切牙或尖牙丧失形成的缺损，从 Kennedy 分类定义的字面理解属于第三类（未越过中线的前部缺牙）。在两侧第二前磨牙与第一磨牙上各设置一组联合卡可作为固位体的"最低配置"。当邻缺隙的前牙舌隆凸形态显著并离开咬合接触点时，可在此处增设𬌗支托。为减少异物感，连接体可采用较窄的腭带。

[典型病例 10.1.2]（图 10-2）

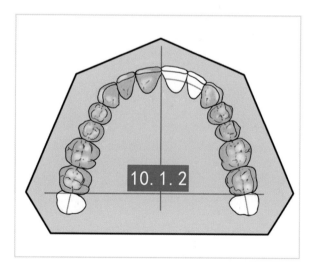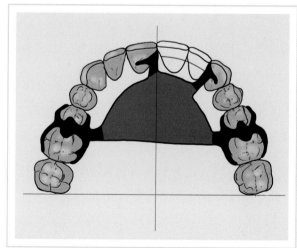

图 10-2　典型病例 10.1.2

单侧的中切牙和侧切牙同时丧失亦形成 Kennedy 第三类缺损。当邻缺隙的中切牙和尖牙舌隆凸形态显著并离开咬合接触点时，可在此处增设𬌗支托。

[典型病例 10.1.3]（图 10-3）

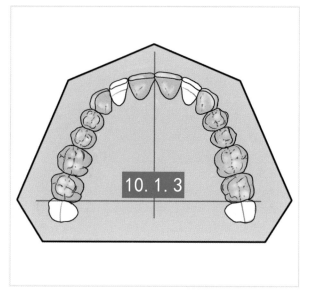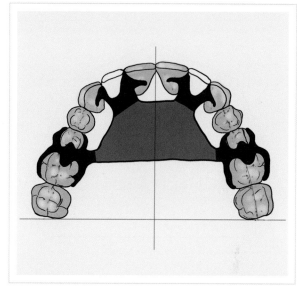

图 10-3　典型病例 10.1.3

双侧侧切牙丧失形成的间隔缺损，从 Kennedy 分类定义的字面理解仍属于第三类（未越过中线的缺隙）。可能且必要时在邻缺隙的中切牙和尖牙舌隆凸增设𬌗支托。

[典型病例 10.1.4]（图 10-4）

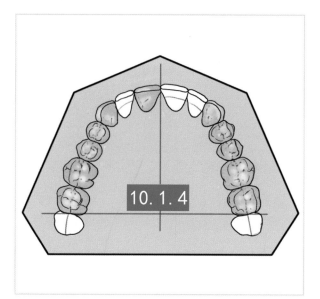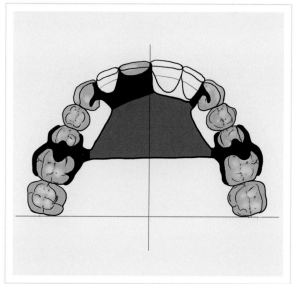

图 10-4　典型病例 10.1.4

设计思路可从前述典型病例 10.1.2 和病例 10.1.3 推导。

[典型病例 10.1.5]（图 10-5）

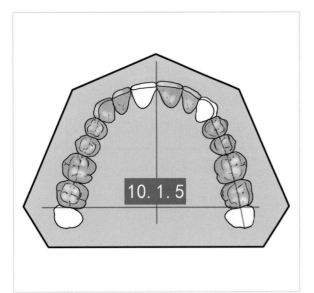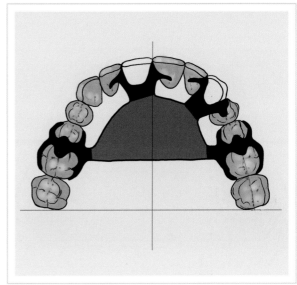

图 10-5　典型病例 10.1.5

两个前牙缺隙不对称地分布在中线两侧，设计思路仍可沿用前面所举病例。

[典型病例 10.1.6]（图 10-6）

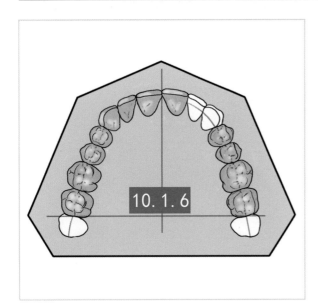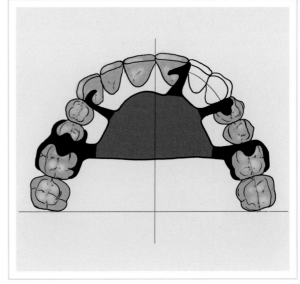

图 10-6　典型病例 10.1.6

两个前牙缺隙分布在中线的一侧，设计思路仍可沿用前面列举病例。

（二）属于 Kennedy 分类第四类的病例

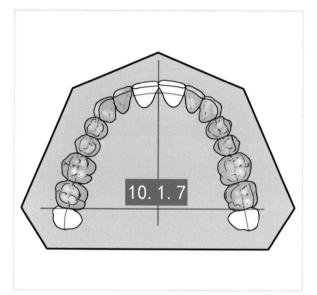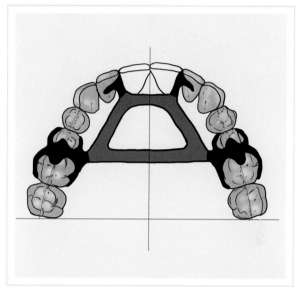

图 10-7　典型病例 10.1.7

缺隙包括两个中切牙，因跨越中线而定义为 Kennedy 分类第四类，但支架设计思路与前述病例没有改变。

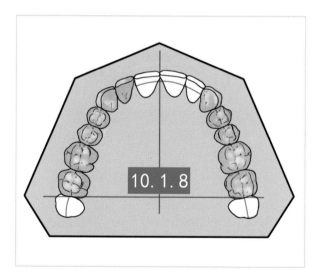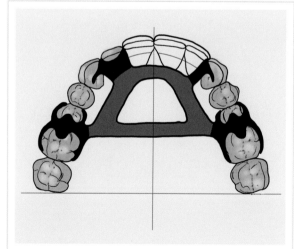

图 10-8　典型病例 10.1.8

Kennedy 分类第四类缺隙包括两个中切牙和一个侧切牙，仍与前述病例保持相同支架设计思路。

[典型病例 10.1.9]（图 10-9）

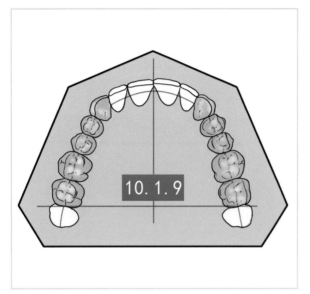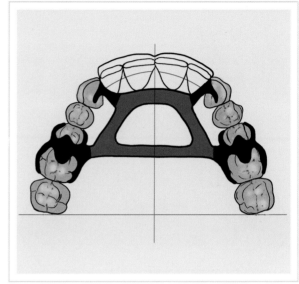

图 10-9　典型病例 10.1.9

对称的缺隙包括两个中切牙和侧切牙，仍与前述病例保持相同支架设计思路。

[典型病例 10.1.10]（图 10-10）

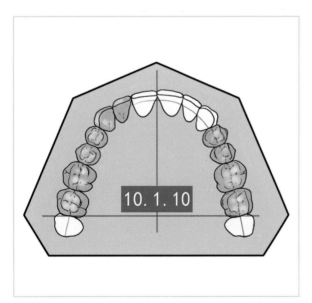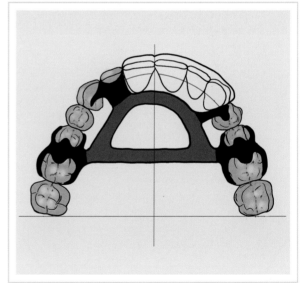

图 10-10　典型病例 10.1.10

不对称的缺隙包括两个中切牙、一侧的侧切牙和尖牙，与前述病例支架设计思路相类似，利用了邻缺隙的第一前磨牙近中设置𬌗支托。

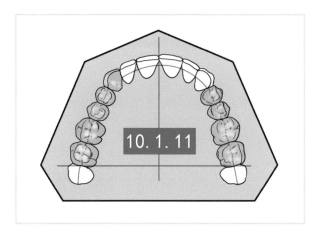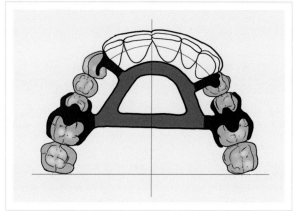

图 10-11 典型病例 10.1.11

不对称的缺隙包括两侧中切牙、侧切牙和一侧的尖牙，沿用病例 10.1.10 支架设计思路。

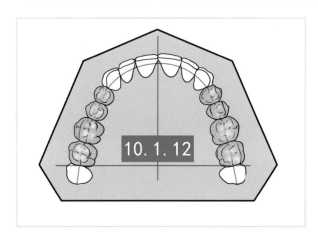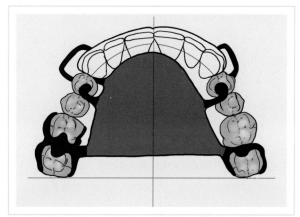

图 10-12 典型病例 10.1.12

缺隙包括了全部前牙，开始形成所谓"近中游离缺损"状态。选择双侧邻缺隙的第一前磨牙作为基牙，并采用 RPI 卡环组避免基牙在行使功能时可能承受到较大扭力。同时仍然要在磨牙区设置联合卡保障固位稳定。

59 上颌牙列前部缺损延伸至后牙区域

如果牙列缺损从前牙区域延伸至后牙区域，随着缺隙的扩大在支架结构设计上会有变化。这种趋势在前述病例 10.1.12 已开始显现。为了表现有关的规律性，在这里只涉及属于 Kennedy

分类第四类（跨越中线的单一缺隙）的病例，存在前后亚类缺隙病例的支架结构设计留到以后介绍。

支架设计的共同特点

基本的设计方案为双侧各在第一磨牙与第二磨牙设置一组联合卡作为主要固位体，在双侧邻缺隙的基牙采用 RPI 卡环组。以腭板连接，尽量避开天然牙舌侧。导面设置在邻缺隙基牙轴面，必要和可能时增设𬌗支托加强固位稳定性能。

[典型病例 10.1.13]（图 10-13）

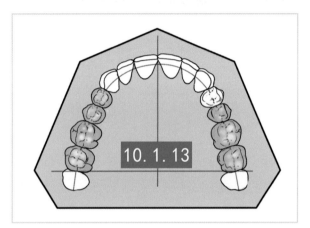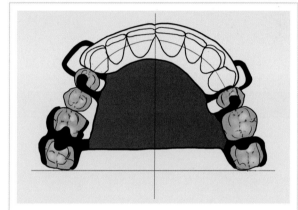

图 10-13　典型病例 10.1.13

与上面的病例 10.1.12 相比，缺隙扩大包括了一个后牙（单侧第一前磨牙），设计思路和支架结构没有显著变化。

[典型病例 10.1.14]（图 10-14）

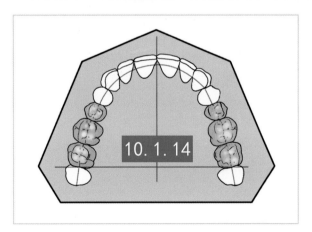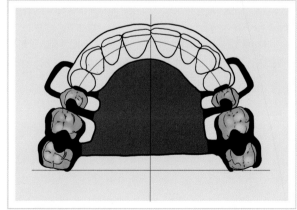

图 10-14　典型病例 10.1.14

缺隙进一步扩大，包括了二个后牙（双侧第一前磨牙），设计思路和支架结构没有显著变化。

[典型病例 10.1.15] （图 10-15）

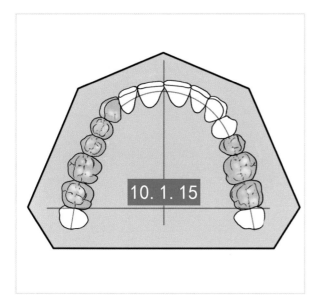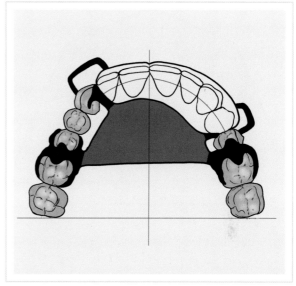

图 10-15　典型病例 10.1.15

与上面的病例 10.1.13 相比，缺隙减少了一个尖牙，可以考虑将联合卡位置前移，减小腭板覆盖面积。在邻缺隙的尖牙增设一组 I 型杆卡。

[典型病例 10.1.16] （图 10-16）

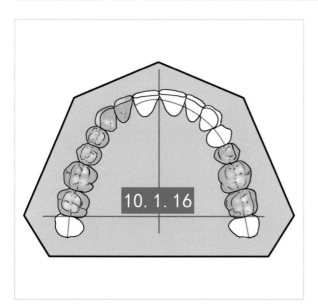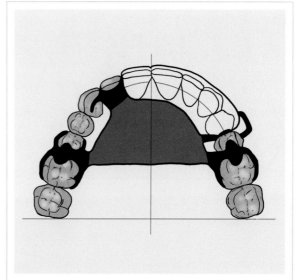

图 10-16　典型病例 10.1.16

与病例 10.1.14 相比，缺隙进一步减少，可以减少固位体数量和减小腭板覆盖面积。

[典型病例 10.1.17]（图 10-17）

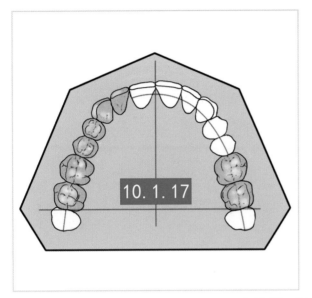 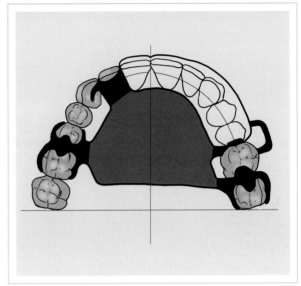

图 10-17　典型病例 10.1.17

缺隙的一端延伸至包括两个前磨牙，在该侧邻缺隙磨牙上设计 RPI 卡环组。

[典型病例 10.1.18]（图 10-18）

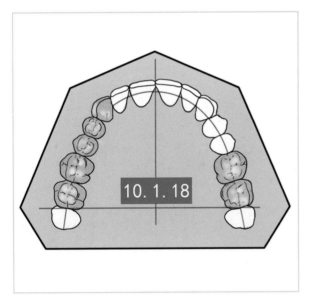 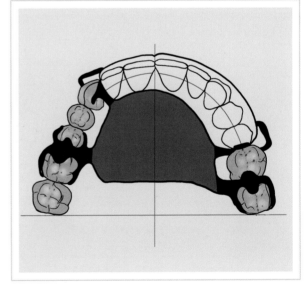

图 10-18　典型病例 10.1.18

缺隙扩大，支架结构设计结合了病例 10.1.15 与病例 10.1.17 的思路。

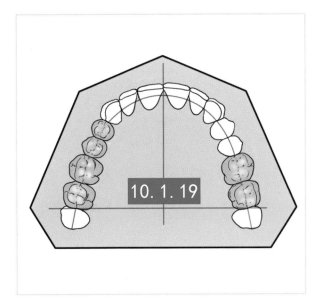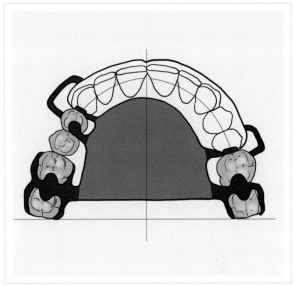

图 10-19　典型病例 10.1.19

缺隙扩大，支架结构设计结合了病例 10.1.13 与病例 10.1.17 的思路。

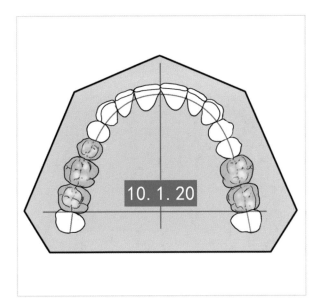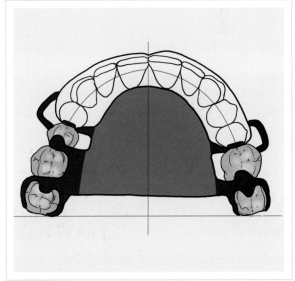

图 10-20　典型病例 10.1.20

缺隙扩大，支架结构设计结合了病例 10.1.14 与病例 10.1.17 的思路。

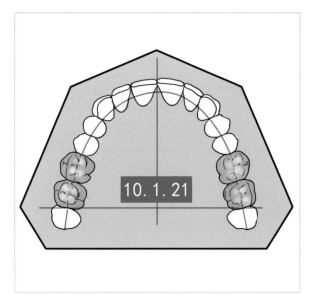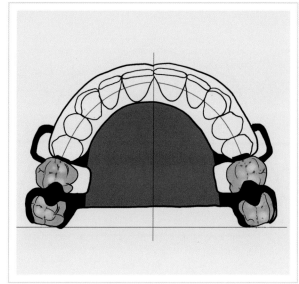

图 10-21　典型病例 10.1.21

缺隙包括双侧全部前牙和前磨牙，在两侧邻缺隙的第一磨牙上设计 RPI 卡环组，在第二磨牙上设计三臂卡。

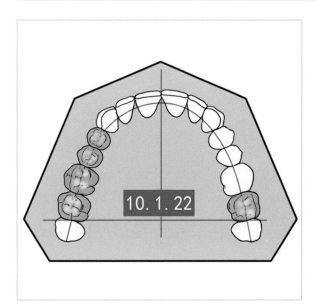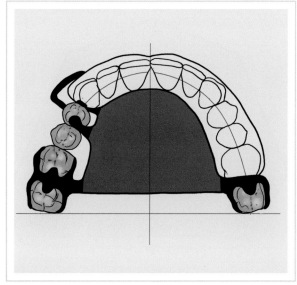

图 10-22　典型病例 10.1.22

一侧仅剩余单个末端基牙，只能设置一组三臂卡。支架另一侧的设计沿袭病例 10.1.19 的思路。

第二节　上颌牙列后部非游离端缺损

60　后牙单侧非游离端缺损

对于缺牙数量少的后牙单侧非游离端缺损，采用固定修复往往效果更好，但由于患者方面的原因（基牙条件、全身健康条件和经济状况等），临床有时选择可摘义齿修复方式。

支架设计的共同特点

基本的设计方案为在缺隙侧首选邻缺隙的天然牙作为基牙，设置三臂卡环作为直接固位体。在对侧设置两组三臂卡（或一组联合卡）作为间接固位体。以腭板连接，尽量避开天然牙舌侧。导面设置在邻缺隙基牙轴面，必要和可能时增设𬌗支托加强固位稳定性能。由于远中存在牙支持，修复体发生功能移位的顾虑小，在邻缺隙的尖牙通常采用一体铸造的卡环，以简化工艺和增加支架强度。

[典型病例 10. 2. 1]（图 10-23）

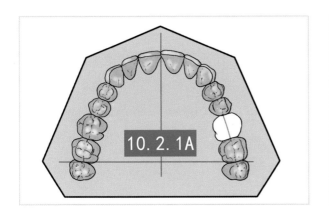
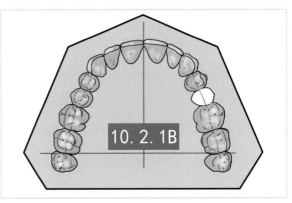

由于义齿可能发生意外脱位被吞咽的深切顾虑，单个后牙非游离端缺损仅以邻缺隙两侧的天然牙作为基牙，设置三臂卡环作"活动桥"（图 10-23A）在正规的设计中不被采用；在对侧设置一组联合卡作为间接固位体，以腭杆或腭带连接是此类缺损可摘义齿修复的"基本配置"（图 10-23B），此设计因明显的异物感而不受欢迎；在基牙条件许可时可采用同侧的间接固位设计（图 10-23C）。

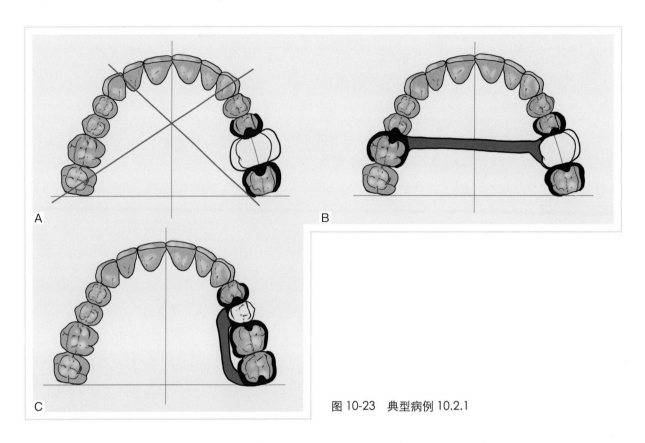

图 10-23　典型病例 10.2.1

［典型病例 10.2.2］（图 10-24）

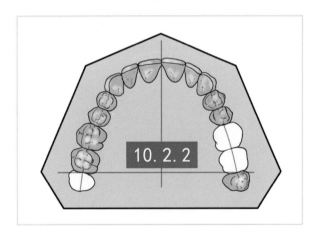

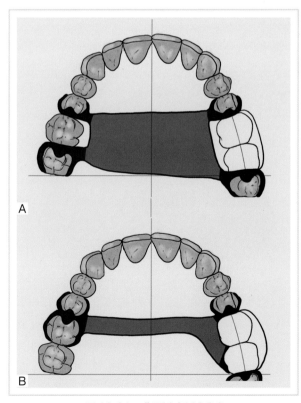

图 10-24　典型病例 10.2.2

　　基于同样的考虑，2 个后牙非游离端缺损更加不宜设计为"活动桥"。至少需要在对侧设置一组联合卡作为间接固位体，以腭杆或腭带连接（图 10-24A）。如果基牙条件不太好（例如本例用固位外形和支持力均较差的第三磨牙作为远中端基牙），更理想的设计是在对侧设置两组分开的三臂卡，以腭带或腭板连接（图 10-24B）。

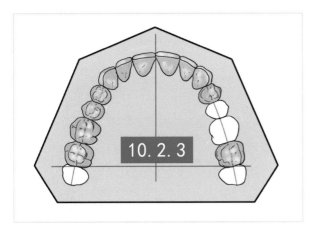

设计思路同病例 10.2.2，由于远中端基牙为条件较好的第二磨牙，有较多机会可采用一组联合卡（通常设置在第二前磨牙第一磨牙）作为间接固位体，以腭带连接，起到减小支架覆盖面积，改善发音和舒适感的效果（图 10-25B）。

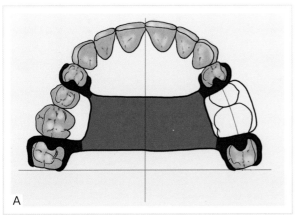
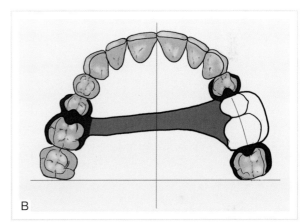

图 10-25　典型病例 10.2.3

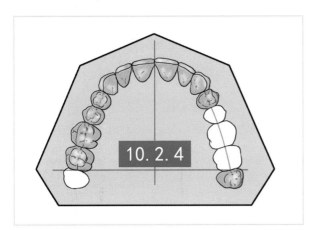
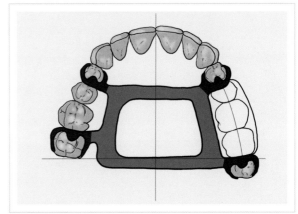

图 10-26　典型病例 10.2.4

设计思路同病例 10.2.2，由于远中端基牙为条件较差的第三磨牙，在对侧设置两组分开的三臂卡。以前后腭带连接，形成中空框架，起到减小覆盖面积，改善发音和舒适感的效果。

[典型病例 10.2.5]（图 10-27）

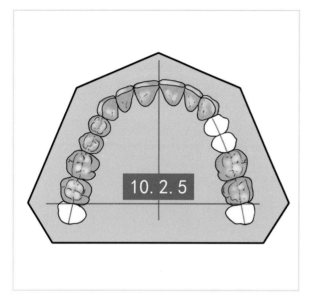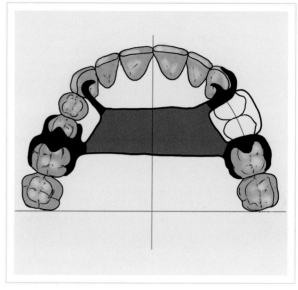

图 10-27　典型病例 10.2.5

　　缺隙为两个咬合负担比较轻的前磨牙，用一组联合卡即可充分发挥间接固位效能，采用腭板连接体，在双侧尖牙舌隆凸设置𬌗支托加强支持。

[典型病例 10.2.6]（图 10-28）

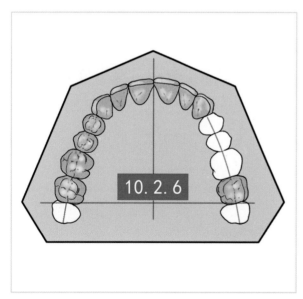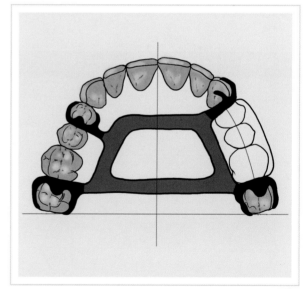

图 10-28　典型病例 10.2.6

　　缺隙增加一个磨牙，咬合负担显著增加，需要增加一组三臂卡增强间接固位，而且这两组三臂卡的距离要拉开一些效果才更好。以中空框架式前后腭带连接，减少异物感和发音干扰。

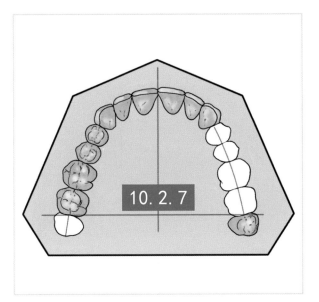 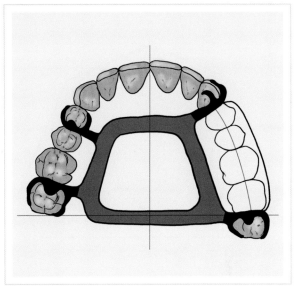

图 10-29　典型病例 10.2.7

缺隙较病例 10.2.6 增加一个磨牙，沿袭相同的设计思路。

[典型病例 10.2.8]（图 10-30）

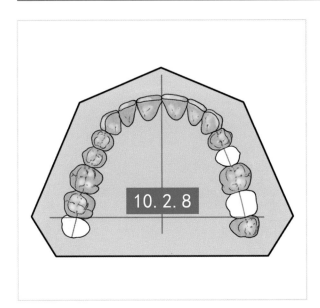 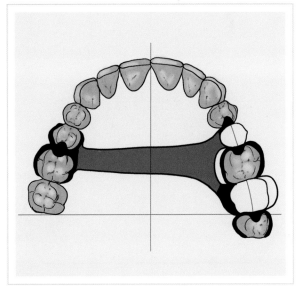

图 10-30　典型病例 10.2.8

间隔缺损提供了较多的𬌗支托支持点，也提供了较好的固位条件，在第三磨牙和第一磨牙各设置一组三臂卡，在邻缺隙的第一前磨牙远中设置𬌗支托增强支持，在对侧可用一组联合卡间接固位，用腭带连接。

[典型病例 10.2.9]（图 10-31）

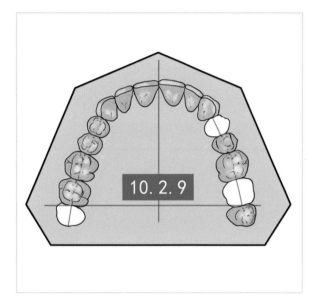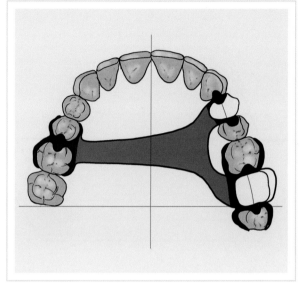

图 10-31　典型病例 10.2.9

在第三磨牙和第一磨牙各设置一组三臂卡，在邻缺隙的尖牙舌隆凸设置殆支托增强支持，在对侧可用一组联合卡间接固位，用腭带连接。

[典型病例 10.2.10]（图 10-32）

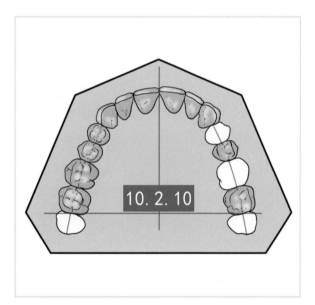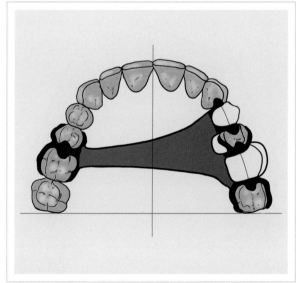

图 10-32　典型病例 10.2.10

缺隙侧的结构设计思路参照病例 10.2.8，在邻缺隙的尖牙舌隆凸设置殆支托增强支持，在对侧可用一组联合卡间接固位，用腭带连接。

[典型病例 10.2.11]（图 10-33）

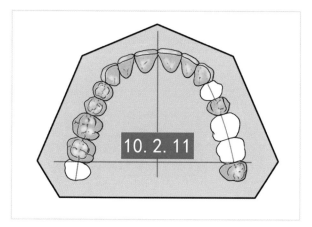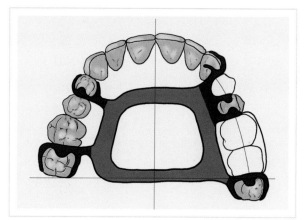

图 10-33　典型病例 10.2.11

支架的结构设计思路参照病例 10.2.7。

[典型病例 10.2.12]（图 10-34）

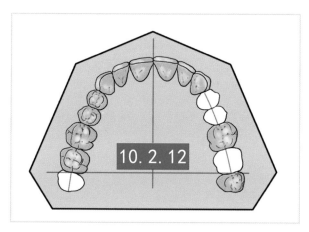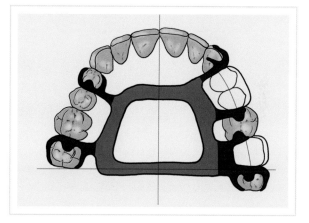

图 10-34　典型病例 10.2.12

由于缺隙加大，在邻缺隙尖牙增加一组卡环。在对侧用两组三臂卡间接固位，用中空前后腭杆框架连接。

61　后牙双侧非游离端缺损

每一侧的支架结构设计均可沿用上面对于单侧非游离端缺损采取的思路，双侧相互起到间接固位效果，在涉及牙数较多、分布较复杂的情况下，注意尽量减少连接腭板的面积。

支架设计的共同特点

在双侧均存在非游离端缺隙的情况下，在邻缺隙的基牙采用三臂卡环（在尖牙通常采用舌侧一粭支托或腭板对抗的卡环），形成良好的直接固位和相互间接固位效果。以腭板连接，尽量避开天然牙舌侧和减少覆盖面积。导面设置在邻缺隙基牙轴面，必要和可能时增设粭支托加强固位稳定性能。

[典型病例 10.2.13]（图 10-35）

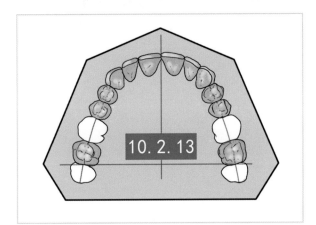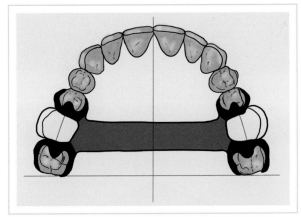

图 10-35　典型病例 10.2.13

双侧各缺一个第一磨牙，在邻缺隙的基牙各采用一组三臂卡环，形成良好的直接固位和相互间接固位效果。导面设置在邻缺隙基牙轴面，以腭带连接。

[典型病例 10.2.14]（图 10-36）

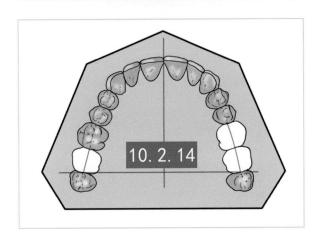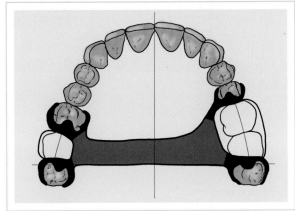

图 10-36　典型病例 10.2.14

设计思路参照病例 10.2.13。

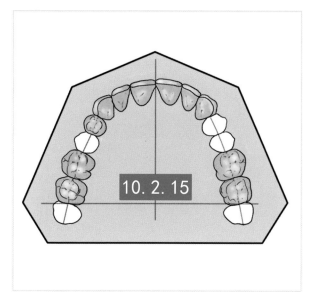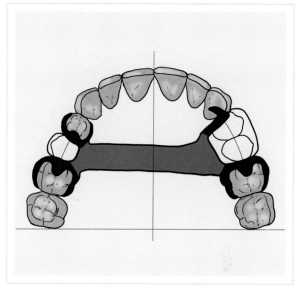

图 10-37　典型病例 10.2.15

双侧缺牙均为咬合负担较小的前磨牙，可减少一组设在尖牙的卡环。

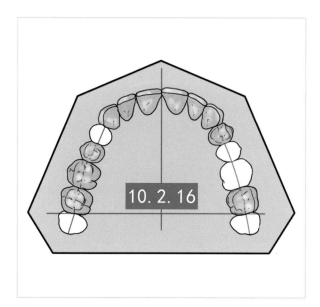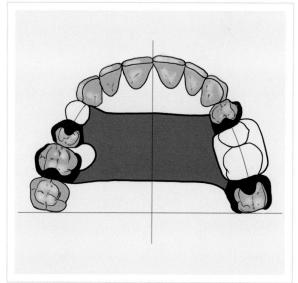

图 10-38　典型病例 10.2.16

一侧缺牙包括咬合负担较大的磨牙，较病例 10.2.15 增加一组设在对侧磨牙的卡环改善间接固位效果。

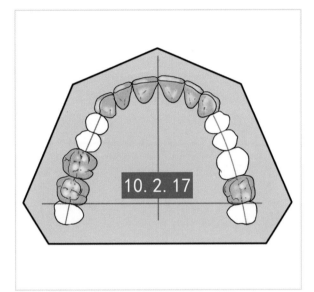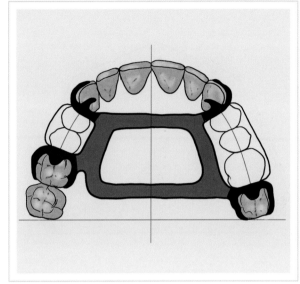

图 10-39　典型病例 10.2.17

　　在磨牙上采用三臂卡，在尖牙上采用舌隆凸殆支托，用中空前后腭杆框架连接，是很经典的设计方案。

62　包括牙列前部亚类缺损的后牙非游离端缺损

　　后牙区域的支架结构设计可沿用上面对于单侧或双侧非游离端缺损病例采取的思路，通常涉及牙数较多并且分布情况复杂，应注意尽量减少连接腭板的面积。

支架设计的共同特点

　　基本的设计方案为在后牙邻缺隙基牙设置三臂卡作为主要固位体，如果一侧后牙没有缺隙，可在第一磨牙与第二前磨牙设置一组联合卡起间接固位作用，在邻缺隙的尖牙通常采用一体铸造的卡环。必要和可能时，在邻缺隙的前牙增设殆支托加强固位稳定性能。导面设置在邻缺隙基牙轴面，以腭板连接，尽量形成中空框架并且避开天然牙舌侧。

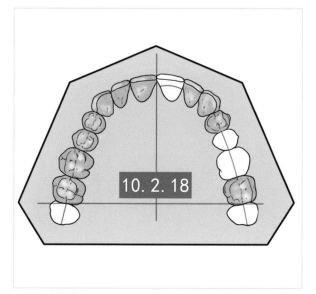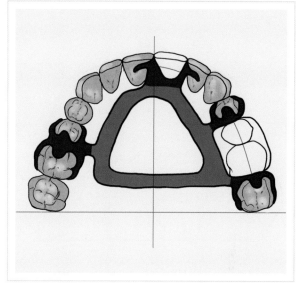

图 10-40　典型病例 10.2.18

在后牙邻缺隙基牙设置三臂卡作为主要固位体，在没有缺隙一侧设置一组间接固位联合卡。在邻缺隙的中切牙和侧切牙增设𬌗支托。导面设置在邻缺隙基牙轴面，设计避开天然牙舌侧的中空框架为连接体。

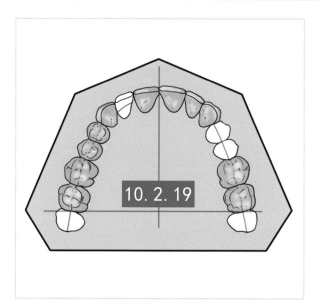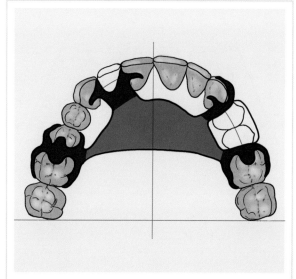

图 10-41　典型病例 10.2.19

设计思路同上述病例 10.2.18。

[典型病例 10.2.20]（图 10-42）

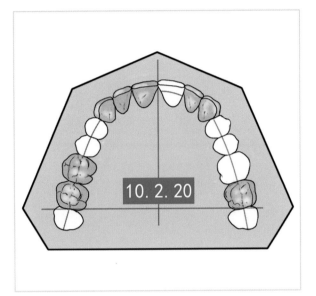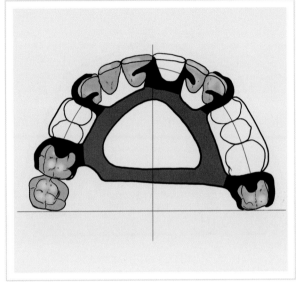

图 10-42　典型病例 10.2.20

典型的包括牙列前部亚类缺损的双侧后牙非游离端缺损支架设计方案。

[典型病例 10.2.21]（图 10-43）

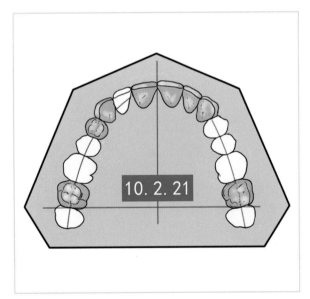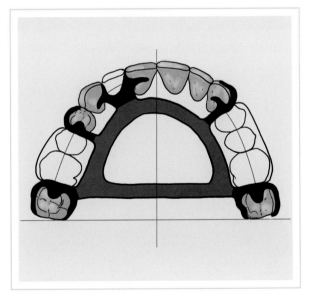

图 10-43　典型病例 10.2.21

设计思路同上述病例 10.2.20。

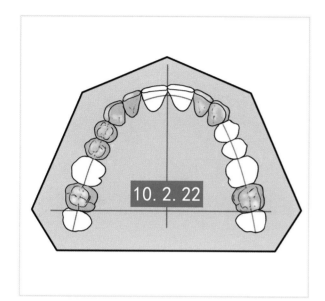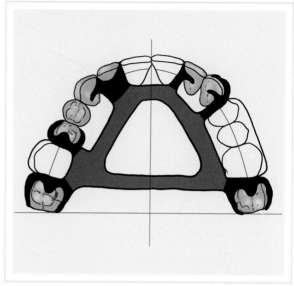

图 10-44　典型病例 10.2.22

沿用上述病例 10.2.20 和病例 10.2.21 设计思路。

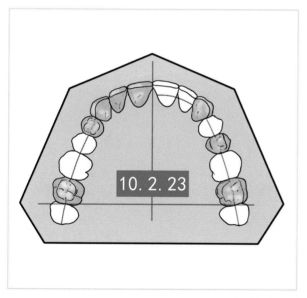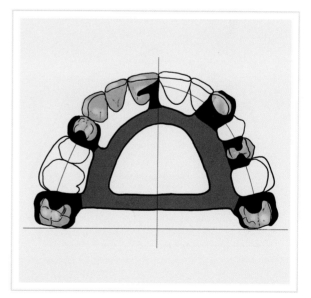

图 10-45　典型病例 10.2.23

沿用上面几个病例的设计思路。

[典型病例 10.2.24]（图 10-46）

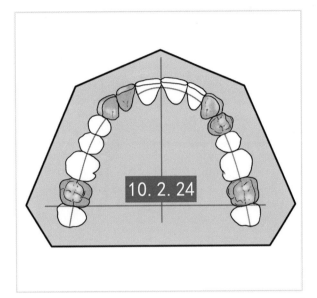
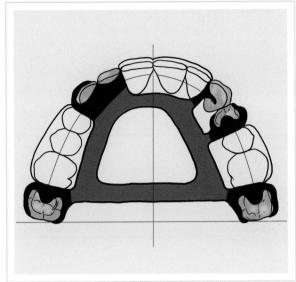

图 10-46　典型病例 10.2.24

沿用上面几个病例的设计思路。

[典型病例 10.2.25]（图 10-47）

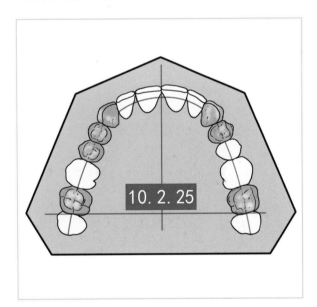
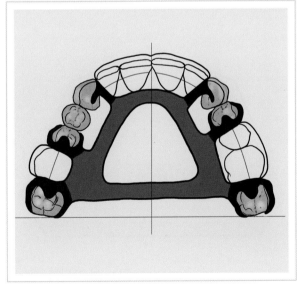

图 10-47　典型病例 10.2.25

沿用上面几个病例的设计思路。

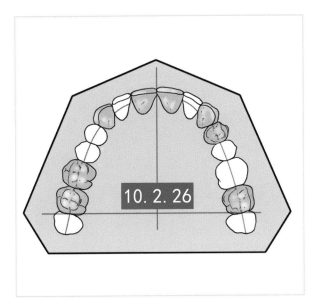
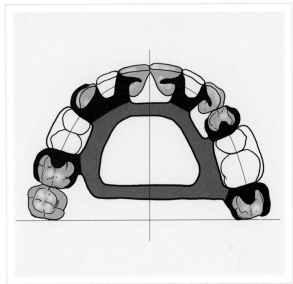

图 10-48　典型病例 10.2.26

沿用上面几个病例的设计思路。

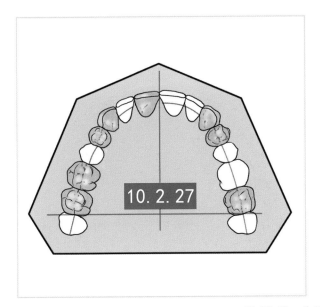
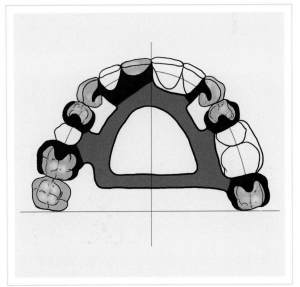

图 10-49　典型病例 10.2.27

沿用上面几个病例的设计思路。

可摘局部义齿设计图谱
Graphics of Removable Partial Denture Design

[典型病例 10.2.28]（图 10-50）

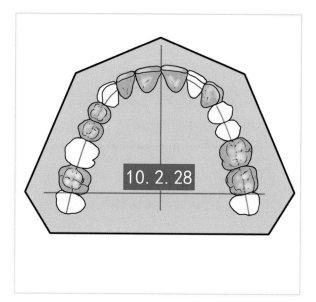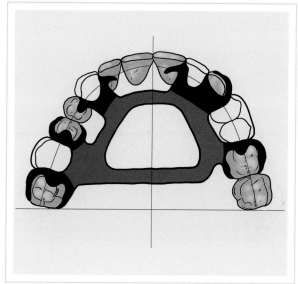

图 10-50　典型病例 10.2.28

　　沿用上面几个病例的设计思路，对于被两个缺隙包夹的孤立尖牙，用前腭板盖过舌隆凸起到支持作用。

[典型病例 10.2.29]（图 10-51）

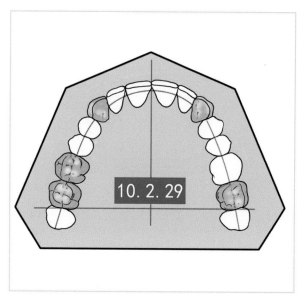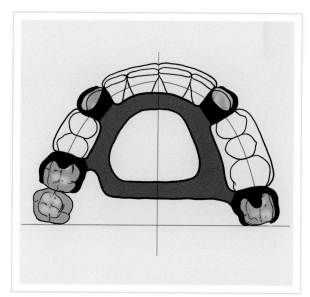

图 10-51　典型病例 10.2.29

　　对于前牙区域仅剩的两个尖牙，用前腭板盖过舌隆凸起到支持作用，并简化了支架结构。

[典型病例 10.2.30]（图 10-52）

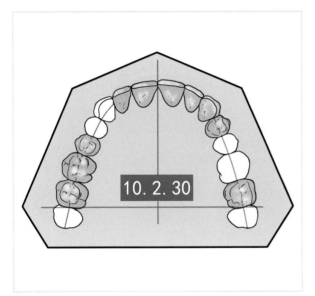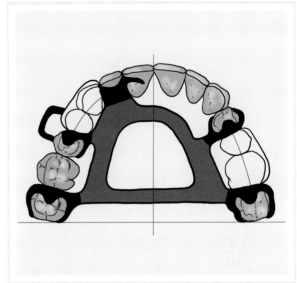

图 10-52　典型病例 10.2.30

当缺隙处于基牙近中侧时，考虑到基牙倒凹往往集中在近中侧而不方便设置三臂卡，改用 I 型卡作为固位体。

[典型病例 10.2.31]（图 10-53）

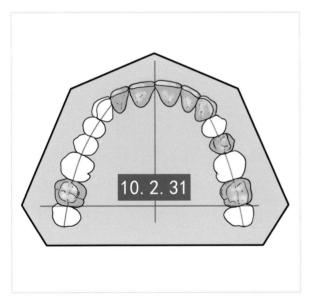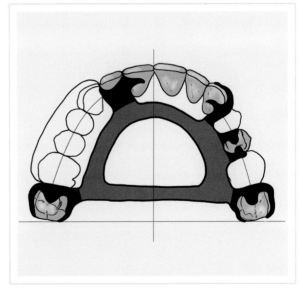

图 10-53　典型病例 10.2.31

由于侧切牙薄弱的支持能力不适宜作为基牙，本病例的支持固位不太理想，但也没有更好的改进方法。

[典型病例 10. 2. 32] （图 10-54）

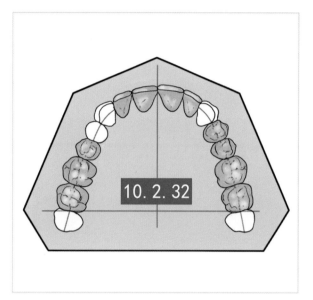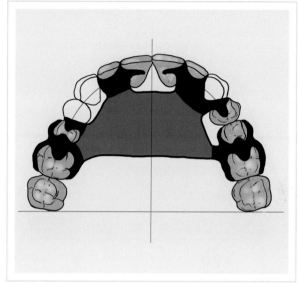

图 10-54　典型病例 10.2.32

双侧尖牙均早于切牙丧失的情况临床不常见（往往与该位置的恒牙胚先天缺失或恒牙萌出时阻生等有关），支架设计没有很理想的方案。

[典型病例 10. 2. 33] （图 10-55）

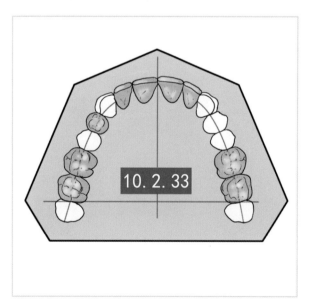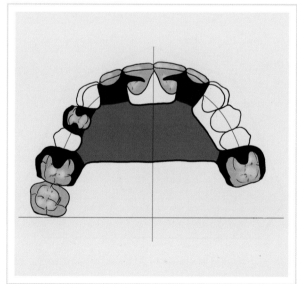

图 10-55　典型病例 10.2.33

牙列缺损情况类似上面的病例 10.2.32，亦可参考其支架结构设计方案。

[典型病例 10.2.34]（图 10-56）

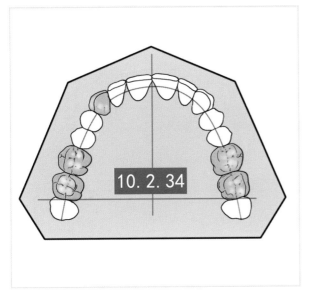
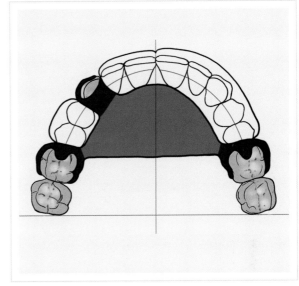

图 10-56　典型病例 10.2.34

在远中各设一组三臂卡作为主要的固位体，如果特定病例第一磨牙的支持能力和（或）固位外形不理想，可考虑在双侧第一、二磨牙设置联合卡增强支持固位。前方孤立的尖牙上设置卡环，舌侧以腭板对抗。

[典型病例 10.2.35]（图 10-57）

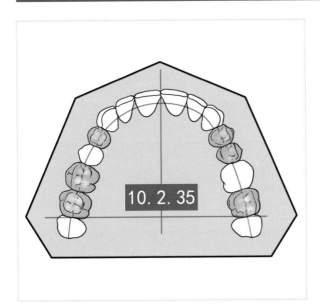
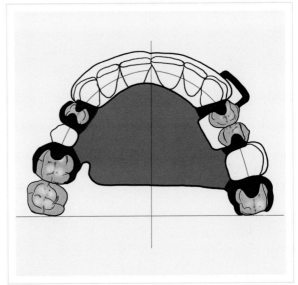

图 10-57　典型病例 10.2.35

在近缺隙前磨牙设置 I 型卡的理由见病例 10.2.30。

[典型病例10.2.36]（图10-58）

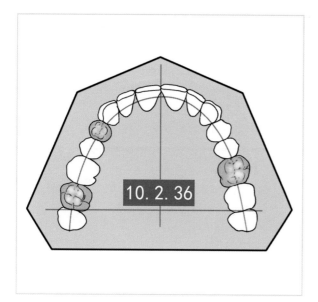 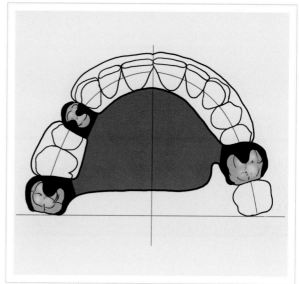

图 10-58　典型病例 10.2.36

在只剩余三个天然牙的情况下，支架结构设计也没有更多选择。此设计未修复右第二磨牙，如果有必要（如防止对颌牙过长）修复左侧缺失的第二磨牙时，三臂卡改换成卡臂尖朝向近中，可以更好地利用基牙外形倒凹的固位效果。不过，在这种情况下该病例将被划归 Kennedy 牙列缺损分类第二类（见第 8 章）。

第 11 章

下颌牙列单侧游离端缺损的局部义齿支架设计

在前面的第 8 章已经介绍，Kennedy 牙列缺损分类第二类（即牙弓的缺隙在一侧基牙的远中，可能包括其他亚类缺隙）时，设计的考虑重点为避免邻缺隙基牙受到义齿的"功能性移动（functional motion）"所造成扭力的伤害。由于下颌牙槽嵴的面积较小，而且没有上颌硬腭区那样的支持面，游离端缺损的局部义齿发生功能性移动的问题更加突出，因此在固位体类型、数量和布局、间接固位体设置和连接体的类型等结构设计均须围绕这一重点。

第一节 无亚类缺隙的下颌单侧游离端缺损

63 下颌单个后牙游离端缺损

1. 局部义齿支架设计

（1）第三磨牙缺失通常不予修复。

（2）用局部义齿修复第二磨牙恢复咀嚼效率有限，临床往往是用来控制对颌牙过长。国内以往常见的单端活动桥具有较大的意外脱位吞咽风险，在正规的局部义齿支架设计中不可采用。可在缺隙侧第一磨牙设置固位体，在对侧设置间接固位，以舌杆连接。

2. 采用固定义齿修复

（1）采用单端桥固定义齿修复第二磨牙（控制𬌗接触力度，主要用来控制对颌牙过长）。

（2）采用种植义齿修复第二磨牙（很少用）。

3. 不予修复的决定

如第三磨牙不存在，或第二、三磨牙缺失后权衡利弊（恢复咀嚼效率对基牙损伤风险），有时决定不予修复。

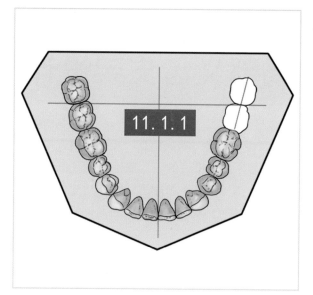
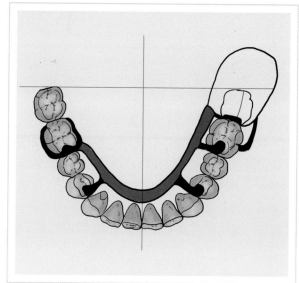

图 11-1　典型病例 11.1.1

　　局部义齿修复第二磨牙的支架，在缺隙侧第一磨牙设计一组 RPI 卡，在对侧第一磨牙设计另一组三臂卡，并在双侧第一前磨牙设置𬌗支托作为间接固位，以舌杆连接。

64　下颌多个后牙单侧游离端缺损

支架设计的共同特点

　　如果下颌单侧后牙的游离端缺损延伸到第一磨牙，采用可摘局部义齿修复是常用的治疗选项。支架设计的共同特点如下。

　　（1）在邻缺隙基牙采用经典的 RPI 卡环组设计，减少基牙承受扭力风险。

　　（2）导面设置在邻缺隙基牙远中。

　　（3）在对侧设置一组三臂卡作为间接固位体，首选基牙为支持能力和固位外形均好的第一磨牙。

　　（4）通常采用杆连接体，注意尽量避开舌侧牙龈。

　　（5）必要时可考虑增设𬌗支托以进一步提供支持和间接固位。

［典型病例11.1.2］（图11-2）

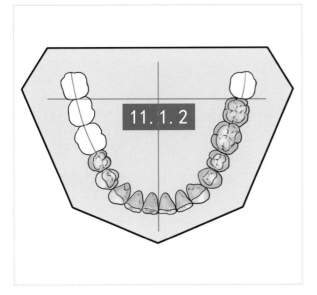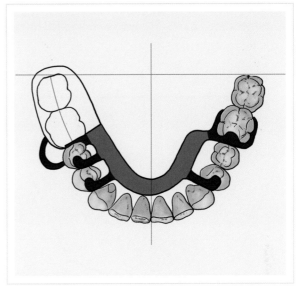

图 11-2　典型病例 11.1.2

　　下颌单侧后牙的游离端缺损包括全部磨牙，在邻缺隙基牙（第二前磨牙）采用 RPI 卡环组设计，导面设置在邻缺隙基牙远中。在对侧第一磨牙设置一组三臂卡作为间接固位体，在双侧第一前磨牙设殆支托提供支持和间接固位。采用舌杆连接体，注意尽量避开舌侧牙龈。

［典型病例11.1.3］（图11-3）

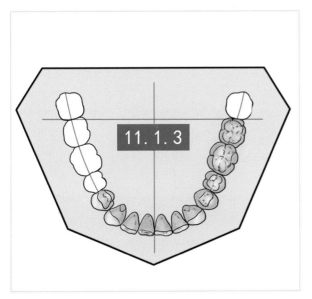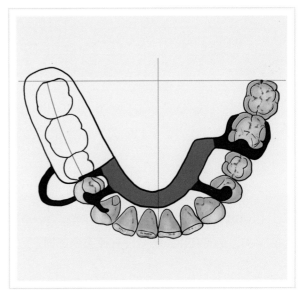

图 11-3　典型病例 11.1.3

单侧后牙的游离端缺损包括全部磨牙和第二前磨牙，在邻缺隙基牙（第一前磨牙）采用 RPI 卡环组设计，𬌗支托延展到尖牙舌隆凸。对侧的间接固位体和连接体设计同病例 11.1.2。

［典型病例 11.1.4］（图 11-4）

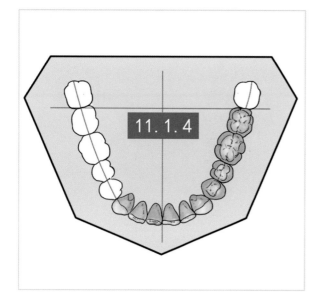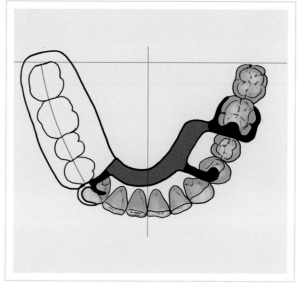

图 11-4 典型病例 11.1.4

单侧后牙的游离端缺损包括全部磨牙和前磨牙，在邻缺隙基牙（尖牙）采用钢丝冷弯卡环，在尖牙舌隆凸设置𬌗支托并起到对抗臂作用。对侧的间接固位体和连接体设计同病例 11.1.2 和病例 11.1.3。

第二节　涉及后牙亚类缺隙的下颌单侧游离端缺损

65　下颌涉及同侧亚类缺隙的单侧游离端缺损

支架设计的共同特点

如下颌单侧游离端缺损涉及同侧一个后牙非游离缺隙，属于 Kennedy 牙列缺损分类第二类的亚类。支架设计思路与没有亚类缺隙时区别不大，注意导面与𬌗支托位置尽量利用存在的间隙。

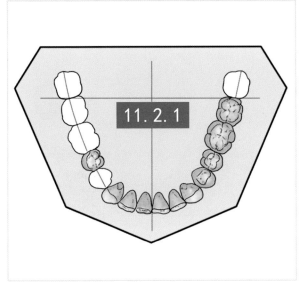 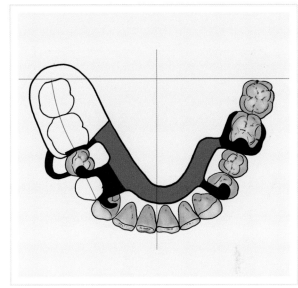

图 11-5　典型病例 11.2.1

　　单侧后牙的游离端缺损包括全部磨牙，并且在第一前磨牙有一个亚类缺隙，支架结构设计与病例 11.1.2 基本相同，只是将缺隙侧的一个𬌗支托置于尖牙舌隆凸，以简化牙体预备和支架结构。

66　下颌涉及对侧亚类缺隙的单侧游离端缺损

支架设计的共同特点

　　如果下颌单侧后牙的游离端缺损涉及对侧一个或多个后牙非游离缺隙，属于 Kennedy 牙列缺损分类第二类的亚类。支架设计的共同特点如下。

　　（1）在邻游离端缺隙基牙仍应尽量采用保护性较好的 RPI 卡环组设计。

　　（2）导面设置在邻缺隙基牙远中和邻亚类缺隙基牙的近远中。

　　（3）设置间接固位体的基牙首选支持能力和固位外形良好的第一磨牙，尽量利用已存在的缺隙空间，双侧互相提供间接固位。必要时可考虑增设𬌗支托进一步提供支持和间接固位。

　　（4）通常采用杆连接体，注意尽量避开舌侧牙龈。

［典型病例 11.2.2］（图 11-6）

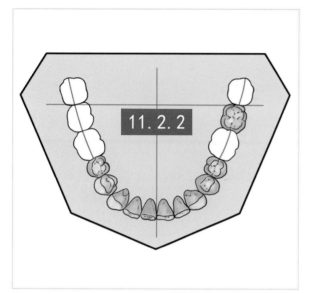 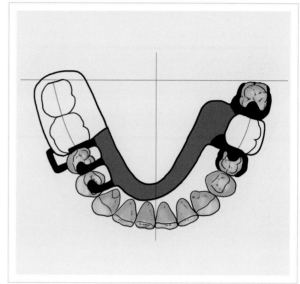

图 11-6　典型病例 11.2.2

单侧后牙的游离端缺损包括全部磨牙，并且在对侧第一磨牙有一个亚类缺隙。在游离端缺损侧支架结构设计与病例 11.1.2 相同，在对侧亚类缺隙近远中各设置一组三臂卡，形成强有力的牙支持和固位作用。

［典型病例 11.2.3］（图 11-7）

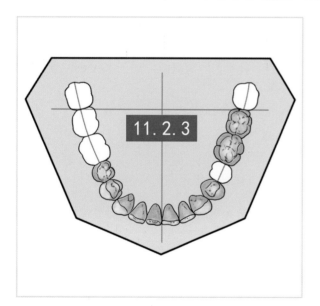 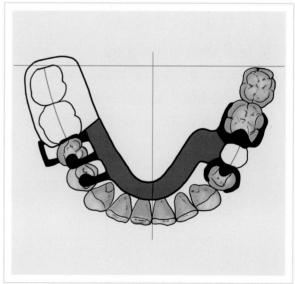

图 11-7　典型病例 11.2.3

游离端缺损情况同上，对侧亚类缺隙出现在第二前磨牙，支架设计原则同病例 11.2.2。

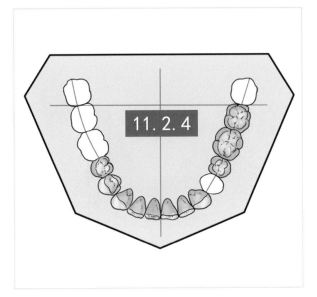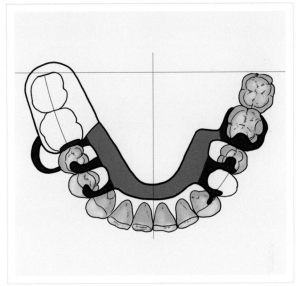

图 11-8　典型病例 11.2.4

　　游离端缺损情况同上，对侧亚类缺隙出现在第一前磨牙，支架设计参考病例 11.2.2，对侧仍选择第一磨牙设置间接固位体，同时利用亚类缺隙近远中各设置一个𬌗支托形成良好的牙支持。

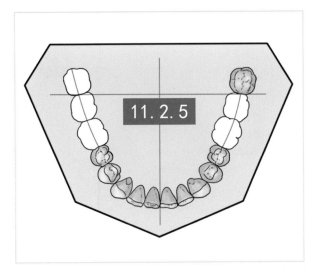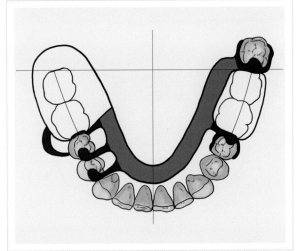

图 11-9　典型病例 11.2.5

　　游离端缺损情况同上，对侧亚类缺隙出现在第一、二磨牙，但第三磨牙可以作为基牙使用。游离端缺损侧支架设计参考病例 11.2.2，在非游离端缺损侧亚类缺隙近远中各设置一组三臂卡，形成强有力的牙支持和固位作用。

[典型病例 11.2.6]（图 11-10）

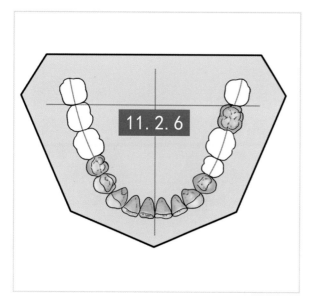 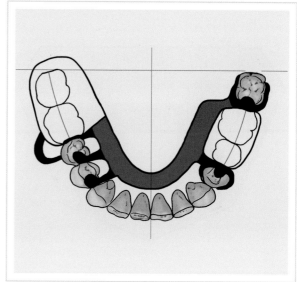

图 11-10　典型病例 11.2.6

支架设计思路同病例 11.2.5。

[典型病例 11.2.7]（图 11-11）

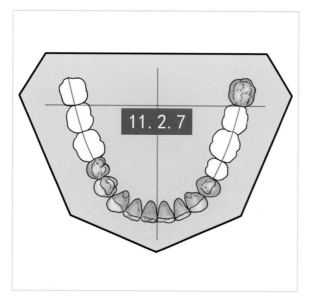 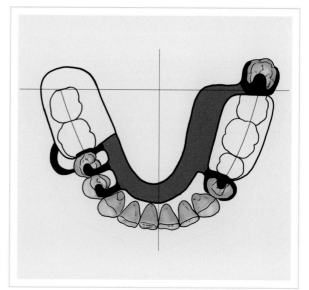

图 11-11　典型病例 11.2.7

支架设计思路同病例 11.2.5。

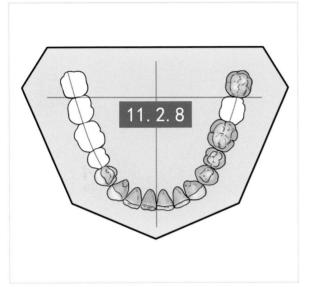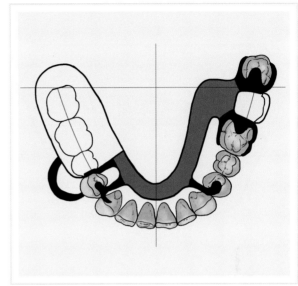

图 11-12　典型病例 11.2.8

单侧后牙的游离端缺损包括全部磨牙和第二前磨牙，对侧亚类缺隙出现在第二磨牙，但第三磨牙可以作为基牙使用。游离端缺损侧支架设计参考病例 11.1.3，在对侧亚类缺隙近远中各设置一组三臂卡，可提供强有力的牙支持和固位作用。

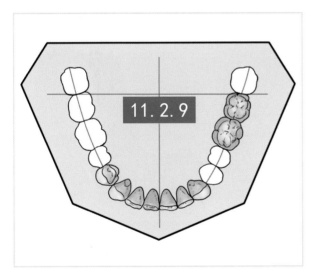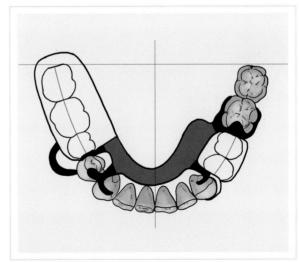

图 11-13　典型病例 11.2.9

游离端缺损情况同病例 11.2.8，对侧亚类缺隙出现在第一、二前磨牙。游离端缺损侧支架设计参考病例 11.1.3，在对侧亚类缺隙远中设置一组三臂卡，在近中的尖牙采用钢丝冷弯卡环，在舌隆凸设置𬌗支托并起到对抗臂作用。

[典型病例11.2.10]（图11-14）

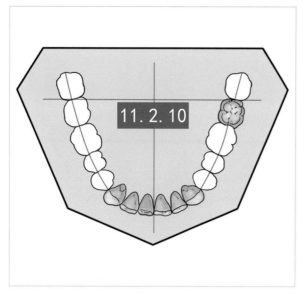 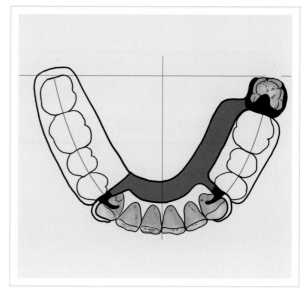

图11-14　典型病例11.2.10

　　游离端缺损包括全部磨牙和前磨牙，对侧丧失第一磨牙和两个前磨牙。在双侧尖牙均采用钢丝冷弯卡环和在舌隆凸设置𬌗支托的设计，在第二磨牙设置一组三臂卡可很好地发挥固位支持作用。

[典型病例11.2.11]（图11-15）

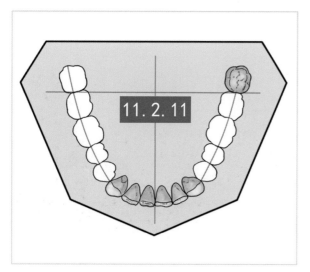 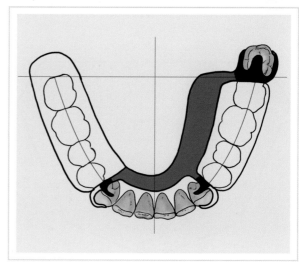

图11-15　典型病例11.2.11

　　游离端缺损包括全部磨牙和前磨牙，对侧第一、二磨牙和前磨牙亦丧失，但第三磨牙可以作为基牙使用。在双侧尖牙均采用钢丝冷弯卡环和在舌隆凸设置𬌗支托的设计，在第三磨牙设置一组三臂卡可很大程度上改善固位支持。

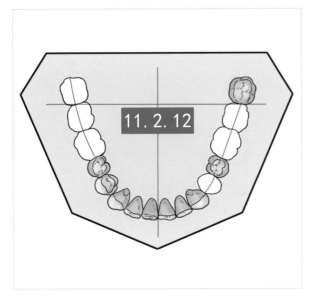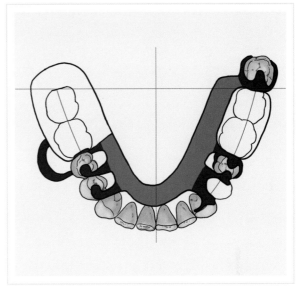

图 11-16　典型病例 11.2.12

游离端缺损包括全部磨牙，对侧第一、二磨牙亦丧失，但第三磨牙可以作为基牙使用。对侧还有另一个亚类缺隙出现在第一前磨牙。在游离端缺损侧沿用病例 11.2.2 的经典设计，在对侧的设计参考病例 11.2.5，在第一前磨牙近远中各设置一个𬌗支托以增强支持。

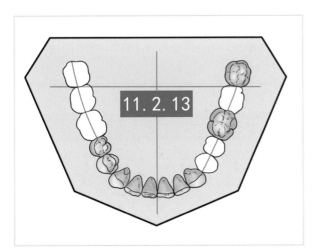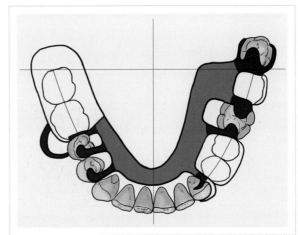

图 11-17　典型病例 11.2.13

游离端缺损包括全部磨牙，对侧存在第一、二前磨牙和第二磨牙两个亚类缺隙，第三磨牙可以作为基牙使用。在游离端缺损侧仍沿用病例 11.2.2 的经典设计。在对侧的第三磨牙设置一组三臂卡，在尖牙采用钢丝冷弯卡环和在舌隆凸设置𬌗支托。这样，固位体分布面积较大，以增强固位稳定效果。

[典型病例 11.2.14]（图 11-18）

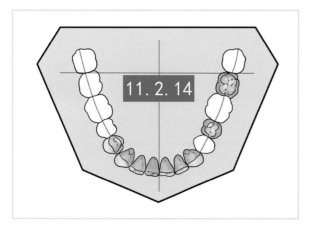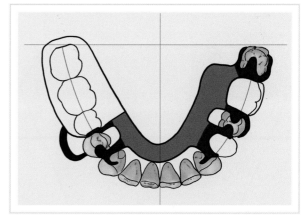

图 11-18　典型病例 11.2.14

游离端缺损包括全部磨牙和第二前磨牙，对侧存在第一磨牙和第一前磨牙两个分隔开的亚类缺隙。支架设计结合了病例 11.1.3 和病例 11.2.14 的思路。

67　下颌涉及双侧后牙亚类缺隙的单侧游离端缺损

支架设计的共同特点

如果下颌单侧后牙的游离端缺损涉及双侧后牙非游离缺隙，支架设计需要兼顾上述几种缺损情况的思路。在邻游离端缺隙基牙大多数情况仍采用 RPI 卡环组设计。对侧形成牙支持，尽量利用已存在的缺隙空间，双侧互相提供间接固位。必要时可考虑增设𬌗支托进一步提供支持和间接固位，通常采用杆连接体。

[典型病例 11.2.15]（图 11-19）

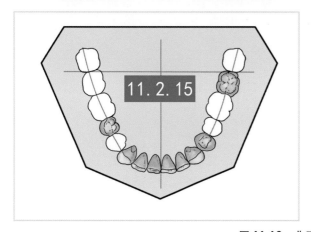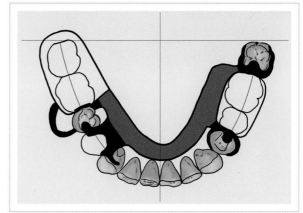

图 11-19　典型病例 11.2.15

游离端缺损包括全部磨牙，并且存在第一前磨牙亚类缺隙。对侧的亚类缺隙包括第一磨牙和第二前磨牙。支架设计结合了病例 11.2.1 和病例 11.2.6 的思路。

第三节　涉及前牙亚类缺隙的下颌单侧游离端缺损

68　亚类缺隙限于前牙区的单侧游离端缺损

支架设计的共同特点

下颌单侧后牙的游离端缺损涉及前牙缺隙，亦属于 Kennedy 牙列缺损分类第二类的亚类。支架设计的共同特点如下。

（1）在邻游离端缺隙基牙仍应尽量采用保护性较好的 RPI 卡环组设计。

（2）导面设置在邻缺隙基牙远中和邻亚类缺隙基牙的近远中。

（3）设置间接固位体的基牙首选对侧第一磨牙，尽量利用存在的缺隙空间。

（4）前牙缺失数量较少时，仍应尽量选择避开天然牙舌侧的舌杆连接体，但缺失的前牙数量较多时应采用舌板设计。

[典型病例 11.3.1]（图 11-20）

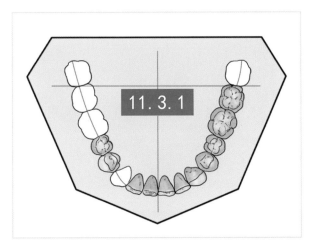
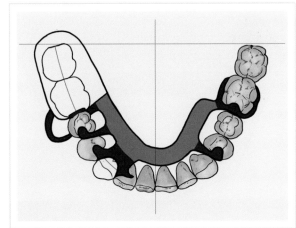

图 11-20　典型病例 11.3.1

与病例 11.1.2 相比，增加了一个位于游离端缺损侧的尖牙亚类缺隙。支架设计方案基本相同，仅在尖牙缺隙的近中增加一个𬌗支托。

[典型病例 11.3.2] （图 11-21）

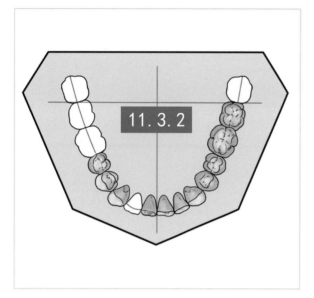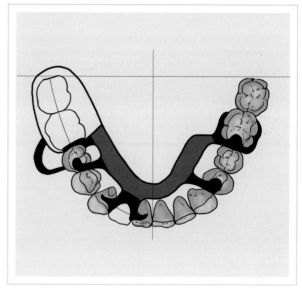

图 11-21　典型病例 11.3.2

　　前牙亚类缺隙移到游离端缺损侧的侧切牙。支架设计方案在尖牙的近中和中切牙远中各设置一个殆支托，取代病例 11.1.2 设在第一前磨牙近中殆支托的支持和间接固位功能。

[典型病例 11.3.3] （图 11-22）

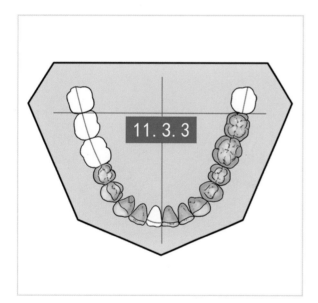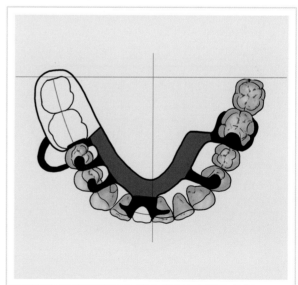

图 11-22　典型病例 11.3.3

　　前牙亚类缺隙移到游离端缺损侧的中切牙。支架设计基本依循病例 11.1.2 的方案，在前牙亚类缺隙的邻牙各设置一个殆支托，发挥支持和间接固位功能。

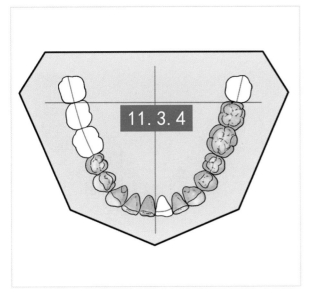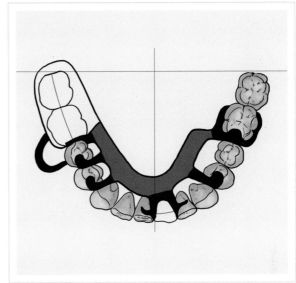

图 11-23　典型病例 11.3.4

前牙亚类缺隙移到对侧的中切牙，支架设计依循同样思路。

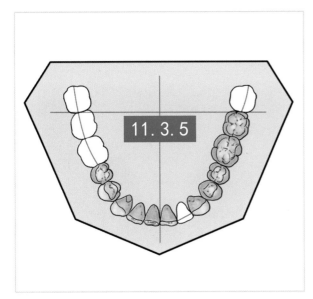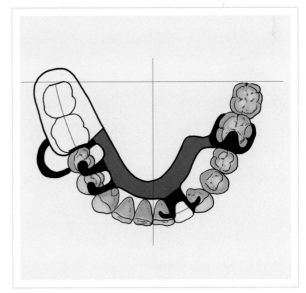

图 11-24　典型病例 11.3.5

前牙亚类缺隙移到对侧的侧切牙，原先设置在对侧第一前磨牙近中𬌗支托的支持和间接固位功能由设置在前牙亚类缺隙邻牙的𬌗支托代行。

[典型病例 11.3.6]（图 11-25）

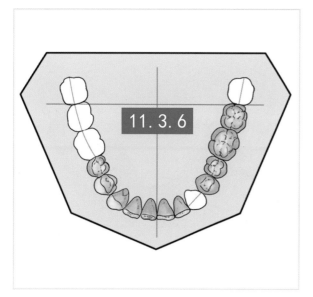 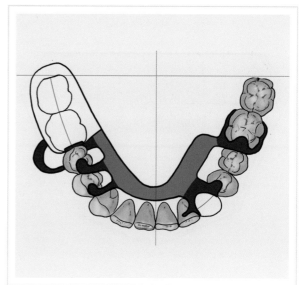

图 11-25　典型病例 11.3.6

前牙亚类缺隙移到对侧的尖牙，在对侧第一前磨牙（已成为邻缺隙牙）近中仍设置𬌗支托，并在侧切牙远中设置另一个𬌗支托增强支持和间接固位功能。

[典型病例 11.3.7]（图 11-26）

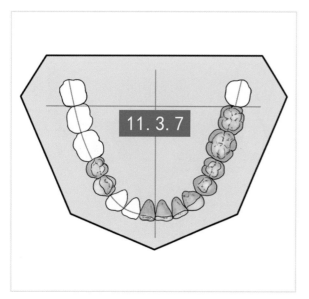 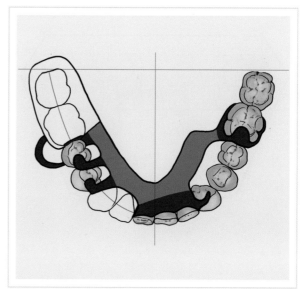

图 11-26　典型病例 11.3.7

前牙亚类缺隙扩大到两个牙（尖牙和侧切牙），固位体和间接固位体设计未变，连接体因而转为舌板，但仍需尽量露出剩余天然牙舌侧龈缘以利于牙周健康。

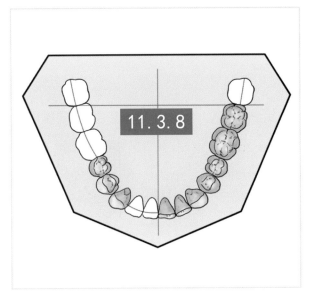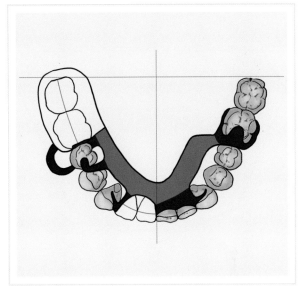

图 11-27　典型病例 11.3.8

　　两个牙的前牙亚类缺隙移到中切牙和侧切牙，固位体和间接固位体设计未变，采用舌板连接体，但仍需尽量露出剩余天然牙舌侧龈缘。

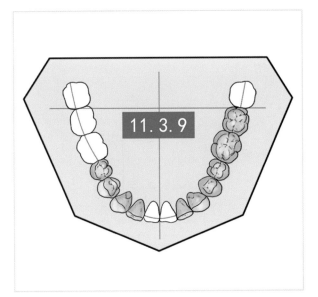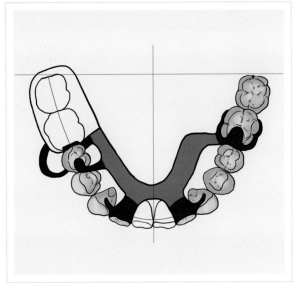

图 11-28　典型病例 11.3.9

前牙亚类缺隙移到两个中切牙，支架设计思路依循前例。

[典型病例 11.3.10]（图 11-29）

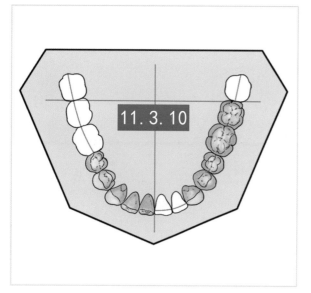
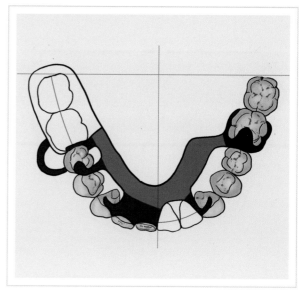

图 11-29　典型病例 11.3.10

前牙亚类缺隙移到对侧的中切牙和侧切牙，支架设计思路依循前例。

[典型病例 11.3.11]（图 11-30）

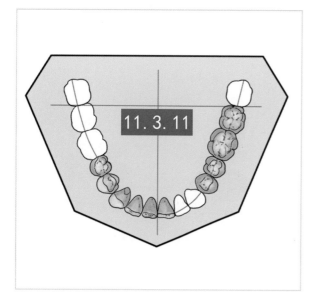
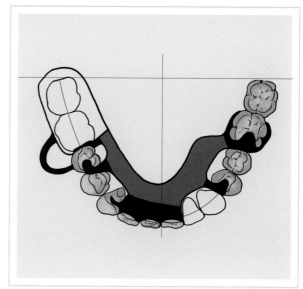

图 11-30　典型病例 11.3.11

前牙亚类缺隙移到对侧的侧切牙和尖牙，支架设计思路依循前例。

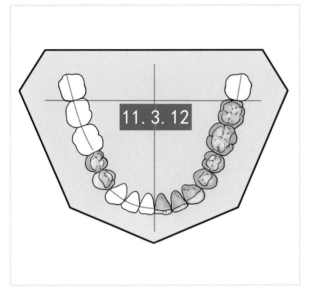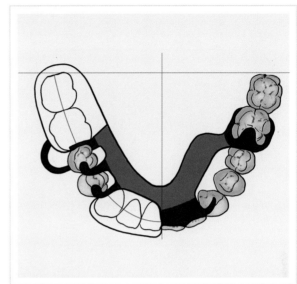

图 11-31　典型病例 11.3.12

前牙亚类缺隙扩大到三个牙，支架设计思路仍依循前例。

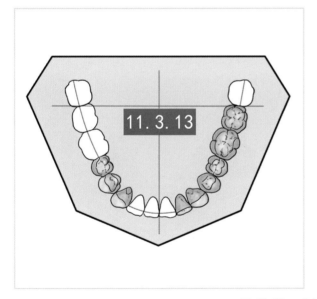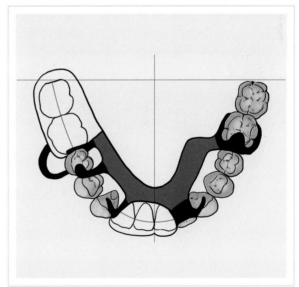

图 11-32　典型病例 11.3.13

三个前牙亚类缺隙的另一种组合，支架设计思路没有原则变化。

[典型病例 11.3.14]（图 11-33）

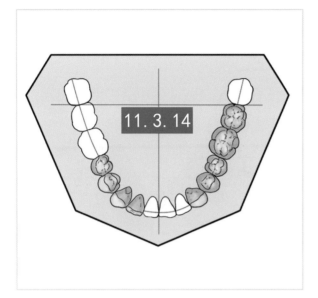 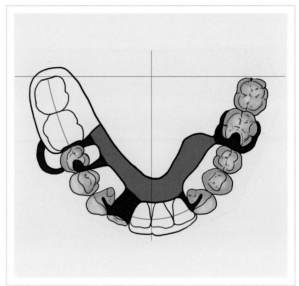

图 11-33　典型病例 11.3.14

三个前牙亚类缺隙的另一种组合，支架设计思路没有原则变化。

[典型病例 11.3.15]（图 11-34）

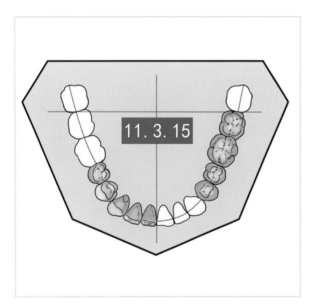 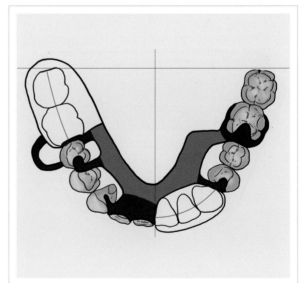

图 11-34　典型病例 11.3.15

三个前牙亚类缺隙的另一种组合，支架设计思路没有原则变化。

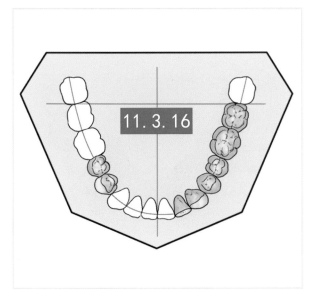 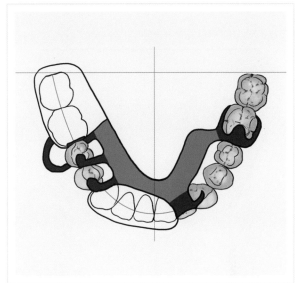

图 11-35　典型病例 11.3.16

前牙亚类缺隙扩大到四个牙，支架设计思路仍没有原则变化。

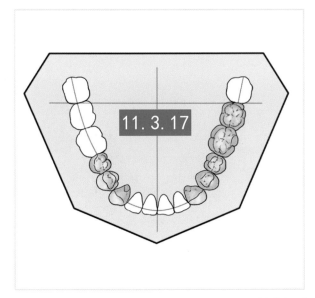 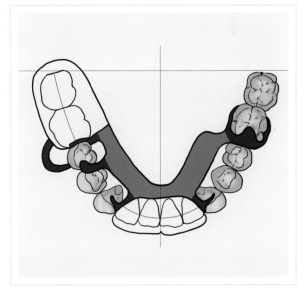

图 11-36　典型病例 11.3.17

四个前牙亚类缺隙的另一种组合，支架设计思路没有原则变化。

[典型病例 11.3.18]（图 11-37）

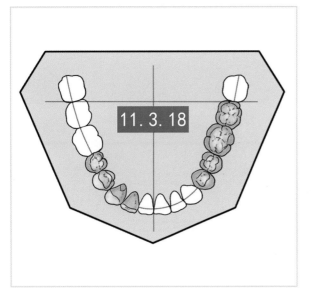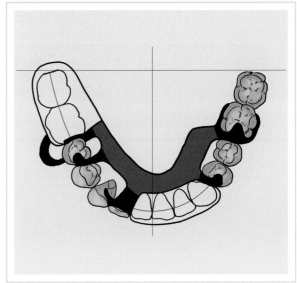

图 11-37　典型病例 11.3.18

四个前牙亚类缺隙的另一种组合，支架设计思路没有原则变化。

[典型病例 11.3.19]（图 11-38）

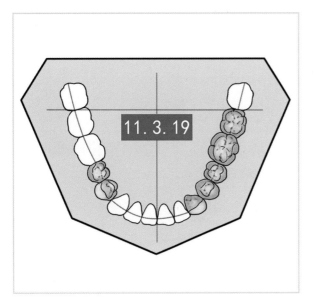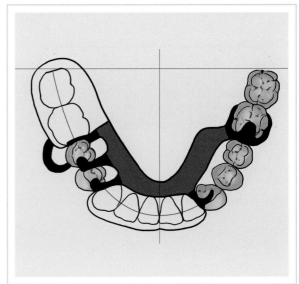

图 11-38　典型病例 11.3.19

前牙亚类缺隙扩大到 5 个牙，支架设计思路仍没有原则变化。

[典型病例 11.3.20]（图 11-39）

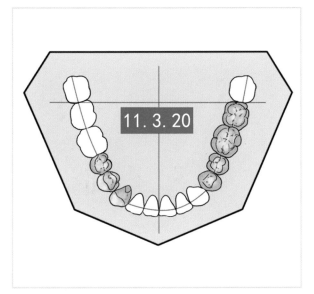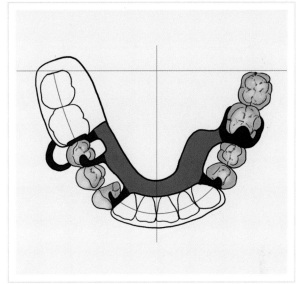

图 11-39　典型病例 11.3.20

5 个前牙亚类缺隙的另一种组合，支架设计思路没有原则变化。

[典型病例 11.3.21]（图 11-40）

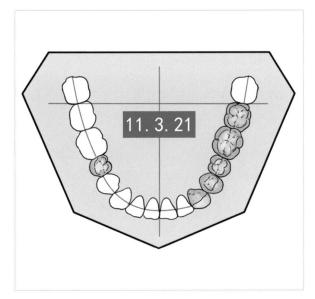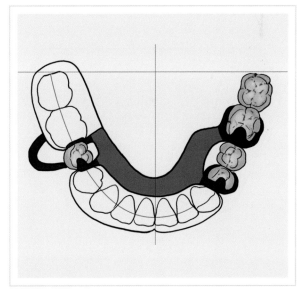

图 11-40　典型病例 11.3.21

前牙亚类缺隙扩大到 6 个牙，支架设计思路仍没有原则变化。

[典型病例 11.3.22]（图 11-41）

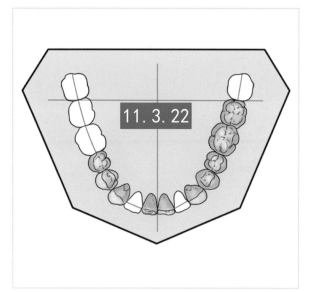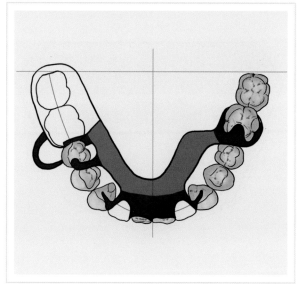

图 11-41　典型病例 11.3.22

前牙有两个间隔的亚类缺隙，但支架主要结构与前面病例相比较没有原则变化。

[典型病例 11.3.23]（图 11-42）

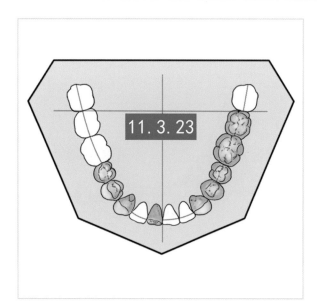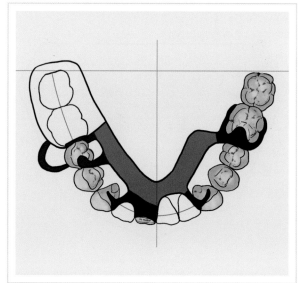

图 11-42　典型病例 11.3.23

前牙有两个间隔的亚类缺隙，但支架主要结构与前面病例相比较没有原则变化。

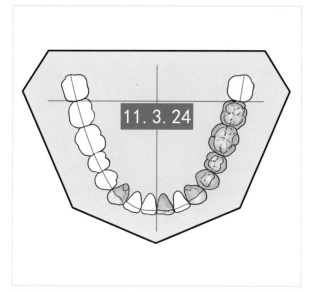 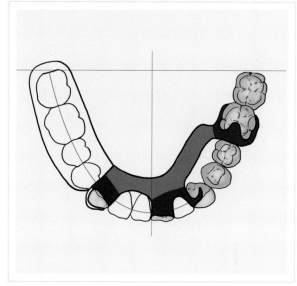

图 11-43　典型病例 11.3.24

　　游离端缺损涉及该侧全部后牙，在邻缺隙的尖牙照例采用了钢丝冷弯卡环，在舌侧以舌板对抗。前牙的亚类缺隙间隔为二，在对侧的间接固位体仍设计为设置在第一磨牙的一组三臂卡。

69　前后牙区均有亚类缺隙的单侧游离端缺损

支架设计的共同特点

　　下颌一侧后牙的游离端缺损涉及前和对侧后牙牙缺隙，亦属于 Kennedy 牙列缺损分类第二类的亚类。支架设计的特点表现为在邻游离端缺隙基牙一般仍采用 RPI 卡环组设计，首选对侧第一磨牙设置间接固位体（除非有可供利用的缺隙空间）。

[典型病例 11.3.25] （图 11-44）

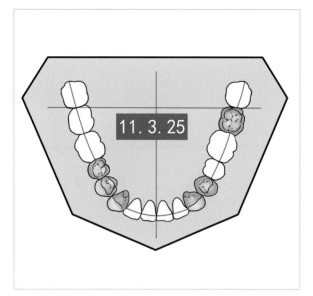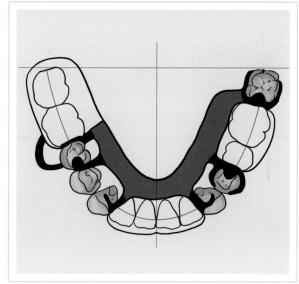

图 11-44　典型病例 11.3.25

　　前牙亚类缺隙为四个牙宽度，对侧后牙亚类缺隙包括第一磨牙和第二前磨牙。在前牙缺隙邻牙设置𬌗支托，在后牙亚类缺隙邻牙设置三臂卡，可获得良好的固位稳定效果。

第 12 章

下颌牙列双侧游离端缺损的局部义齿支架设计

下颌双侧游离端缺损属于 Kennedy 分类第一类,即牙弓的缺隙在双侧基牙的远中,可能包括其他缺隙(亚类)。对于此种类型的牙列缺损设计可摘局部义齿支架时,需要比前述单侧游离端缺损(Kennedy 分类第二类)更着重考虑避免邻缺隙基牙遭受义齿功能性移动伤害的风险,并且需要注意两侧缺损与修复体结构对称性问题。此外,还应依据牙列缺隙大小和余留牙的健康情况而设计具体的固位体类型、数量和布局,导面的位置,以及连接体的类型和覆盖面积等。

第一节　无亚类缺隙的下颌双侧游离端缺损

70　下颌双侧第二磨牙游离端缺损

1. 局部义齿支架设计

(1)第三磨牙缺失通常不予修复。

(2)用局部义齿修复第二磨牙恢复咀嚼效率有限,临床往往是用来控制对颌牙过长。如第 7 章所述,单端活动桥在正规的局部义齿支架设计中不予采用。

2. 采用固定义齿修复或不予修复

如第 7 章所述,采用单端桥固定义齿或固定种植义齿分别修复双侧第二磨牙,如果没有控制对颌牙过长的需要,也可不予修复。

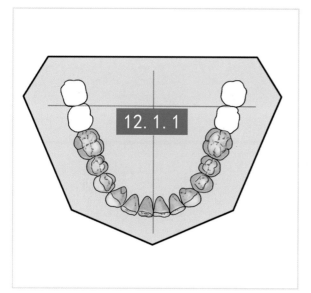
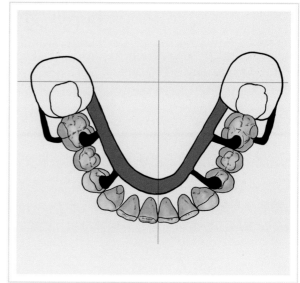

图 12-1　典型病例 12.1.1

用局部义齿修复下颌双侧第二磨牙游离端缺损，可在双侧第一磨牙各设计一组 RPI 卡作为固位体，并在第一前磨牙近中设置𬌗支托协助支持和稳定。两侧相互起到间接固位作用，以舌杆连接。

71　对称性的下颌双侧多个牙游离端缺损

支架设计的共同特点

如果下颌双侧后牙的游离端缺损为对称性分布，应注意支架结构也应尽量设计为对称的。支架设计的共同特点如下。

（1）在邻缺隙后牙采用经典的 RPI 卡环组设计，减少基牙承受扭力风险。必须用前牙承担基牙角色时，采用钢丝冷弯卡环（舌侧以𬌗支托或腭板起对抗臂作用）。

（2）导面设置在邻缺隙基牙远中。

（3）根据支持固位的需要设计不同的下颌舌杆或舌板大连接体形态。

（4）必要时可考虑增设𬌗支托以进一步提供支持和间接固位。

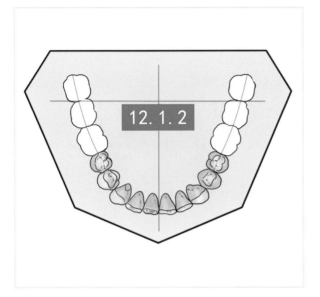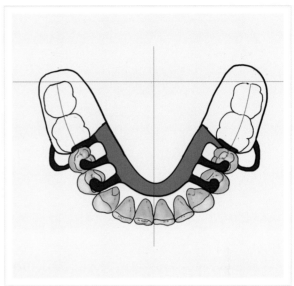

图 12-2　典型病例 12.1.2

双侧磨牙游离缺失，邻缺隙的第二前磨牙很容易受到义齿功能性运动产生扭力的伤害，因此采用 RPI 卡环组设计，减少基牙承受扭力风险，并在第一前磨牙近中设置𬌗支托协助支持和稳定。大连接体设计为舌杆，以充分暴露天然牙舌侧牙龈，有利于牙龈保健。

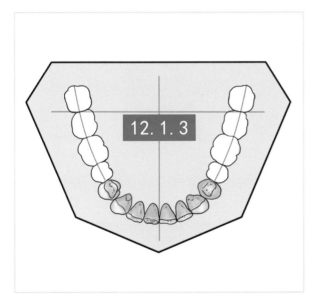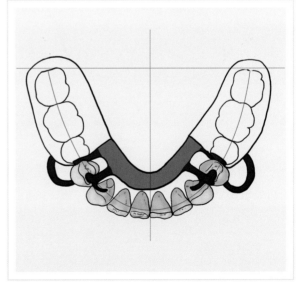

图 12-3　典型病例 12.1.3

双侧磨牙和第二前磨牙游离缺失，在邻缺隙的第一前磨牙采用 RPI 卡环组以尽量减少基牙承受扭力风险，并在尖牙远中设置𬌗支托加强支持，大连接体仍设计为舌杆。

[典型病例12.1.4]（图12-4）

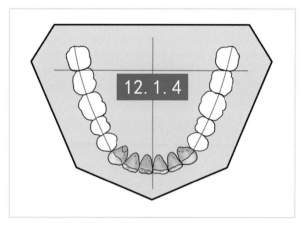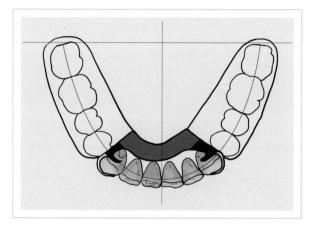

图12-4　典型病例12.1.4

双侧磨牙和前磨牙全部游离缺失，在邻缺隙的尖牙采用钢丝冷弯卡环以尽量减少基牙承受扭力风险，并在尖牙远中设置𬌗支托起到支持作用并作为对抗臂，大连接体仍设计为舌杆。

[典型病例12.1.5]（图12-5）

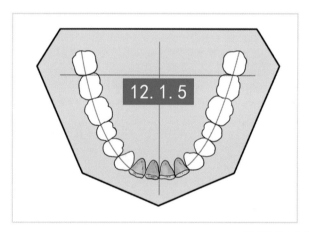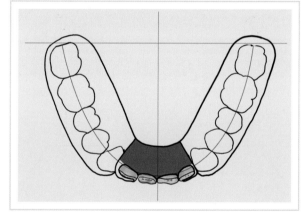

图12-5　典型病例12.1.5

双侧磨牙、前磨牙和尖牙全部游离缺失，在很差的基牙条件下没有更多选择余地。在邻缺隙的侧切牙采用钢丝冷弯卡环，以舌板作为连接体兼起对抗臂作用。

72　非对称性的下颌双侧多个牙游离端缺损

在牙列缺损不对称情况下，双侧固位体的设计可能有差异。通过坚固的主连接体支撑平衡作用，仍能维持修复体设定的功能效果。

支架设计的共同特点

与上述对称性的下颌双侧多个牙游离端缺损遵循相同原则。首先考虑对于邻缺隙基牙的保护，在两侧根据基牙条件设置不同的固位体结构，以坚固的连接体保障相互间接固位作用。

[典型病例 12.1.6]（图 12-6）

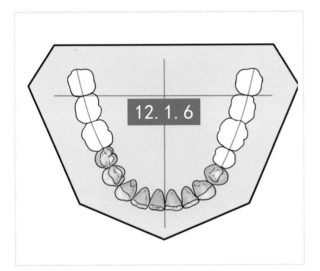
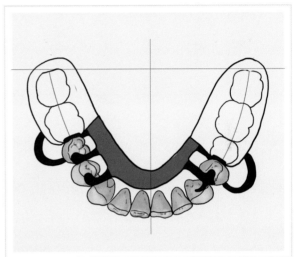

图 12-6　典型病例 12.1.6

设计方案参看病例 12.1.2 和病例 12.1.3 的思路。

[典型病例 12.1.7]（图 12-7）

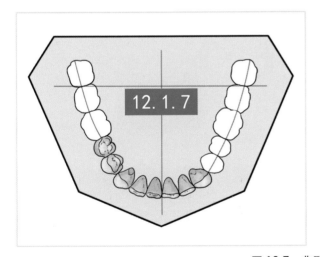
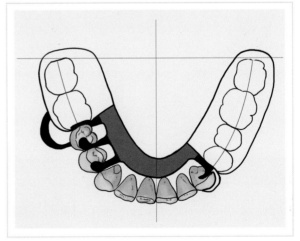

图 12-7　典型病例 12.1.7

设计方案参看病例 12.1.2 和病例 12.1.4 的思路。

[典型病例 12.1.8]（图 12-8）

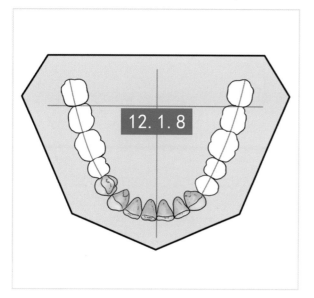
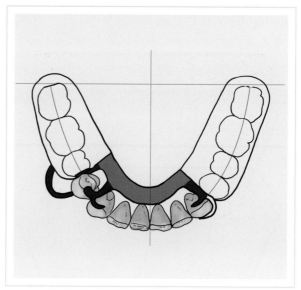

图 12-8　典型病例 12.1.8

设计方案参看病例 12.1.3 和病例 12.1.4 的思路。

[典型病例 12.1.9]（图 12-9）

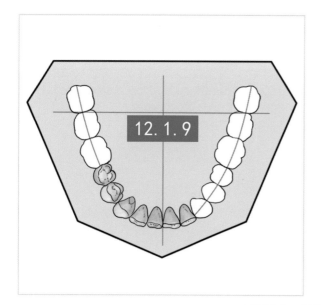
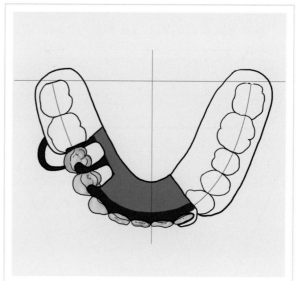

图 12-9　典型病例 12.1.9

设计方案参看病例 12.1.2 和病例 12.1.5 的思路。

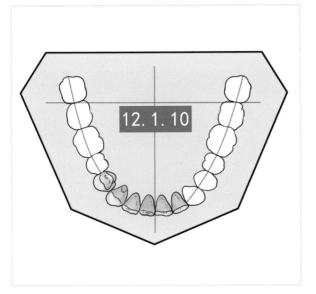
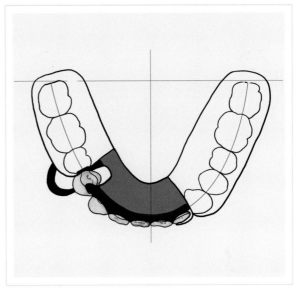

图 12-10　典型病例 12.1.10

设计方案参看病例 12.1.3 和病例 12.1.5 的思路。

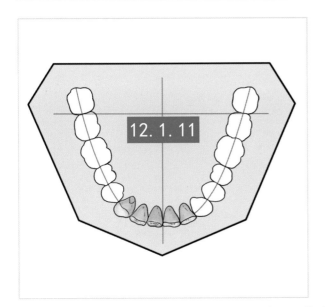
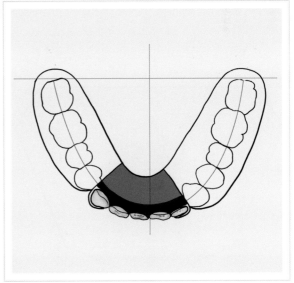

图 12-11　典型病例 12.1.11

设计方案参看病例 12.1.4 和病例 12.1.5 的思路。

[典型病例 12.1.12]（图 12-12）

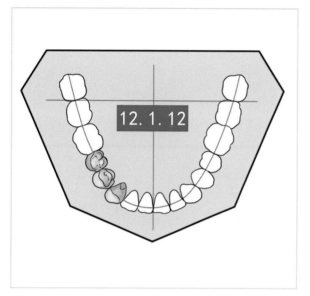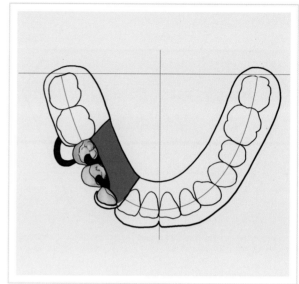

图 12-12　典型病例 12.1.12

　　少数剩余牙处于单侧，条件比病例 12.1.5 还要差。在剩余的第二前磨牙设置 RPI 卡环组，在尖牙设置钢丝冷弯卡环，舌侧以舌板做主连接体并形成支抗，尽量延长少数剩余天然牙的使用寿命，延缓无牙颌状态出现。

[典型病例 12.1.13]（图 12-13）

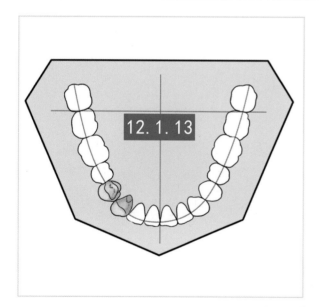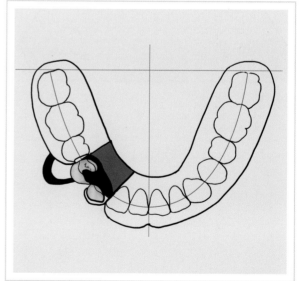

图 12-13　典型病例 12.1.13

　　在仅剩的第一前磨牙设置 RPI 卡环组，在尖牙设置钢丝冷弯卡环，尽量在为义齿提供有效固位力的同时保护少数剩余天然牙。

第二节　伴随有亚类缺隙的下颌双侧游离端缺损

可能出现的组合包括亚类缺隙位于前牙、亚类缺隙位于后牙和前后牙区域均存在间隔的亚类缺隙。亚类缺隙的分布情况对于可摘义齿支架设计有一定的影响。

73　亚类缺隙位于后牙的下颌双侧游离端缺损

对于 Kennedy 分类第一类病例来说，有时可利用位于前磨牙区域的亚类缺隙设置𬌗支托，以便减少临床牙体预备。

支架设计的共同特点

固位体和连接体的设计仍沿用第一节（无亚类缺隙病例）提出的原则，舌杆或舌板应尽量避开剩余天然牙舌侧。在支架的亚类缺隙部位可设置导面，必要时设置𬌗支托增强支持。

[典型病例 12.2.1]（图 12-14）

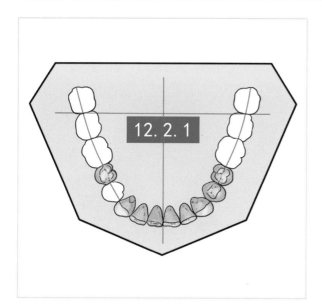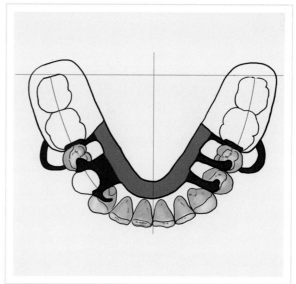

图 12-14　典型病例 12.2.1

双侧磨牙游离缺失，在第一前磨牙有一个亚类缺隙，设计思路参看病例 12.1.2，在亚类缺隙的近远中各设置一个𬌗支托以增强整个义齿的支持和稳定。

209

[典型病例 12.2.2]（图 12-15）

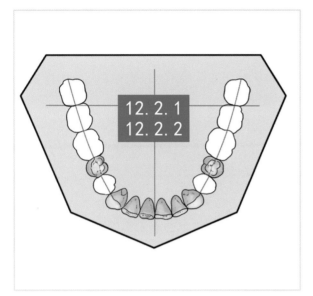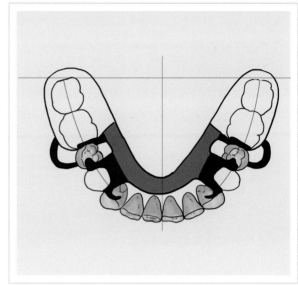

图 12-15　典型病例 12.2.2

　　双侧对称的游离端缺损，在双侧第一前磨牙各有一个亚类缺隙，设计思路同病例 12.2.1。利用亚类缺隙的近远中各设置一个殆支托。

[典型病例 12.2.3]（图 12-16）

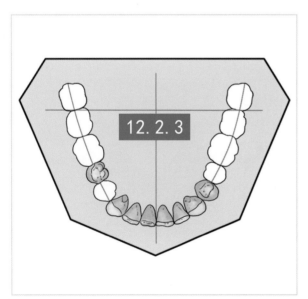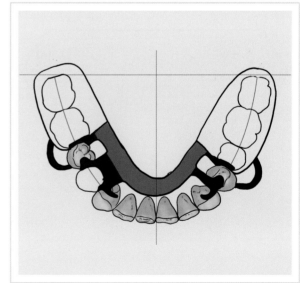

图 12-16　典型病例 12.2.3

　　双侧不对称的游离端缺损，在第一前磨牙有一个亚类缺隙，设计方案参看病例 12.2.1 和病例 12.1.3。

[典型病例 12.2.4]（图 12-17）

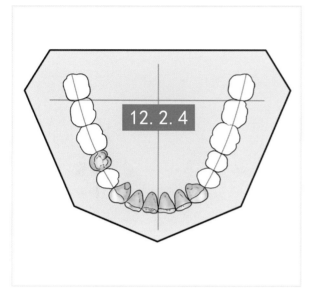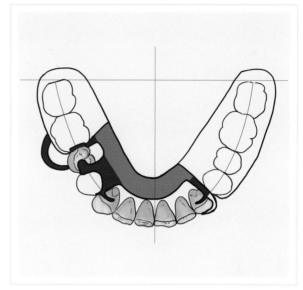

图 12-17　典型病例 12.2.4

双侧不对称的游离端缺损，在第一前磨牙有一个亚类缺隙，设计方案参看病例 12.2.1 和病例 12.1.4。

74　亚类缺隙位于前牙的下颌双侧游离端缺损

位于前牙区域的亚类缺隙对于 Kennedy 分类第一类病例可摘义齿支架设计方案的影响比较小，原因是在前牙通常不设置固位体以免影响美观。

支架设计的共同特点

固位体和连接体的设计仍沿用第一节提出的原则，为了排列人工前牙通常需要采用舌板作为连接体，但可能情况下应尽量避开剩余天然牙舌侧，形成舌杆与舌板的混合结构。在支架的前牙缺隙部位可设置导面，经常在邻缺隙牙设置𬌗支托增强支持和稳定。

[典型病例 12.2.5]（图 12-18）

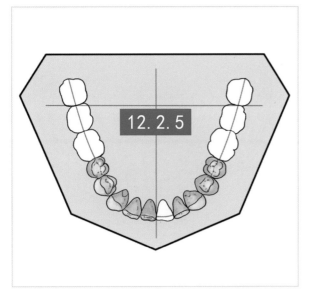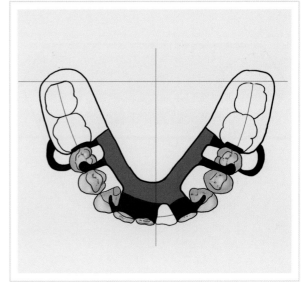

图 12-18　典型病例 12.2.5

　　双侧磨牙游离缺失，在前牙区有一个中切牙的亚类缺隙，设计思路参看病例 12.1.2，在尖牙近中设置𬌗支托，比病例 12.1.2 设在第一前磨牙近中的做法对于整个义齿的支持和稳定效果更好。

[典型病例 12.2.6]（图 12-19）

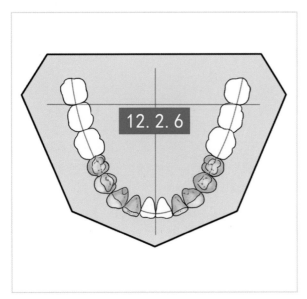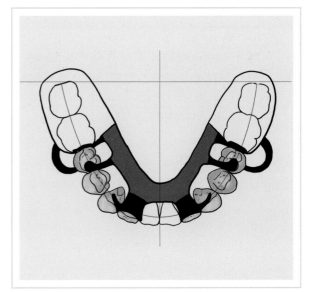

图 12-19　典型病例 12.2.6

　　双侧磨牙游离缺失，在前牙区有两个中切牙的亚类缺隙，设计思路参看病例 12.2.5。

[典型病例 12.2.7]（图 12-20）

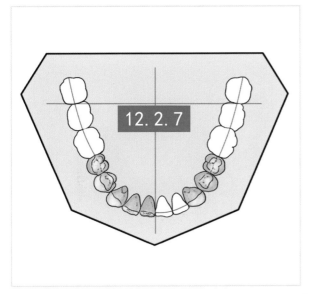 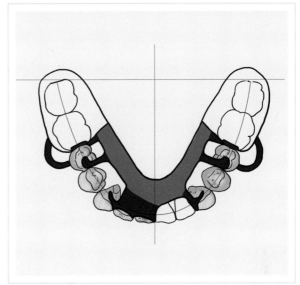

图 12-20　典型病例 12.2.7

双侧磨牙游离缺失，在前牙区有中切牙和侧切牙的亚类缺隙，设计思路参看病例 12.2.5。

[典型病例 12.2.8]（图 12-21）

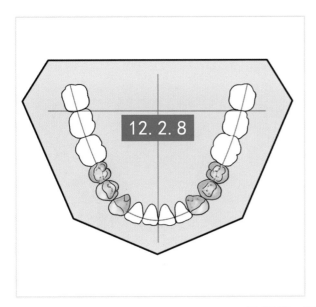 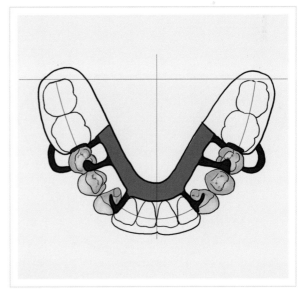

图 12-21　典型病例 12.2.8

　　双侧磨牙游离缺失，在前牙区有四个切牙的亚类缺隙，在亚类缺隙的近远中各设置一个殆支托，比病例 12.1.2 设在第一前磨牙近中的做法对于整个义齿的支持和稳定效果更好，并且牙体预备较容易，磨除牙体硬组织较少。

[典型病例 12.2.9]（图 12-22）

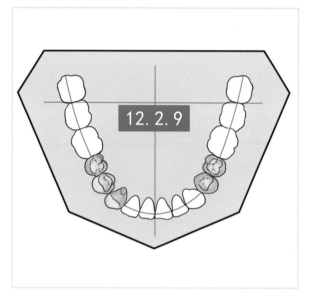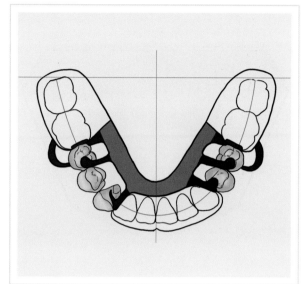

图 12-22　典型病例 12.2.9

　　双侧磨牙游离缺失，在前牙区有四个切牙和一个尖牙的亚类缺隙。在游离端邻缺隙的第二前磨牙设置 RPI 卡环组，在亚类缺隙的近远中各设置一个𬌗支托，连接体采用舌板与舌杆混合结构。

[典型病例 12.2.10]（图 12-23）

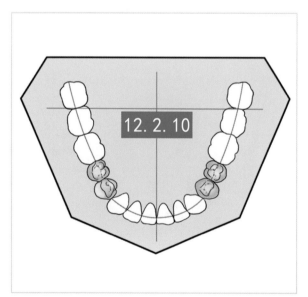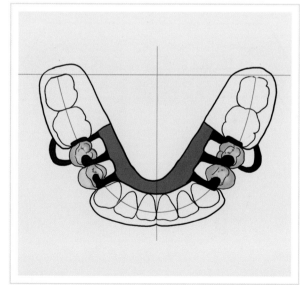

图 12-23　典型病例 12.2.10

　　双侧各仅存在两个前磨牙，采用病例 12.1.2 的固位装置组合方案，连接体采用舌杆和舌板混合结构。

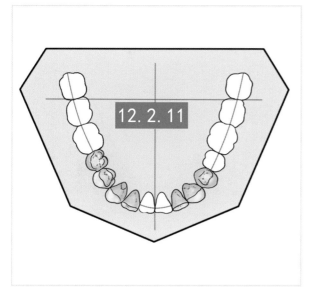
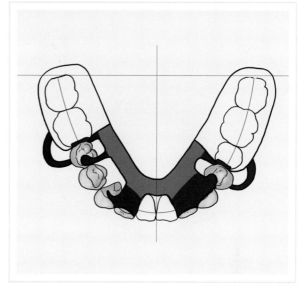

图 12-24　典型病例 12.2.11

　　牙列左侧的游离缺损扩展到第二前磨牙，前牙区有二个中切牙的亚类缺隙。在游离端邻缺隙的前磨牙设置 RPI 卡环组，连接体采用舌板与舌杆混合结构。在剩余前牙的舌隆凸用舌托覆盖或者设置 希支托，以起到一定的支持作用。

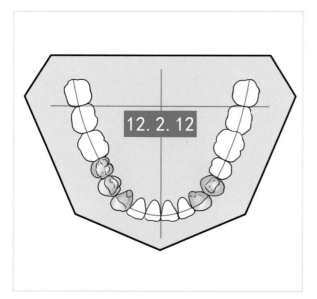
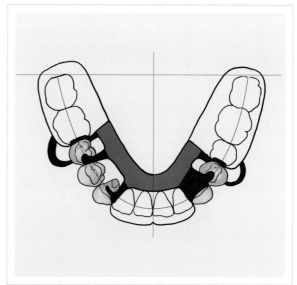

图 12-25　典型病例 12.2.12

　　与病例 12.2.11 相比，前牙区的亚类缺隙扩大到四个切牙，支架设计方案相似。

[典型病例 12.2.13]（图 12-26）

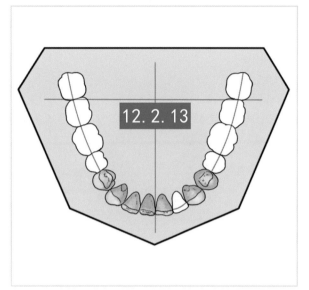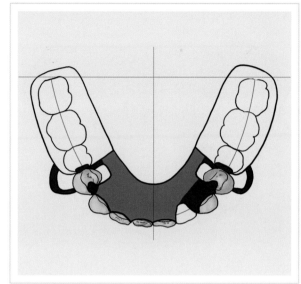

图 12-26　典型病例 12.2.13

　　双侧磨牙和第二前磨牙游离缺失，在前牙区有一个侧切牙的亚类缺隙，设计思路参看病例 12.1.3。在双侧邻缺隙的第一前磨牙各采用一组 RPI 卡，大连接体设计为舌板，在各个剩余前牙舌隆凸获得类似𬌗支托的支持效果。

[典型病例 12.2.14]（图 12-27）

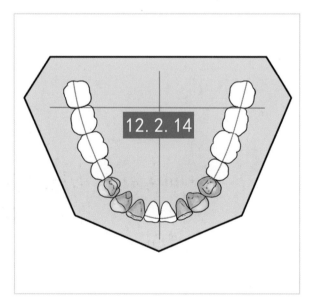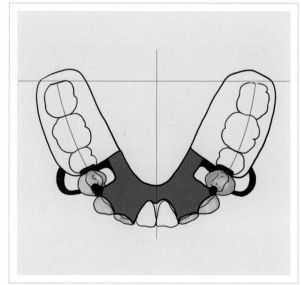

图 12-27　典型病例 12.2.14

　　双侧磨牙和第二前磨牙游离缺失，在前牙区的亚类缺隙为二个中切牙，设计思路参看病例 12.2.13，连接体采用舌板，在舌隆凸部位形成一定的支持稳定效果。

[典型病例 12.2.15]（图 12-28）

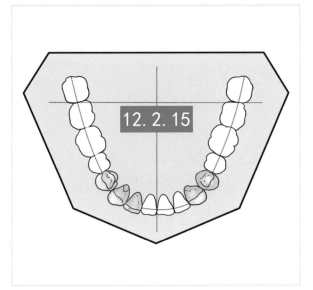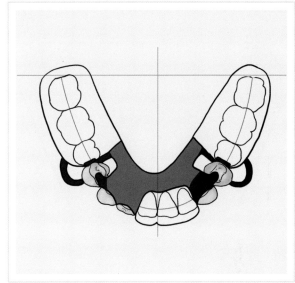

图 12-28　典型病例 12.2.15

　　双侧磨牙和第二前磨牙游离缺失，在前牙区的亚类缺隙为二个中切牙和一个侧切牙，设计思路参看病例 12.2.13，连接体采用舌板。

[典型病例 12.2.16]（图 12-29）

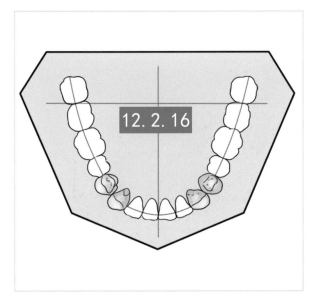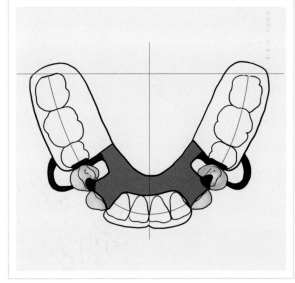

图 12-29　典型病例 12.2.16

　　双侧磨牙和第二前磨牙游离缺失，在前牙区的亚类缺隙为全部四个切牙，设计思路参看病例 12.2.13，连接体采用舌板。

[典型病例 12.2.17]（图 12-30）

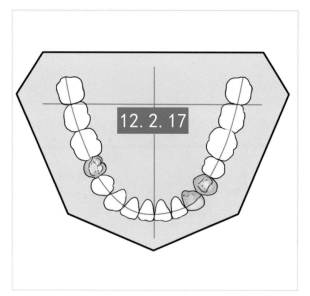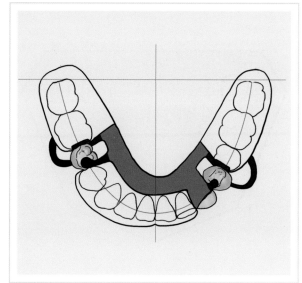

图 12-30　典型病例 12.2.17

在剩余的前磨牙用 RPI 卡环组固位，主要着眼于保护基牙，避免过早进入无牙颌状态。

[典型病例 12.2.18]（图 12-31）

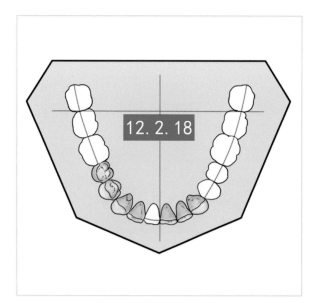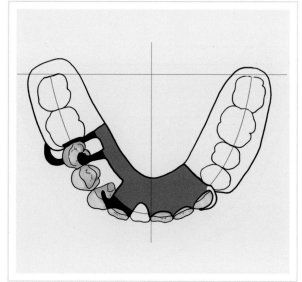

图 12-31　典型病例 12.2.18

明显不对称的双侧游离端牙列缺损，固位体依据邻缺隙基牙的条件选定，右侧用 RPI 卡环组，左侧用钢丝冷弯卡环。在右侧设置尖牙近中𬌗支托，采用能暴露舌侧牙龈的舌杆为连接体。左连接体采用支持能力更强的舌板设计，以便把负荷分散到更多基牙上。

[典型病例 12.2.19]（图 12-32）

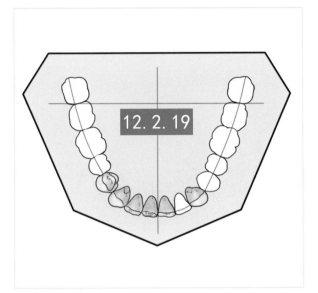
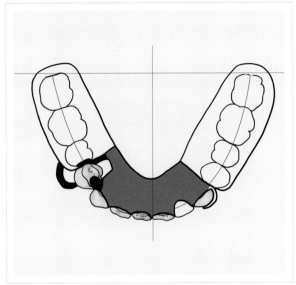

图 12-32　典型病例 12.2.19

设计思路同上，由于后牙游离端缺牙数量增加，采用了完全舌板连接体设计以便更好分散负荷。

[典型病例 12.2.20]（图 12-33）

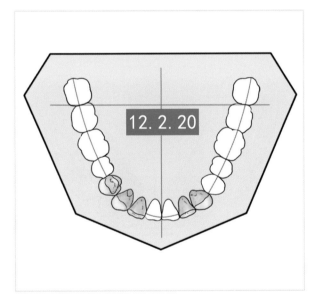
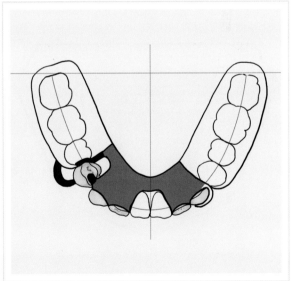

图 12-33　典型病例 12.2.20

前牙亚类缺隙扩大，设计思路同上。

[典型病例 12.2.21]（图 12-34）

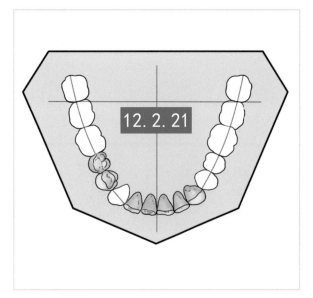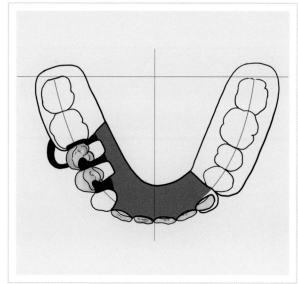

图 12-34　典型病例 12.2.21

尖牙成为亚类缺隙，这显著减弱了支持条件，设计舌板连接体以便合理分散负荷。

[典型病例 12.2.22]（图 12-35）

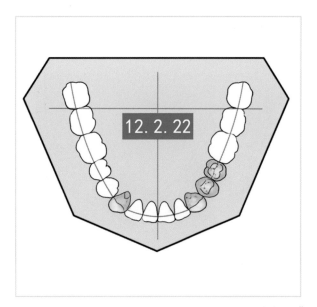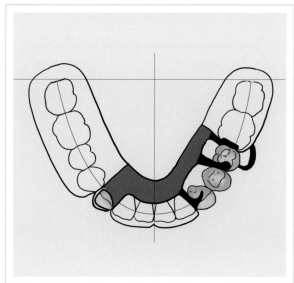

图 12-35　典型病例 12.2.22

前牙亚类缺隙扩大，设计思路同上。

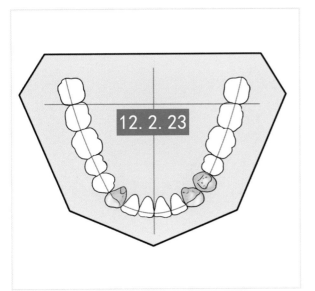
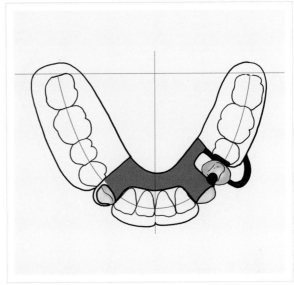

图 12-36　典型病例 12.2.23

后牙游离端缺隙扩大，但对于设计思路没有影响。

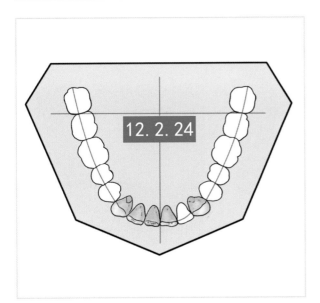
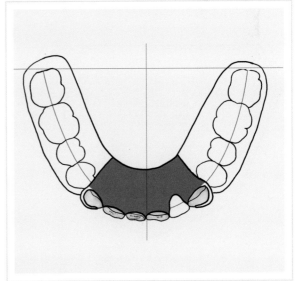

图 12-37　典型病例 12.2.24

设计思路参看病例 12.1.4，舌板在发挥连接体功能的同时，可起到卡环对抗臂作用，并在剩余前牙舌隆凸部位形成一定的支持稳定效果。

[典型病例 12.2.25] （图 12-38）

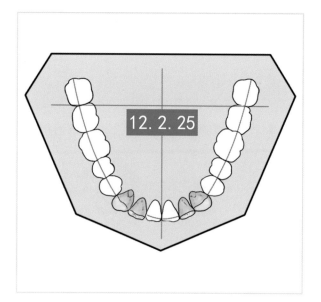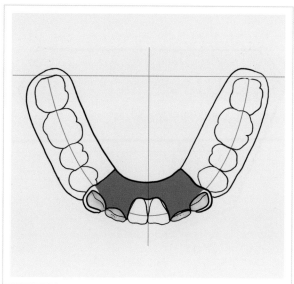

图 12-38　典型病例 12.2.25

与病例 12.2.24 相比，前牙亚类缺隙扩大为两个牙，但支架结构设计思路不变。

[典型病例 12.2.26] （图 12-39）

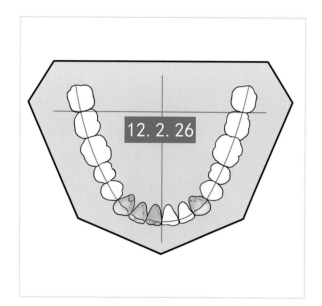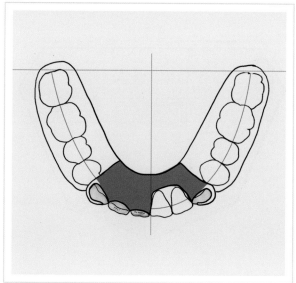

图 12-39　典型病例 12.2.26

前牙亚类缺隙为偏在一侧的两个牙，但支架结构设计思路不变。

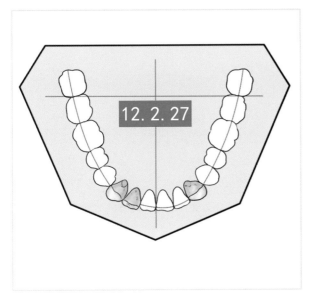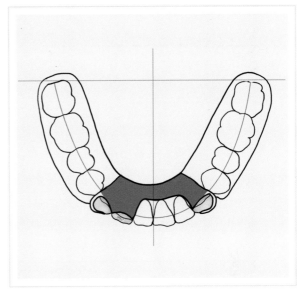

图 12-40 典型病例 12.2.27

前牙亚类缺隙为三个牙，但支架结构设计思路不变。

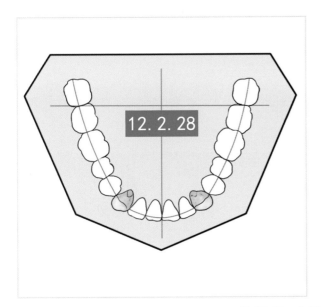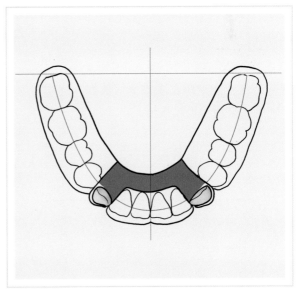

图 12-41 典型病例 12.2.28

双侧各仅存一个尖牙，没有其他选择，采用钢丝冷弯卡环作固位体，舌板作连接体兼对抗臂。

75 前、后牙均有亚类缺隙的下颌双侧游离端缺损

鉴于牙列缺损分类定义，前、后牙均有亚类缺隙的下颌双侧游离端缺损病例，其后牙亚类缺隙只可能出现在第一前磨牙，前牙亚类缺损的组合形式较多。

支架设计的共同特点

这种类型的病例虽然亚类缺隙较多，分布也比较复杂，但固位体仍然采用对基牙保护作用较好的 RPI 卡环组，与前述设计思路没有显著差别。

[典型病例 12.2.29]（图 12-42）

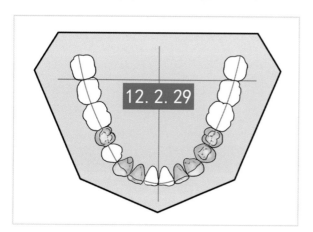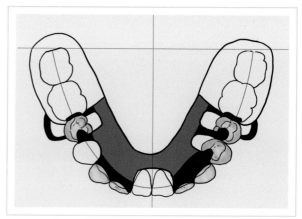

图 12-42　典型病例 12.2.29

后牙亚类缺隙在右侧第一前磨牙，前牙亚类缺损为双侧中切牙。在两个第二前磨牙上设置 RPI 卡环组，采用舌板连接体。

[典型病例 12.2.30]（图 12-43）

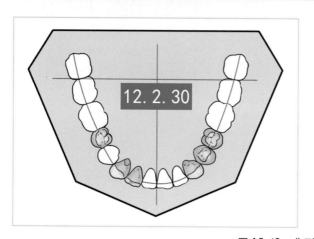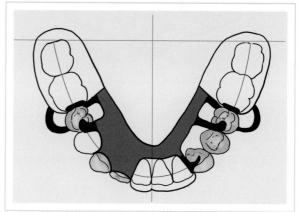

图 12-43　典型病例 12.2.30

后牙亚类缺隙在右侧第一前磨牙，前牙亚类缺损包括双侧中切牙和左侧侧切牙。在两个第二前磨牙上设置 RPI 卡环组，在左侧邻缺隙尖牙舌隆凸上设置𬌗支托，采用舌杆 / 舌板混合连接体。

［典型病例 12.2.31］（图 12-44）

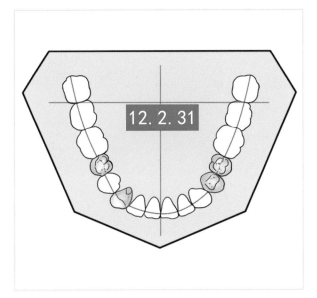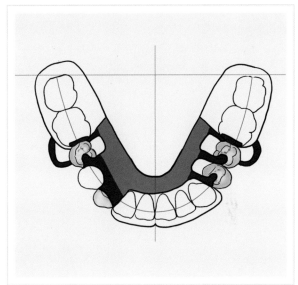

图 12-44　典型病例 12.2.31

后牙亚类缺隙在右侧第一前磨牙，前牙亚类缺损包括全部四个切牙和左侧尖牙。仍然是在两个第二前磨牙上设置 RPI 卡环组，在左侧邻缺隙第一前磨牙近中设置𬌗支托，采用舌板连接体。

［典型病例 12.2.32］（图 12-45）

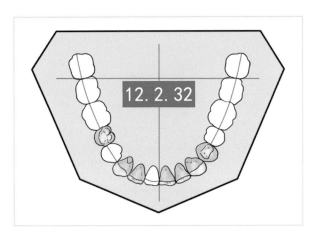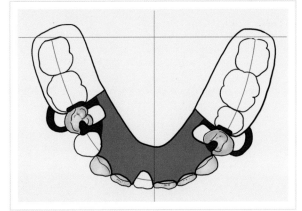

图 12-45　典型病例 12.2.32

左侧游离缺损段扩展到第二前磨牙，后牙亚类缺隙在右侧第一前磨牙，前牙亚类缺损为右侧中切牙。在邻缺隙的前磨牙上设置 RPI 卡环组，采用舌板连接体。

225

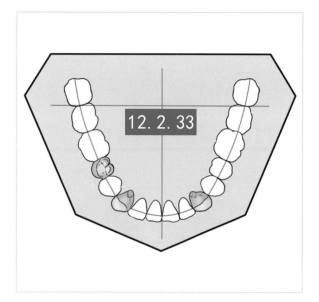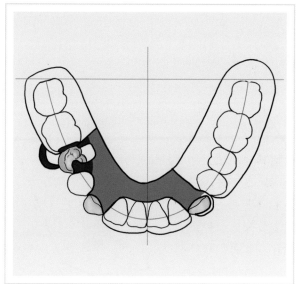

图 12-46　典型病例 12.2.33

　　左侧游离缺损段扩展到第一前磨牙，后牙亚类缺隙在右侧第一前磨牙，前牙亚类缺损为全部四个切牙。在邻缺隙的前磨牙上设置 RPI 卡环组，尖牙上设置钢丝冷弯卡环，采用舌板连接体。

第 13 章

下颌牙列非游离端缺损的
局部义齿支架设计

下颌非游离端缺损包括 Kennedy 分类第三类及其亚类（即牙弓的单侧缺隙前后都有基牙，可能包括其他缺隙）和 Kennedy 分类第四类（即越过中线的前部缺牙，没有亚类）。当缺隙两端均有基牙形成牙支持时，可摘局部义齿支架设计对于义齿功能性移动创伤邻缺隙基牙的顾虑较小，主要考虑义齿的功能和外观效果。但当缺隙较大时（特别是跨过中线的长缺隙被视为另一种形式的游离缺损），仍需要依据牙列余留牙的健康情况而在设计固位体类型、数量和布局，导面的位置，以及连接体的类型和覆盖面积等方面关注对基牙的保护问题。

第一节　下颌牙列前部缺损

Kennedy 分类第四类是指牙弓的单个缺隙位于基牙的前面，主要是越过中线的前部缺牙，但也包括一些缺隙延伸到后部的情况。在 Kennedy 分类第三类中，也包括一些未越过中线的前部缺牙的情况。虽然这些牙列缺损的理论分类不同，但在可摘修复支架结构设计方面具有一些共同的特征。

76　局限于前牙区域的下颌牙列缺损

缺隙局限于前牙区域时，无论是否越过中线、是否对称、是否形成间隔的多个缺损在支架结构设计方面变化不大。

（一）支架设计的共同特点

基本的设计方案为双侧各在第二前磨牙与第一磨牙设置一组联合卡作为固位体，以舌杆或舌板连接，尽量避开天然牙舌侧牙龈，并给舌系带和其他活动性口底软组织以及舌隆凸等留下足够的缓冲空间。导面设置在邻缺隙基牙轴面，必要和可能时增设𬌗支托加强固位稳定性能。

（二）属于 Kennedy 分类第三类的病例

[典型病例 13.1.1]（图 13-1）

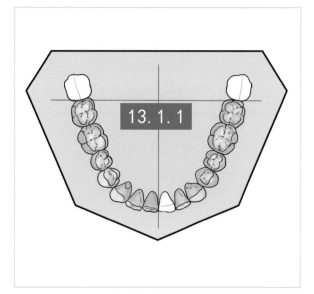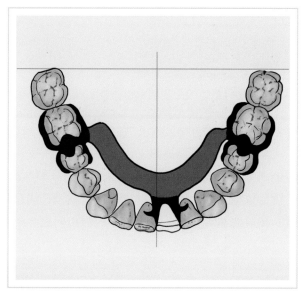

图 13-1　典型病例 13.1.1

单个前部缺牙（如单侧中切牙、侧切牙或尖牙丧失）形成的缺损，属于 Kennedy 第三类缺损。支架通常设计为在两侧第二前磨牙与第一磨牙上各设置一组联合卡作为固位体。当邻缺隙的前牙舌隆凸形态显著时，在此处增设舌支托可改善稳定支持效果。为减少异物感，尽量采用舌杆作为连接体。

[典型病例 13.1.2]（图 13-2）

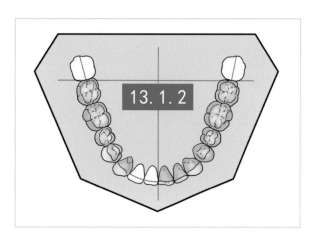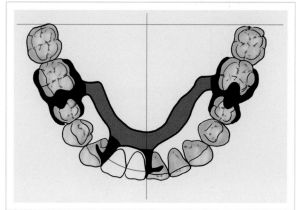

图 13-2　典型病例 13.1.2

未越过中线的多个前牙（如单侧的中切牙与侧切牙）丧失也属于 Kennedy 第三类缺损，设计方案同病例 13.1.1。

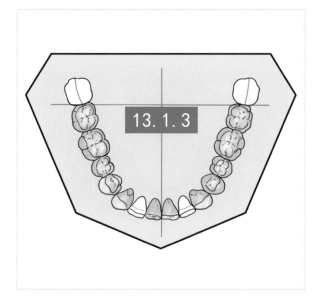
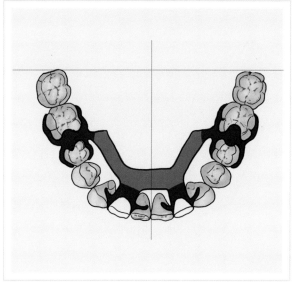

图 13-3　典型病例 13.1.3

双侧侧切牙丧失形成的间隔缺损，从 Kennedy 分类定义的字面理解仍属于第三类（有亚类缺隙），支架设计方案同病例 13.1.1。

（三）属于 Kennedy 分类第四类的病例

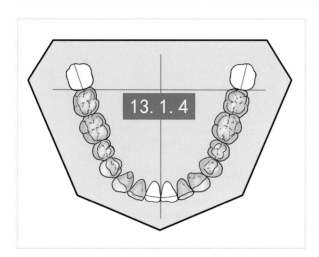
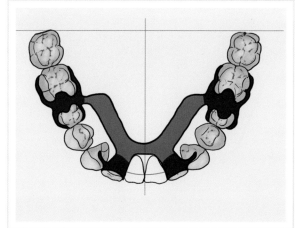

图 13-4　典型病例 13.1.4

缺隙为下颌两个中切牙，Kennedy 分类第四类最简单的形式。在两侧第二前磨牙与第一磨牙上各设置一组联合卡作为固位体，连接体在切牙范围内为舌板，在尖牙以远转为舌杆形式，以便尽可能避免覆盖天然牙舌侧牙龈，在尖牙舌隆凸设𬌗支托增强支持和稳定效果。

[典型病例 13.1.5]（图 13-5）

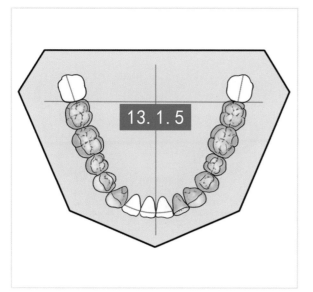 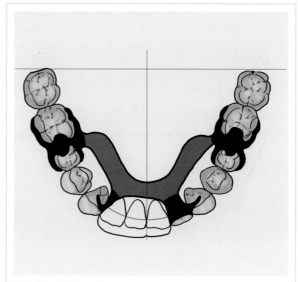

图 13-5　典型病例 13.1.5

下颌切牙区域缺隙扩大为包括三个牙，设计方案与病例 13.1.4 相同。

[典型病例 13.1.6]（图 13-6）

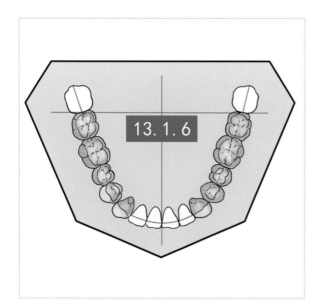 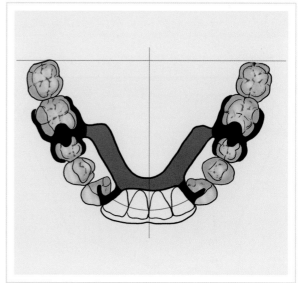

图 13-6　典型病例 13.1.6

缺隙为下颌切牙区域，设计方案与病例 13.1.4 相同。

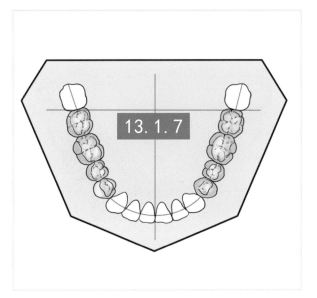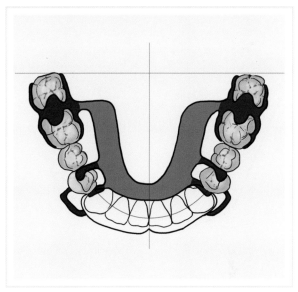

图 13-7　典型病例 13.1.7

缺隙包括了整个下颌前牙区域，形成另一种类型（近中方向）的游离缺损。因此在双侧邻缺隙的第一前磨牙采用类似 RPI 卡环组的固位装置（注意𬌗支托置于基牙的远缺隙侧）目的同样是避免义齿翘动时对基牙形成扭力。在两侧第二前磨牙与第一磨牙上各设置一组联合卡作为固位体，连接体在前牙范围内为舌板，在尖牙以远转为舌杆形式。

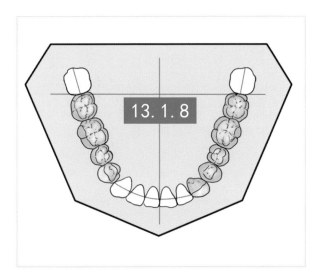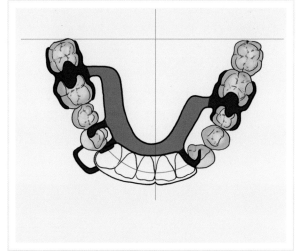

图 13-8　典型病例 13.1.8

缺隙较病例 13.1.7 为小，支架设计思路相似。在尖牙上设置一个𬌗支托参与支持稳定，未设置卡环。

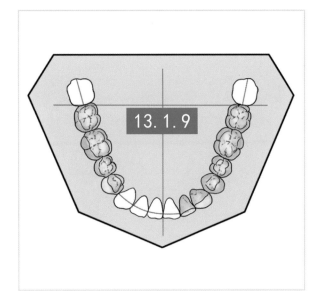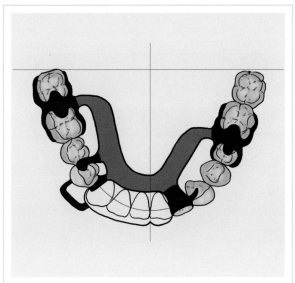

图 13-9　典型病例 13.1.9

缺隙较病例 13.1.8 更小，支架设计思路相似。

77　下颌牙列前部缺损延伸至后牙区域

　　如果牙列缺损从前牙区域延伸至后牙区域，随着缺隙的扩大在支架结构设计上会有变化。这种趋势在前述病例 13.1.7 已显现。在此先探讨属于 Kennedy 分类第四类（跨越中线的单一缺隙）的病例，存在前后亚类缺隙病例的支架结构设计留到以后介绍。

支架设计共同特点

　　基本的设计方案为双侧各在第一磨牙与第二磨牙设置一组联合卡作为主要固位体，在双侧邻缺隙的基牙采用 RPI 卡环组。以舌板或舌杆连接，尽量避开天然牙舌侧。导面设置在邻缺隙基牙轴面，必要和可能时增设𬌗支托加强固位稳定性能。

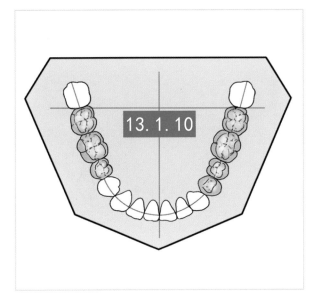
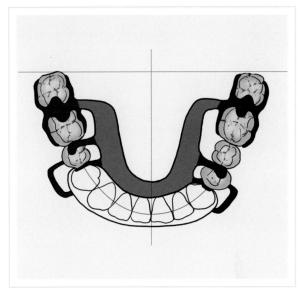

图 13-10　典型病例 13.1.10

　　下颌全部前牙以及一个第一前磨牙丧失，形成近中方向的杠杆力臂，与远中游离端缺损同样地容易出现义齿的功能运动，对于邻缺隙基牙造成创伤风险。因此在邻缺隙基牙（第一和第二前磨牙）设置 RPI 卡环组，在第一、二磨牙设置联合卡，以取得充分的固位稳定，同时保护基牙的健康。

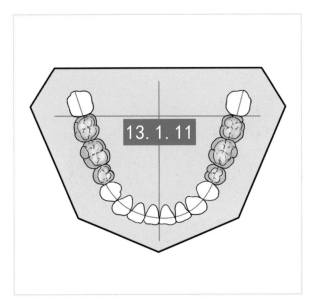
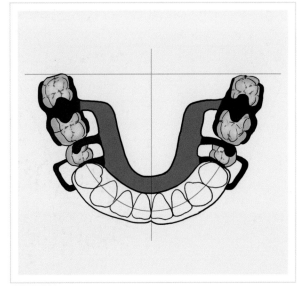

图 13-11　典型病例 13.1.11

　　与病例 13.1.7 相比，缺损段扩大到双侧的第一前磨牙区域，但设计思路无根本改变。

［典型病例 13. 1. 12］（图 13-12）

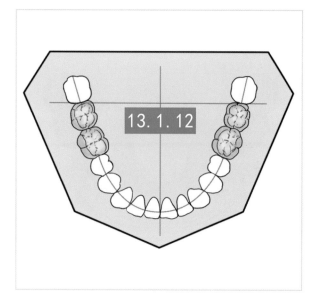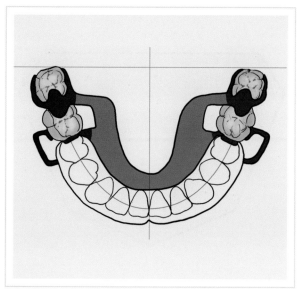

图 13-12　典型病例 13.1.12

　　下颌全部前牙以及前磨牙丧失，基于以上的思路，在邻缺隙基牙（第一磨牙）设置改良的 T 形卡环组，T 形卡向倒凹较大的近中方向伸出卡臂尖，形成的固位力较大而造成对基牙扭力的风险较小。在第二磨牙设置三臂卡，同时𬌗支托延伸到第一磨牙远中。以取得较好的固位稳定效果。

［典型病例 13. 1. 13］（图 13-13）

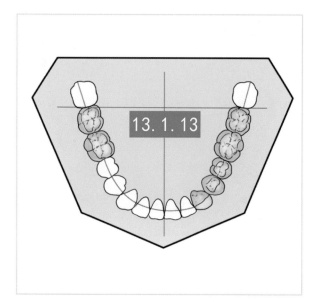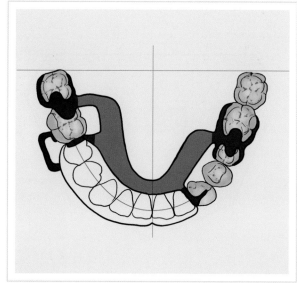

图 13-13　典型病例 13.1.13

　　不对称的缺牙，缺牙较多一侧设计参看病例 13.1.12，缺牙较少一侧设计参看病例 13.1.8。

[典型病例 13.1.14]（图 13-14）

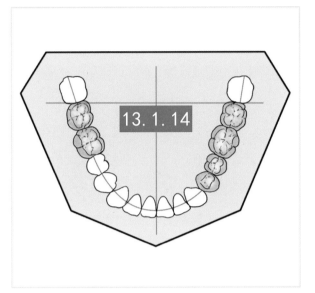
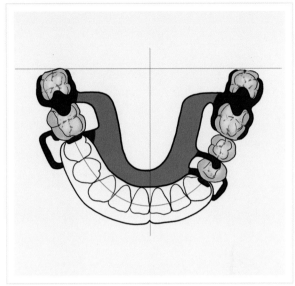

图 13-14　典型病例 13.1.14

　　不对称的缺牙，缺牙较多一侧设计参看病例 13.1.12，缺牙较少一侧设计参看病例 13.1.10。

[典型病例 13.1.15]（图 13-15）

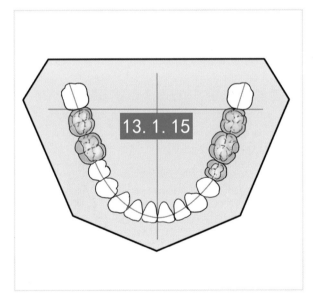
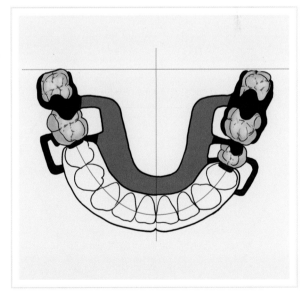

图 13-15　典型病例 13.1.15

　　不对称的缺牙，缺牙较多一侧设计参看病例 13.1.12，缺牙较少一侧设计参看病例 13.1.11。

第二节　下颌牙列后部非游离端缺损

后牙单侧非游离端缺损定义为 Kennedy 分类第三类,当涉及同侧或对侧（有时可能包括前牙区域）另外的缺隙时,则成为 Kennedy 分类第三类的亚类。

78　后牙单侧非游离端缺损

对于缺牙数量少的后牙单侧非游离端缺损,采用固定修复往往效果更好,但由于缺牙数量多、基牙条件差、全身健康条件和经济状况等方面的限制,临床有时也可能选择可摘义齿修复方式。

支架设计的共同特点

基本的设计方案为在缺隙侧首选邻缺隙近、远中的天然牙作为基牙,设置三臂卡环作为直接固位体,形成稳固可靠的牙支持。在对侧设置一组三臂卡（或联合卡）作为间接固位体。以舌板（或舌杆）连接,尽量避开天然牙舌侧。导面设置在邻缺隙基牙轴面,必要和可能时增设𬌗支托加强固位稳定性能。由于远中存在牙支持,修复体发生功能移位的顾虑小,在邻缺隙的尖牙通常采用一体铸造的卡环,以简化工艺和增加支架强度。

[典型病例 13.2.1]（图 13-16）

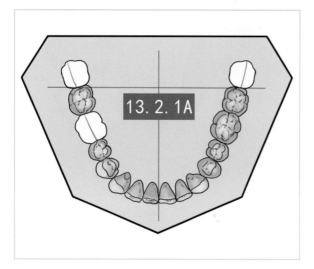
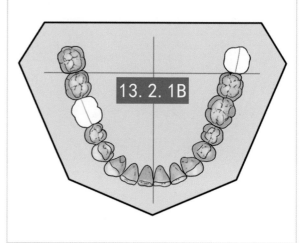

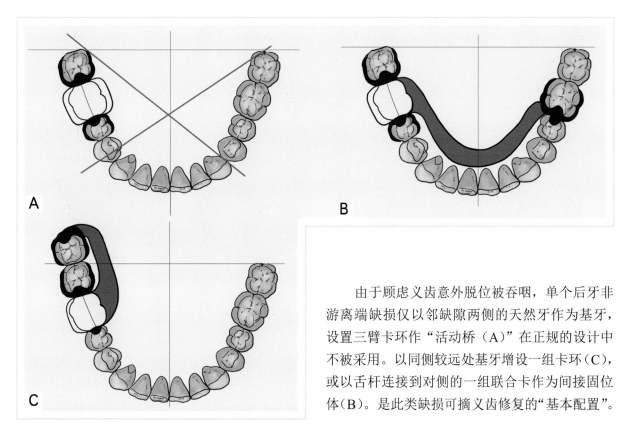

由于顾虑义齿意外脱位被吞咽，单个后牙非游离端缺损仅以邻缺隙两侧的天然牙作为基牙，设置三臂卡环作"活动桥（A）"在正规的设计中不被采用。以同侧较远处基牙增设一组卡环（C），或以舌杆连接到对侧的一组联合卡作为间接固位体（B）。是此类缺损可摘义齿修复的"基本配置"。

图 13-16　典型病例 13.2.1

［典型病例 13.2.2］（图 13-17）

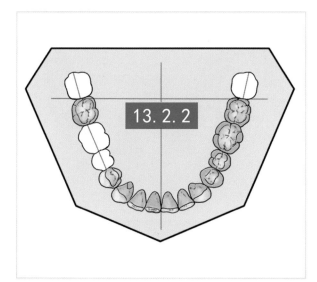

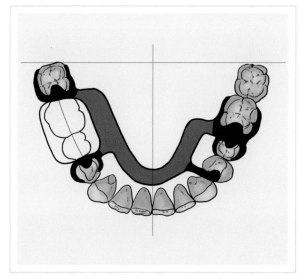

图 13-17　典型病例 13.2.2

缺隙包括第二前磨牙和第一磨牙，在邻缺隙的第一前磨牙和第二磨牙设置三臂卡，在对侧的第二前磨牙和第一磨牙设置一组联合卡作为间接固位，并在对侧第一前磨牙近中设置𬌗支托，由此取得优越的固位稳定效果。连接体设计为舌杆。

[典型病例 13.2.3]（图 13-18）

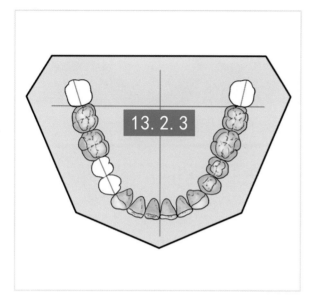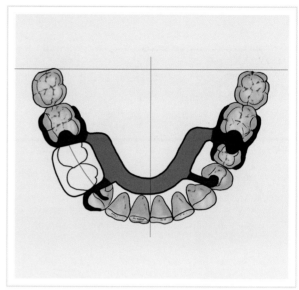

图 13-18　典型病例 13.2.3

　　缺隙前移至两个前磨牙，在邻缺隙的第一磨牙设置三臂卡，在尖牙设置颊侧卡环与舌隆凸上𬌗支托构成的固位体组合，对侧的间接固位和连接体结构同病例 13.2.2。

[典型病例 13.2.4]（图 13-19）

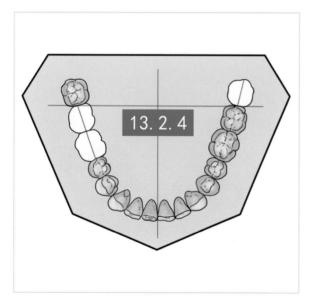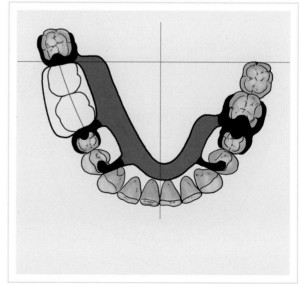

图 13-19　典型病例 13.2.4

　　缺隙后移至两个磨牙，第三磨牙可作为基牙使用。在邻缺隙的第三磨牙和第二前磨牙设置三臂卡，在第一前磨牙近中增设一个𬌗支托以加强支持，对侧的间接固位和连接体结构同病例 13.2.2。

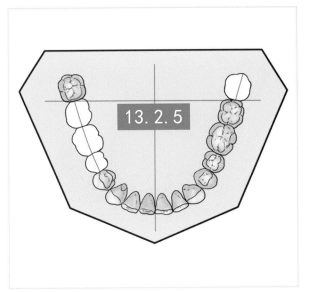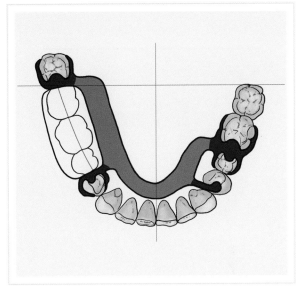

图 13-20　典型病例 13.2.5

　　缺隙扩大至包括第二前磨牙、第一和第二磨牙，第三磨牙可作为基牙使用。在邻缺隙的第三磨牙和第一前磨牙设置三臂卡，对侧的间接固位和连接体结构同病例 13.2.2。

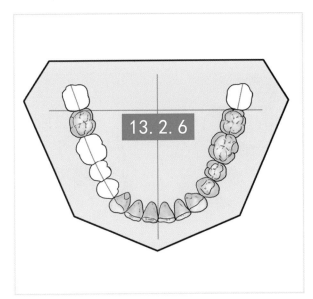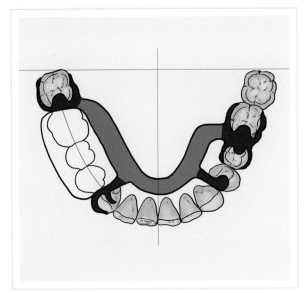

图 13-21　典型病例 13.2.6

　　缺隙包括第一、二前磨牙和第一磨牙，在邻缺隙的第二磨牙设置三臂卡，在尖牙设置颊侧卡环与舌隆凸上𬌗支托构成的固位体组合，对侧的间接固位和连接体结构同病例 13.2.2。

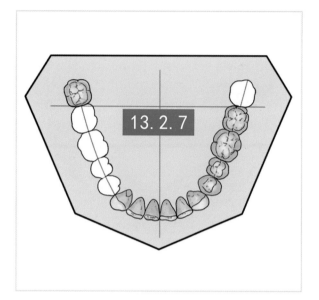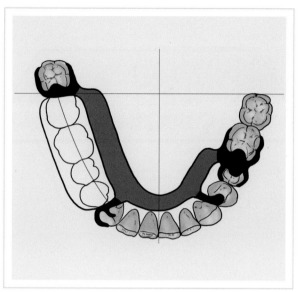

图 13-22　典型病例 13.2.7

缺隙扩大至包括第一、二前磨牙和第一、二磨牙，第三磨牙可作为基牙使用。在邻缺隙的第三磨牙设置三臂卡，在尖牙设置颊侧卡环与舌隆凸上𬌗支托构成的固位体组合，对侧的间接固位和连接体结构同病例 13.2.2。

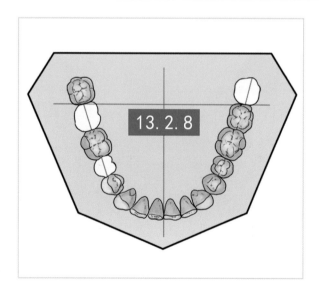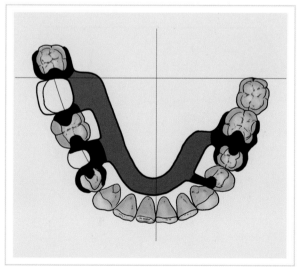

图 13-23　典型病例 13.2.8

间隔缺隙出现在第二前磨牙和第二磨牙，第三磨牙可作为基牙使用。在邻缺隙的第三磨牙和第一前磨牙设置三臂卡，在第一磨牙近远中均设置𬌗支托但不设卡环（因两组卡环对于固位已经足够），对侧的间接固位和连接体结构同病例 13.2.2。

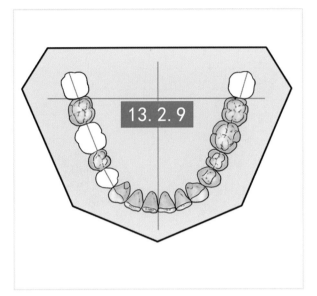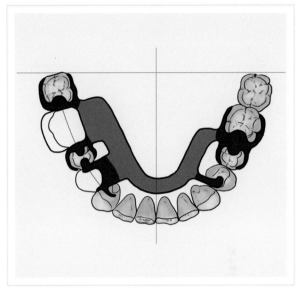

图 13-24　典型病例 13.2.9

　　间隔缺隙出现在第一前磨牙和第一磨牙，在邻缺隙的第二磨牙和第二前磨牙设置三臂卡（第二前磨牙近远中均设置𬌗支托），在尖牙舌隆凸设置𬌗支托但不设卡环（因两组卡环对于固位已经足够），对侧的间接固位和连接体结构同病例 13.2.2。

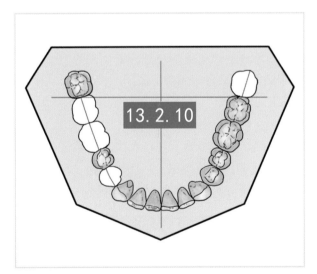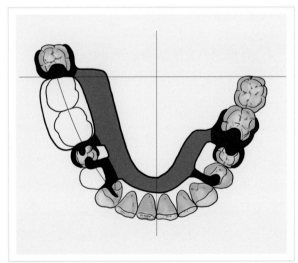

图 13-25　典型病例 13.2.10

　　间隔缺隙出现在第一前磨牙和第一、二磨牙，第三磨牙可作为基牙使用。在邻缺隙的第三磨牙和第二前磨牙设置三臂卡（第二前磨牙近远中均设置𬌗支托），在尖牙舌隆凸设置𬌗支托但不设卡环（因两组卡环对于固位已经足够），对侧的间接固位和连接体结构同病例 13.2.2。

241

[典型病例 13.2.11]（图 13-26）

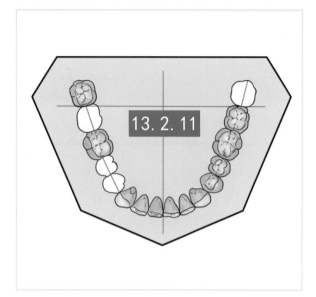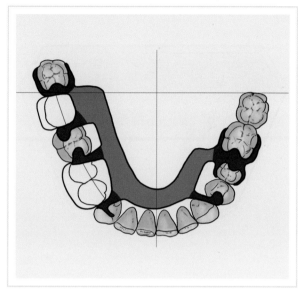

图 13-26　典型病例 13.2.11

　　间隔缺隙出现在第一、二前磨牙和第二磨牙，第三磨牙可作为基牙使用。在邻缺隙的第三磨牙设置三臂卡，在尖牙设置颊侧卡环与舌隆凸上𬌗支托构成的固位体组合，在第一磨牙近远中均设置𬌗支托但不设卡环（因两组卡环对于固位已经足够），对侧的间接固位和连接体结构同病例 13.2.2。

79　后牙双侧非游离端缺损

　　每一侧的支架结构设计均可沿用上面对于单侧非游离端缺损采取的思路，双侧相互起到间接固位效果，在涉及牙数较多、分布较复杂的情况下，注意尽量减少连接舌板的面积。

支架设计的共同特点

　　在双侧均存在非游离端缺隙的情况下，在邻缺隙的基牙采用三臂卡环（在尖牙通常采用舌侧𬌗支托或舌板对抗的卡环），形成良好的直接固位和相互间接固位效果。以舌板连接，尽量避开天然牙舌侧和减少覆盖面积。导面设置在邻缺隙基牙轴面，必要和可能时增设𬌗支托加强固位稳定性能。

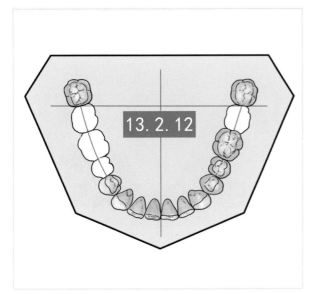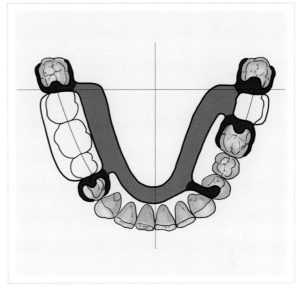

图 13-27　典型病例 13.2.12

　　一侧缺隙为第一前磨牙和第一、二磨牙，另一侧缺隙为第二磨牙，双侧第三磨牙均可作为基牙使用。在邻缺隙的基牙均采用三臂卡环，并在一侧的前磨牙增设一个𬌗支托，采用舌杆作为主连接体。

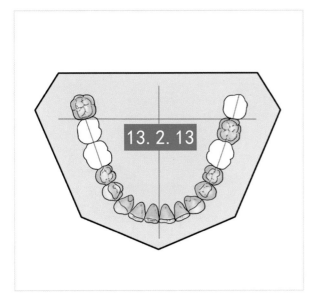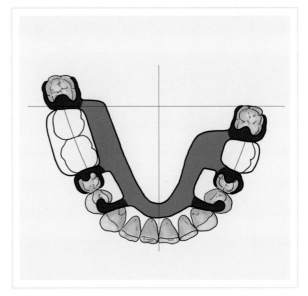

图 13-28　典型病例 13.2.13

　　一侧缺隙为第一、二磨牙，第三磨牙可作为基牙使用，另一侧缺隙为第一磨牙，双侧均在邻缺隙的基牙采用三臂卡环，并在双侧的前磨牙增设𬌗支托，采用舌杆作为主连接体。

[典型病例 13.2.14]（图 13-29）

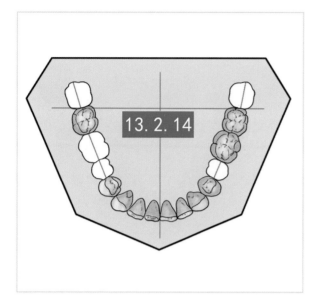 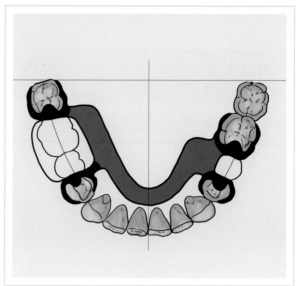

图 13-29　典型病例 13.2.14

一侧缺隙为第一磨牙和第二前磨牙，另一侧缺隙为第二前磨牙，双侧均在邻缺隙的基牙采用三臂卡环，采用舌杆作为主连接体。

[典型病例 13.2.15]（图 13-30）

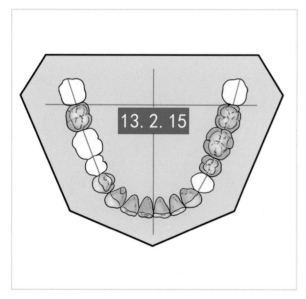 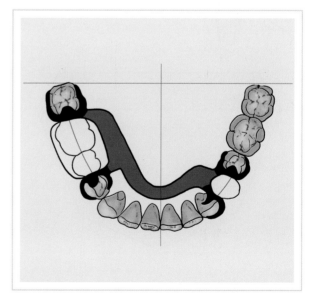

图 13-30　典型病例 13.2.15

一侧缺隙为第一磨牙和第二前磨牙，另一侧缺隙为第一前磨牙，在邻缺隙的后牙采用三臂卡环，在尖牙设置颊侧卡环与舌隆凸上𬌗支托构成的固位体组合，采用舌杆作为主连接体。

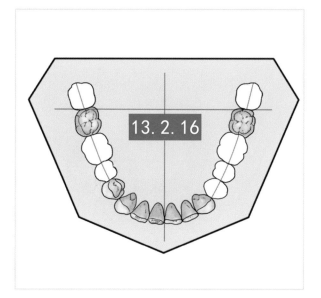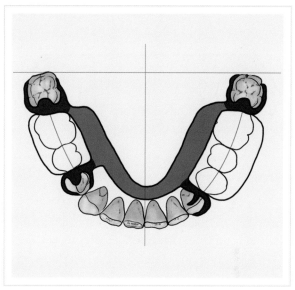

图 13-31　典型病例 13.2.16

一侧缺隙为第一磨牙和第二前磨牙，另一侧缺隙为第一、二前磨牙和第一磨牙，在邻缺隙的后牙采用三臂卡环，在尖牙设置颊侧卡环与舌隆凸上𬌗支托构成的固位体组合，采用舌杆作为主连接体。

80　包括牙列前部亚类缺隙的后牙非游离端缺损

后牙区域的支架结构设计可沿用前面章节对于单侧或双侧非游离端缺损病例采取的思路，在涉及牙数较多并且分布较复杂的情况下，应尽量利用亚类缺隙的既有空间，减少牙体预备和支架的复杂程度。

支架设计的共同特点

基本的设计方案为在后牙邻缺隙基牙设置三臂卡作为主要固位体，在邻缺隙的尖牙通常采用一体铸造的卡环 / 𬌗支托固位结构。必要和可能时，在邻缺隙的前牙增设𬌗支托加强固位稳定性能。导面设置在邻缺隙基牙轴面，以舌杆或舌板连接，尽量避开天然牙舌侧。

[典型病例 13.2.17]（图 13-32）

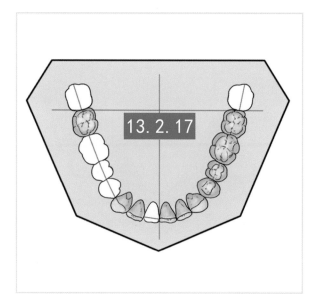 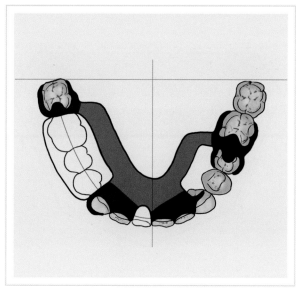

图 13-32　典型病例 13.2.17

后牙区一侧缺损情况同病例 13.2.6，牙列前部有一个中切牙亚类缺隙。固位体设计与病例 13.2.6 相似，连接体在前牙区采用部分舌板，在右侧覆盖尖牙舌隆凸，在左侧伸出𬌗支托至尖牙舌隆凸（这两种处理方式可根据具体的牙体解剖条件选用）。

[典型病例 13.2.18]（图 13-33）

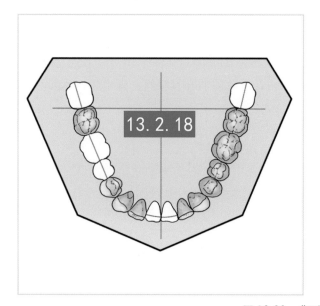 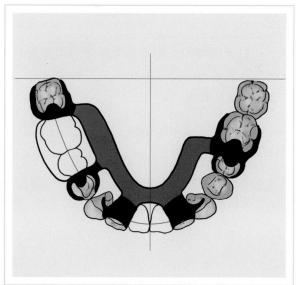

图 13-33　典型病例 13.2.18

后牙区一侧缺损情况同病例 13.2.2，牙列前部有两个中切牙亚类缺隙。固位体设计与病例 13.2.2 相似，连接体在前牙区采用部分舌板，向两侧伸出𬌗支托至尖牙舌隆凸。

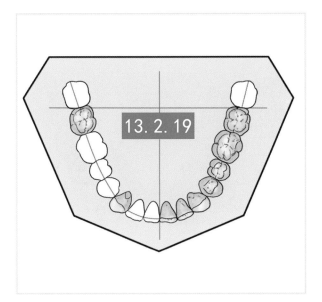 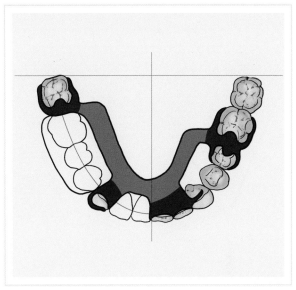

图 13-34　典型病例 13.2.19

后牙区一侧缺损情况同病例 13.2.17，牙列前部有包括中切牙和侧切牙的亚类缺隙。固位体和连接体设计与病例 13.2.17 相似（由此可见，当下颌剩余前牙预后较差时，舌板常被选为连接体，因为在其上增添新的人工牙较容易，可适应牙列缺损的发展变化）。

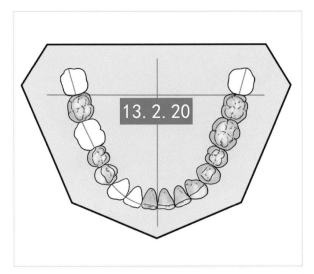 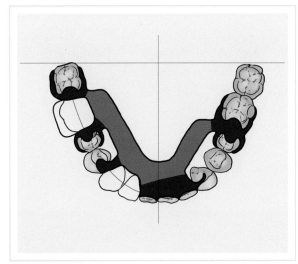

图 13-35　典型病例 13.2.20

后牙区一侧缺损第一磨牙，牙列前部有包括尖牙和侧切牙的亚类缺隙。在病例 13.2.1 设计方案的基础上前牙区的连接体采用舌板，并就近在邻缺隙的第一前磨牙近中和对侧尖牙近中各伸出一个𬌗支托。

[典型病例 13.2.21]（图 13-36）

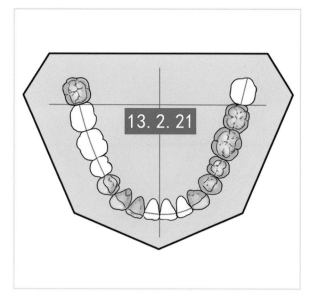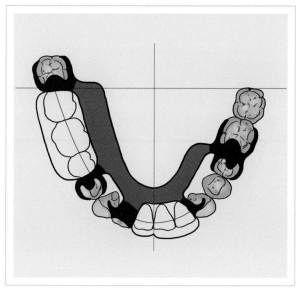

图 13-36　典型病例 13.2.21

后牙区一侧缺损情况同病例 13.2.5，前牙有包括两个中切牙和一个侧切牙的亚类缺损。固位体依旧采用病例 13.2.5 的设计，在前牙区连接体采用部分舌板，设置两个𬌗支托在尖牙舌隆凸上。

[典型病例 13.2.22]（图 13-37）

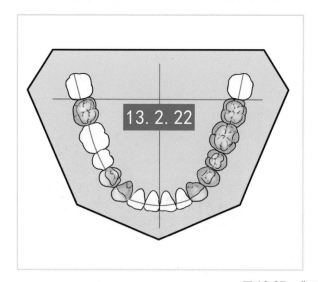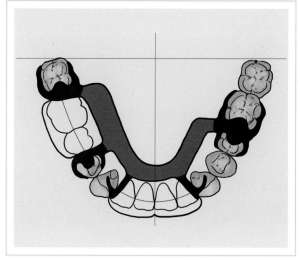

图 13-37　典型病例 13.2.22

后牙区一侧缺损情况同病例 13.2.2，前牙有包括两个中切牙和两个侧切牙的亚类缺损。固位体依旧采用病例 13.2.2 的设计，在前牙区连接体采用部分舌板，设置两个𬌗支托在尖牙舌隆凸上。

［典型病例 13.2.23］（图 13-38）

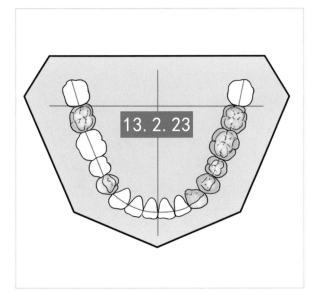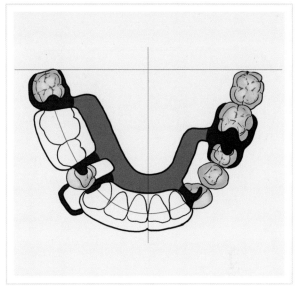

图 13-38　典型病例 13.2.23

　　后牙区一侧缺损情况同病例 13.2.2，前牙有包括两个中切牙、两个侧切牙和一个尖牙的亚类缺损。固位体的设计方案相对于病例 13.2.2 的改动，主要是在右侧孤立的第一前磨牙采用 I 型卡起到保护作用。在前牙区连接体采用部分舌板，设置𬌗支托在尖牙舌隆凸上。

［典型病例 13.2.24］（图 13-39）

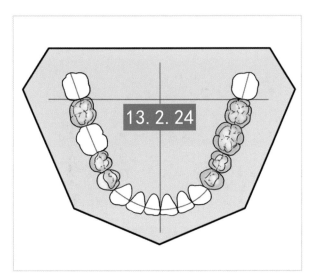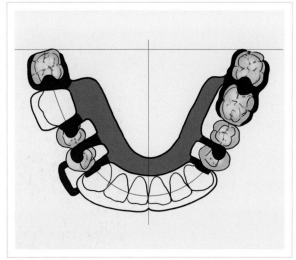

图 13-39　典型病例 13.2.24

　　后牙区一侧缺损第一磨牙，牙列前部的亚类缺隙包括全部尖牙、侧切牙和中切牙。在邻缺隙的第二磨牙设置三臂卡，在双侧第一前磨牙设置 I 型卡（减少对基牙扭力），在对侧设置联合卡在第一和第二磨牙上起间接固位作用。

[典型病例 13.2.25]（图 13-40）

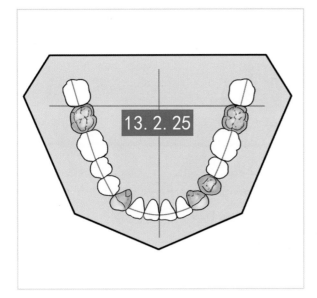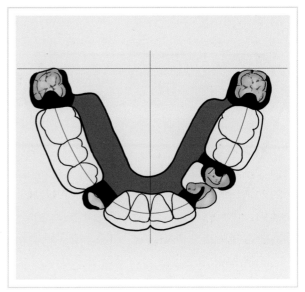

图 13-40　典型病例 13.2.25

后牙区双侧均有非游离端缺损，同时前牙区有亚类缺损。在这种情况下可依据前述设计原则和列举的典型病例方案进行组合。如本例在双侧后牙采用三臂卡，在前牙采用舌板和卡环的组合。由于缺牙数量多，通常采用舌板为大连接体（特别是剩余的个别天然牙预后不佳时）。

第 14 章
附着体支持固位
可摘局部义齿支架设计

附着体是可摘局部义齿固位装置的选项之一，如果选定的基牙冠形态异常不利于固位，或已经残损，或曾经牙髓治疗需要保护，在实施牙体修复的同时加装附着体，为可摘义齿提供固位是一种理想的处置。选择附着体的另一个常见理由是将金属结构隐蔽在陶瓷或树脂饰面材料之下，以便改善美观效果。由于精密的设计加工有利于控制施加于基牙的负荷，对远期疗效的考虑也使一些医师和患者倾向于选择附着体作为可摘局部义齿的固位装置。

口腔种植体用于牙列缺损可摘修复不是经典的设计方案，但随着种植义齿在临床的普及这种情况越来越多。如果运用得当，不仅可以起到改善义齿固位支持，还可简化支架结构，减少覆盖面积，从而提高修复治疗的功能、舒适和美观效果。种植体在某种意义上说相当于一个牙根，通过适当的固位体起缓冲作用，种植体可以与天然牙共同支持可摘修复体，这为义齿设计提供了更广阔的空间。

显然，用附着体支持固位的修复体成本较高，必须有充分的理由才适合采用这种技术。以下通过一些实例说明附着体支持固位局部义齿的适应证和支架设计方案。需要特别指出的是，由于附着体属于在工厂设计加工的预成或半预成构件，包含有特定的设计思路（例如：结构特点？有多少种尺寸体积型号？是否具有缓冲性能？允许阴阳部件之间何种方向多大范围的位移？等等），在技工加工过程中修改的可能性比较有限。因此本章提供的图例仅供说明一般性的原则，实践中还需要注意阅读不同品牌附着体的厂家说明材料，以便正确地选择和使用。

第一节　牙支持式附着体固位可摘局部义齿支架设计

主要适合于个别后牙缺失，不够条件（包括客观条件或主观条件）实施固定桥修复的病例。采用附着体支持固位局部义齿可在一定程度上改善治疗效果，并且对牙列出现的新变化有较好的适应。

81　牙支持式栓道附着体固位局部义齿

相对而言,冠内栓道附着体对于基牙传导负荷比较合理。如果基牙本身存在较大的牙体缺损,可首先考虑采用冠内栓道附着体。但在临床实践中，冠外栓道附着体的应用更为广泛。基牙冠舌侧支撑臂与栓道附着体经常构成组合，增强固位稳定效果，因而对于远离缺隙部位的间接固位体依赖较少，可以减少整个支架结构的体积。

（一）就位道不佳的情况

临床上有些病例，因邻缺隙基牙严重倾斜，固定修复需要大量牙体预备取得冠桥共同就位道。采用精密附着体（多半是冠外类型的）可制作出外观功能较理想的可摘义齿。这类义齿设计的共同特点是利用了附着体可靠的固位性能，支架不需伸展到对侧间接固位，因而能够明显地减轻异物感和发音障碍。

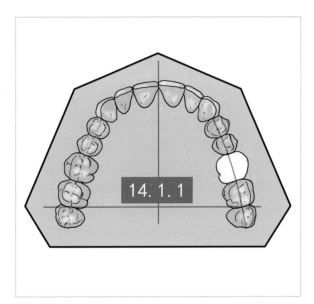
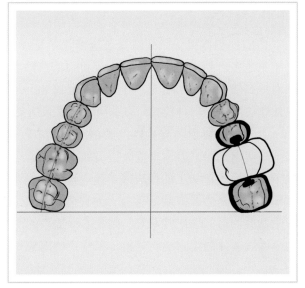

图 14-1　典型病例 14.1.1

单个磨牙缺失，邻缺隙基牙冠缺损且长轴方向差异大，为形成共同就位道需要过多牙体预备。因此采用冠内栓道附着体做可摘局部义齿修复，需要的牙体预备量较小。这类病例当缺损部位牙槽嵴吸收较多时，可用基托弥补损失的空间。必要时，还可采用锁扣装置进一步增强固位的可靠性。与第10章的典型病例 10.2.1 支架设计对比，可明显地减轻异物感和发音障碍。

此种设计思路也可用于其他牙位缺损的病例。

如果基牙牙冠比较完整，往往采用冠外栓道附着体。如果预计患者摘戴义齿可能有困难，可以采用具有一定轴向锥度的栓道固位体。

（二）基牙支持条件不足的情况

如果基牙牙周条件不足以支持固定桥，采用栓道附着体固位局部义齿可取得近似固定桥的效果。

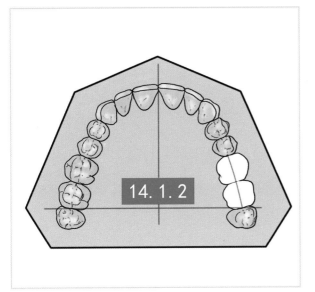
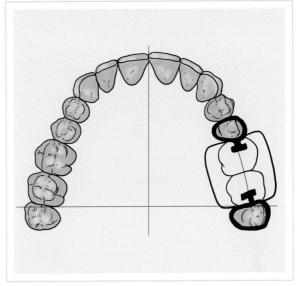

图 14-2　典型病例 14.1.2

　　两个磨牙缺损，用 Ante 公式计算靠一个前磨牙和第三磨牙为基牙做固定桥修复支持能力不足。用它们作基牙，采用冠外栓道附着体支持固位可摘局部义齿，通过基托分担部分功能负荷。此设计未超出基牙生理限度，异物感和发音障碍较小（对照第 10 章典型病例 10.2.2）。

82　杆卡支持式附着体固位局部义齿

　　杆连接基牙起到相互支持加固作用，通过杆的形状和配套的卡可以调节固位力以及施加于基牙的负荷。基于这些特点，杆卡附着体是牙支持式可摘局部义齿经常选择的固位装置。

（一）应用于前牙区缺损的病例

[典型病例14.1.3]（图14-3）

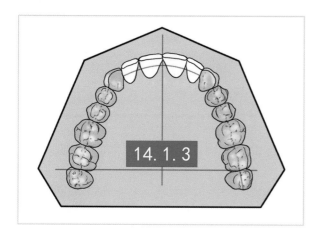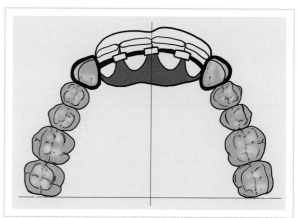

图14-3　典型病例14.1.3

双侧中切牙和侧切牙缺失，两个尖牙牙周情况良好，缺牙区牙槽嵴吸收较明显。在两个尖牙做烤瓷冠修复并以杆相互联结，可摘局部义齿（树脂或烤瓷人工牙）修复双侧中切牙和侧切牙，以卡固位。用基托（牙龈色泽的树脂或烤瓷材料）改善外观、稳定性及分担部分负荷。此类病例根据具体情况还可做以下有区别的处理。

1. 如邻缺隙基牙支持力不足，可考虑增加基牙数量并做成联冠，确保足够的牙周支持能力。

2. 权衡基牙支持力和对于固位力的期望，可选择椭圆杆／树脂卡、平行杆／金属卡、精密切削杆／金沉积衬层等不同的阴阳件组合形式。

3. 可采用患者自行操作的嵌锁装置进一步提升固位可靠性。

[典型病例14.1.4]（图14-4）

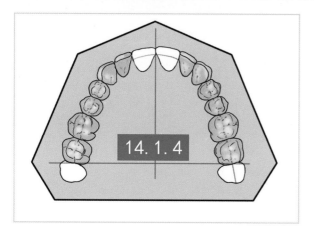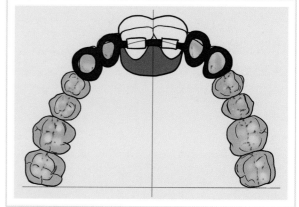

图14-4　典型病例14.1.4

（二）应用于后牙区缺损的病例

[**典型病例 14.1.5**]（图 14-5）

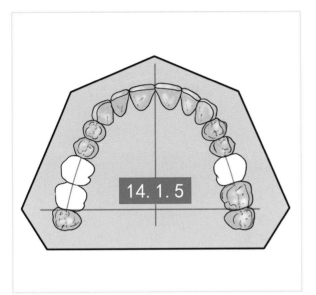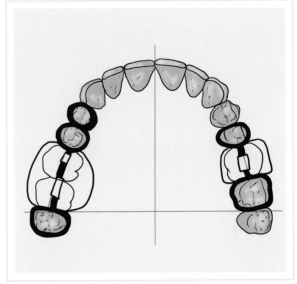

图 14-5　典型病例 14.1.5

　　右侧第一、二磨牙和左侧第一磨牙缺失，邻缺隙基牙的条件对于固定桥修复的要求来说略嫌不足。通过基牙冠修复（其中右侧第一、二前磨牙做联冠）并以杆连接，以杆卡固位可摘义齿。通过基托改善稳定性及分担部分负荷。此设计可避免采用横贯硬腭的大连接体（参照牙列缺损情况相同的典型病例 10.2.14），并为将来牙列情况发生变化时的修复体设计打下良好基础。

83　套筒冠支持固位局部义齿

　　套筒冠是一种适应性很广的固位装置，如果具备足够数量的做了套筒冠的基牙，可摘修复体可以做得像固定桥那样，恢复大部分咀嚼功能，美观舒适。同时还具备在个别基牙出现变化时容易修改义齿适应新情况，逐渐过渡到少数基牙支持固位的局部义齿以至全口义齿。因此，套筒冠支持固位局部义齿经常成为中老年患者的选择。

（一）应用于少数牙齿缺损的病例

［典型病例 14.1.6］（图 14-6）

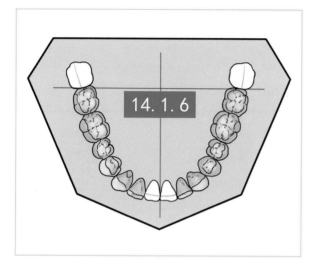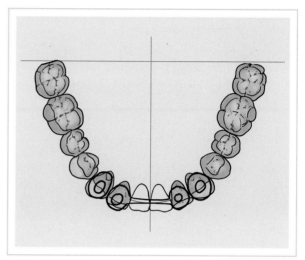

图 14-6　典型病例 14.1.6

　　下颌两个中切牙缺失，由于患者年龄偏大且整个牙列预后情况不够理想，采用下颌两侧的侧切牙和尖牙作为基牙，用套筒冠义齿完成修复。此修复体能达到与固定桥相似的外观和功能，也容易在今后可能出现的各种牙列状况和修复方案中加以利用。

［典型病例 14.1.7］（图 14-7）

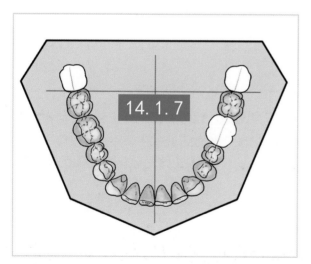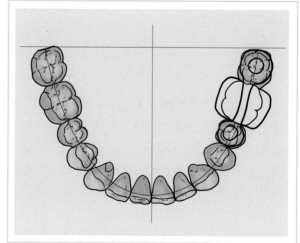

图 14-7　典型病例 14.1.7

　　下颌一个磨牙缺失，未采用固定桥的原因是患者口腔清洁情况和其他天然牙齿的预后均不够理想，可摘的套筒冠义齿能对基牙提供较好的清扫条件，并且能在牙列条件发生变化时有更多的修复体设计选项。

（二）应用于全牙列咬合重建的病例

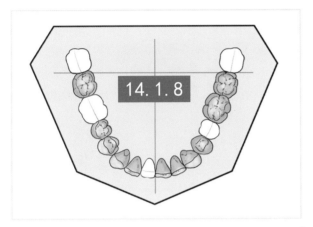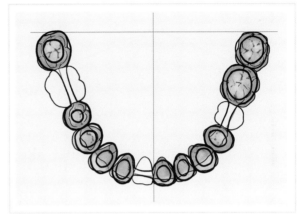

图 14-8　典型病例 14.1.8

　　该病例有少数缺牙，剩余天然牙条件可以满足固定修复。但出于改善美观和功能的期望做出了全牙列冠桥咬合重建的治疗计划。如果缺牙区牙槽嵴的吸收不明显，可以不要基托。与固定冠桥相比，可摘的套筒冠义齿的修改可能范围更大，因此可降低咬合重建的难度和风险，而且在远期适应牙列条件发生变化的修复治疗选项也更多。

第二节　混合支持式附着体固位局部义齿

　　在临床大部分采用可摘局部义齿修复的病例缺牙较多，基牙条件较差，因而义齿属于混合支持式。在这些病例较多采用铰链附着体或是自由度较大的杆卡支持式附着体固位，以便适应由于义齿黏膜支持部分的下沉而出现的"功能运动"，避免对基牙造成过大的创伤性扭力。此外，套筒冠和磁性固位体也是对于基牙保护作用较好的支持固位装置。在很多病例，一个支架上同时设计有附着体与卡环，它们可能被共同用于支持和固位。

84　栓道附着体固位局部义齿

　　在混合支持式局部义齿病例，栓道附着体一般限于少数缺牙和（或）需要对侧间接固位的情况。

（一）少数游离端缺牙的病例

[典型病例 14.2.1]（图 14-9）

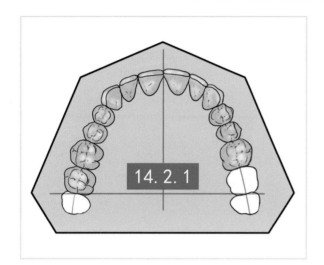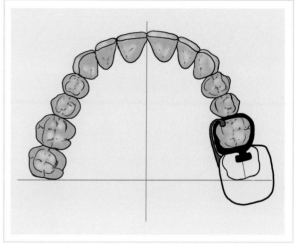

图 14-9　典型病例 14.2.1

第二磨牙游离缺隙，如采用卡环固位支架覆盖面积较大（参看病例 8.1.1）。在临缺隙的第一磨牙做冠外栓道附着体，并采用舌侧支撑臂增强固位稳定性能，局部义齿的异物感可明显降低。

[典型病例 14.2.2]（图 14-10）

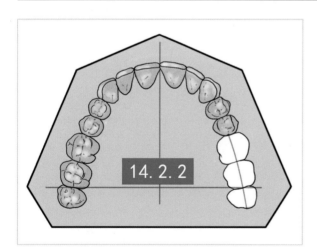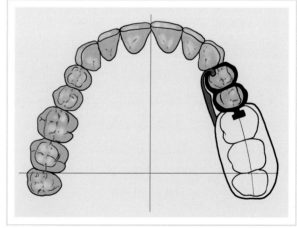

图 14-10　典型病例 14.2.2

第一、二磨牙游离缺隙，缺牙区牙槽嵴丰满。在邻缺隙的第一、二前磨牙做联冠和冠外栓道附着体，并采用连续的舌侧支撑臂增强固位稳定性能。注意将基托充分伸展，以便分担𬌗力。与采用卡环固位的局部义齿（参看病例 8.1.2）相比较，支架覆盖面积大大减小，异物感可明显降低。

[典型病例 14.2.3]（图 14-11）

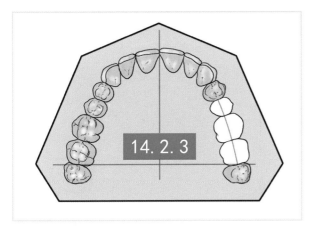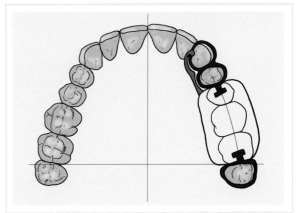

图 14-11　典型病例 14.2.3

　　第一、二磨牙和第二前磨牙缺隙，第三磨牙存在但牙周支持能力有限。在尖牙和第一前磨牙做联冠，在邻缺隙第一前磨牙和第三磨牙做冠外栓道附着体，并在第一前磨牙和尖牙采用连续的舌侧支撑臂增强固位稳定性能。该病例需要适当扩展基托以便分担𬌗力。与采用卡环固位的局部义齿（参看病例 10.2.4）相比较，支架覆盖面积大大减小，异物感可明显降低。

（二）基牙支持能力不足，需要对侧间接固位的病例

[典型病例 14.2.4]（图 14-12）

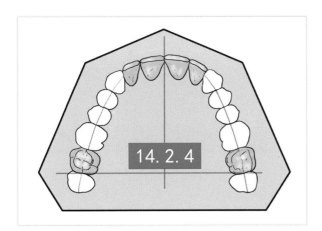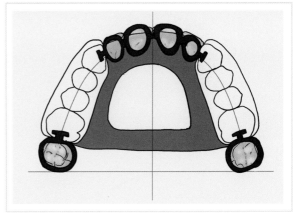

图 14-12　典型病例 14.2.4

　　对于卡环固位装置来说，支持能力薄弱的侧切牙邻缺隙是比较难处理的情况。本病例对剩余的四个切牙做成两组烤瓷联冠，与其他基牙均以冠外栓道附着体作为固位装置，大连接体设计为前 - 后腭带中空框架。此设计能较好地兼顾外观和功能，难点在于四组栓道附着体取得共同就位道，采用带锥度的栓道附着体可在一定程度上减少制作困难。

85 铰链附着体固位局部义齿

由于混合支持式可摘局部义齿的功能运动形式复杂，实际上不可能完全得到控制，因此支架结构设计的一个重要考虑是避免对基牙形成创伤，在卡环类固位装置当中的典型例子是 RPI 组合。相应地，铰链附着体起着类似的作用，在缺牙数量多或牙列游离端缺损的可摘义齿修复中成为首选。

（一）单侧游离端少数缺牙病例

[典型病例 14.2.5]（图 14-13）

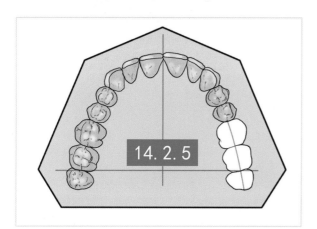 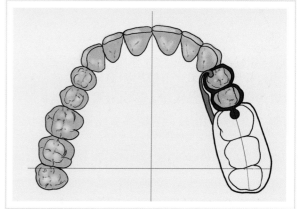

图 14-13 典型病例 14.2.5

与病例 14.2.2 缺牙情况相同，基牙支持能力和牙槽嵴条件稍差，因而采用对基牙保护作用较好的铰链附着体，其他固位和间接固位装置相同。

（二）单侧游离端多数缺牙病例

[典型病例 14.2.6]（图 14-14）

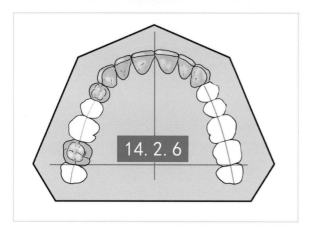 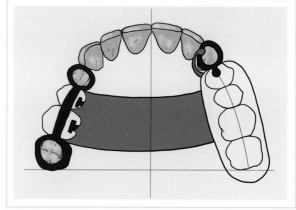

图 14-14 典型病例 14.2.6

一侧全部后牙缺失，另一侧缺第二前磨牙和第一磨牙，已有固定桥修复。在游离端缺损一侧尖牙做铰链冠外附着体，舌侧支撑臂辅助固位。对侧在桥体上做栓道附着体间接固位，以腭板连接。

（三）双侧游离端多数缺牙病例

[典型病例 14.2.7]（图 14-15）

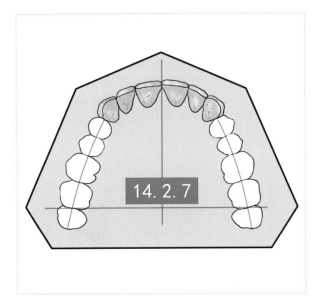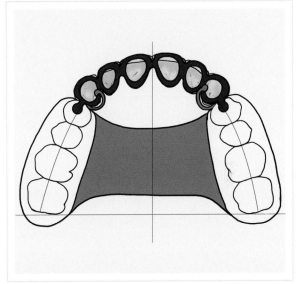

图 14-15　典型病例 14.2.7

双侧全部后牙游离缺失。首先对剩余的前牙做烤瓷联冠修复，起加固兼美容效果。在邻缺隙的双侧尖牙做铰链冠外附着体，舌侧支撑臂辅助固位。以腭板连接，注意基托的充分伸展以辅助支持和稳定。

86　杆卡/铰链附着体混合支持固位局部义齿

杆和卡通过不同的组合形式可以调节固位力大小和自由度，正确地运用杆卡和铰链附着体的组合能够兼收两者的优点，在保护基牙的同时满足患者的期望。

[典型病例 14.2.8]（图 14-16）

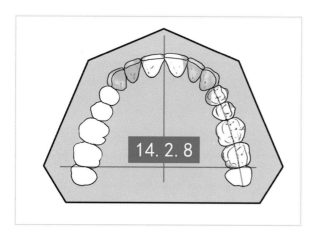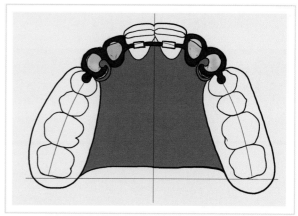

图 14-16　典型病例 14.2.8

　　与病例 14.2.9 相比增加两个切牙的缺隙，将余牙以烤瓷联冠和杆（椭圆截面）连成一体起到相互支持加固作用，在邻缺隙的双侧尖牙做铰链冠外附着体，舌侧支撑臂辅助固位。加于杆的卡固位体应选择有可让性（具弹性和允许旋转）的品种。以腭托连接，注意基托的充分伸展以辅助支持和稳定。

[典型病例 14.2.9]（图 14-17）

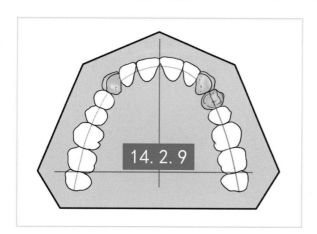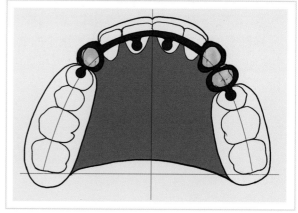

图 14-17　典型病例 14.2.9

　　对于少数余留牙病例，常用的修复设计是采用套筒冠、帽（纽扣）状附着体做覆盖义齿，对于基牙的保护作用较好。本病例仅剩的三个基牙牙周支持条件良好并且患者重视固位性能，因而将余牙以烤瓷联冠和杆连成一体起到相互支持加固作用，在邻缺隙的双侧尖牙做铰链冠外附着体，舌侧支撑臂辅助固位。在杆的舌侧做铰链固位体阳件，选择有可让性（具弹性和允许旋转）的阴件与之嵌合。以腭托连接，注意基托的充分伸展以辅助支持和稳定。

第三节　其他固定活动联合支持固位系统的临床应用举例

87　套筒冠支持固位局部义齿

当余留牙数量少且存在游离端缺失，则套筒冠需要与基托混合支持固位局部义齿。这类设计的适应范围很广，而且在基牙发生变化时较容易修改义齿继续使用，对处于退行性变的老年患者是重要的修复设计选择因素。此处仅举几个典型病例作介绍。

[典型病例 14.3.1]（图 14-18）

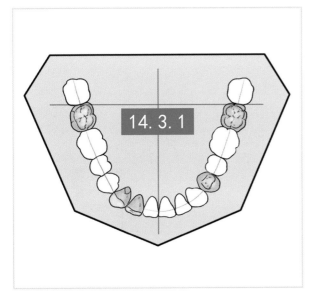 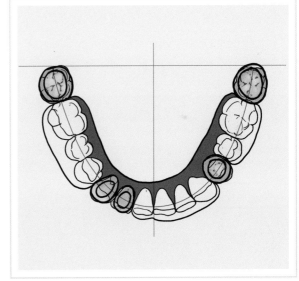

图 14-18　典型病例 14.3.1

本病例对于少数余留牙均采用套筒冠为固位体作可摘局部义齿，对于基牙的保护作用较好。以舌托连接，注意基托的充分伸展以辅助支持和稳定。

[典型病例 14.3.2]（图 14-19）

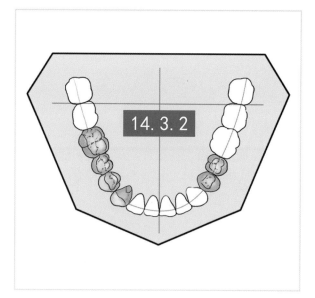 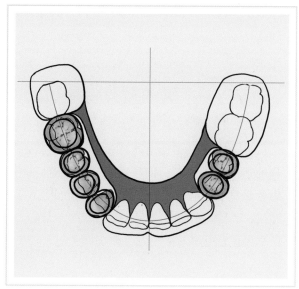

图 14-19　典型病例 14.3.2

　　本病例余留牙虽然较多但分布位置不理想，均采用套筒冠做固位体，义齿支架的连接体在缺牙区为舌托，在基牙区为舌杆，对于基牙的保护作用较好（临床照片见第 6 章的图 6-19）。

[典型病例 14.3.3]（图 14-20）

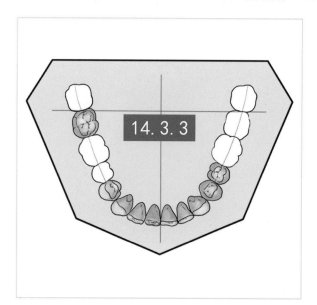 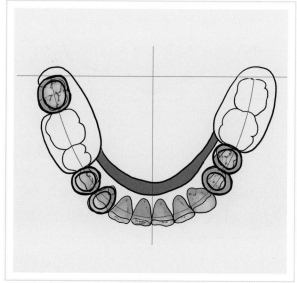

图 14-20　典型病例 14.3.3

　　本病例是将冠桥结构和支架基托结构相结合的典范，兼顾了生物力学的合理性和美观舒适的需求（临床照片见图 6-18）。

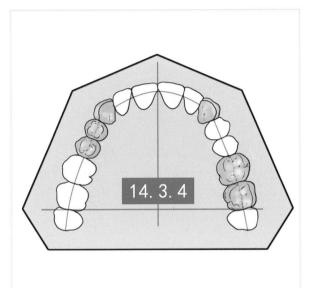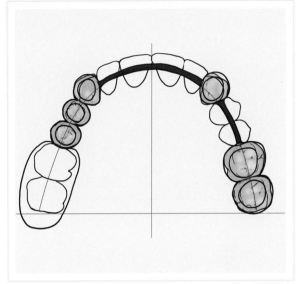

图 14-21　典型病例 14.3.4

由于右侧游离端缺隙的存在，采用卡环固位的支架将大面积覆盖腭穹，造成发音障碍与异物感（参看第 8 章有关病例）。本病例用连续冠桥结构修复了前牙和左侧前磨牙的缺隙，在右侧游离端通过支架基托分担负荷，较好地解决了保护基牙和美观舒适的矛盾（临床照片见图 1-11）。

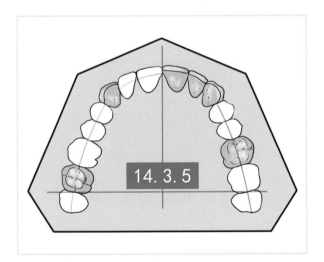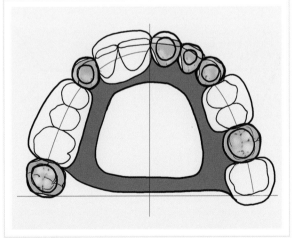

图 14-22　典型病例 14.3.5

由于剩余天然牙牙周支持条件的限制，本病例不能像上面的病例 14.2.15 那样分段采用冠桥结构，而是用支架基托结构串联全部修复体。此设计虽然在舒适美观方面不够理想，但适应基牙变化的可修改范围较广。

[典型病例 14.3.6]（图 14-23）

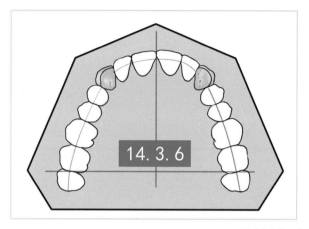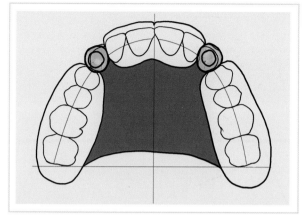

图 14-23　典型病例 14.3.6

　　即使剩余两个尖牙，采用套筒冠（外冠为烤瓷饰面）固位体与卡环相比仍然有较美观的优势。

[典型病例 14.3.7]（图 14-24）

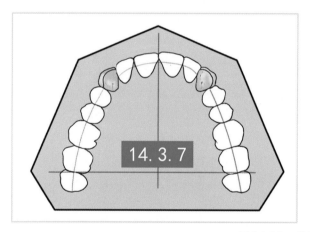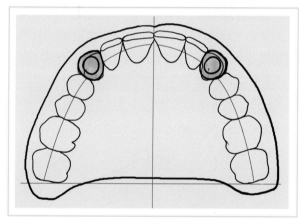

图 14-24　典型病例 14.3.7

　　如果少数剩余牙位置较偏舌侧，或是龈𬌗距离较大，套筒冠的外冠做在义齿支架上，整个牙列均采用树脂人工牙排列而成。

88　根面顶盖和磁性固位体的支持固位作用

　　在临床上，有时由于对某些基牙的长期预后不看好，或是因患者经济能力所限，对于保留下来的牙根仅做简单的根面覆盖。此类基牙基本没有固位作用，但在一些关键的位置可以明显地改善修复效果。根面顶盖如果采用特殊的软磁材料制作，与埋入基托的磁性固位体相互吸引，不仅能发挥支持功能，也有良好的固位作用。

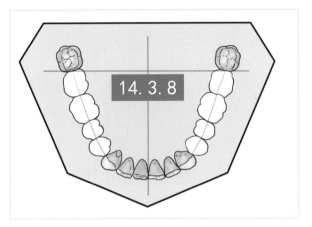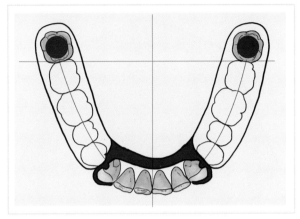

图 14-25 典型病例 14.3.8

本病例的下颌两个第三磨牙牙冠大部缺损，经牙髓根管治疗后做根面顶盖处理，义齿因而在远中端获得宝贵的支持，无论近期的修复治疗效果还是远期的对于前部基牙预后均得到改善。

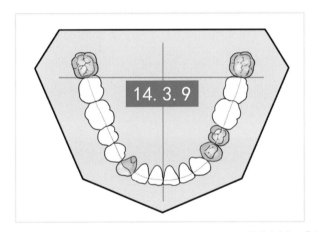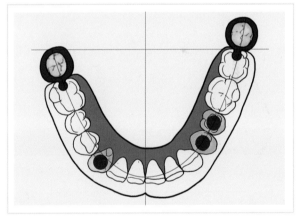

图 14-26 典型病例 14.3.9

本病例在下颌右侧第二磨牙和左侧第三磨牙做冠外附着体，为可摘义齿提供固位。右侧第一前磨牙和左侧第一、二前磨牙牙冠大部缺损，经牙髓根管治疗后做根面顶盖处理，仅对义齿起支持作用。此设计简化了修复体结构，近期的修复治疗效果良好，并为远期的变化保留了储备资源。

[典型病例 14.3.10]（图 14–27）

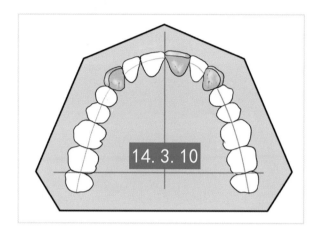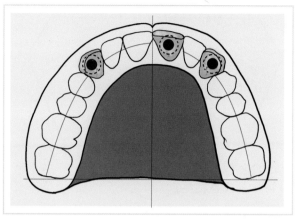

图 14-27　典型病例 14.3.10

对上颌牙列仅剩的三个基牙做牙髓根管治疗后截除残余牙冠，采用特殊的软磁材料制作根面顶盖，与埋入基托的磁性固位体形成闭合磁路，不仅能发挥支持功能，也通过磁场引力形成固位作用。

89　附着体与卡环混合应用

在临床实践中，各种类型的附着体是可以与卡环混合应用于同一可摘修复体的。只要设计合理，这两类固位装置能够协调发挥功能，从而减少牙体预备和治疗费用，取得同样的治疗效果。

[典型病例 14.3.11]（图 14–28）

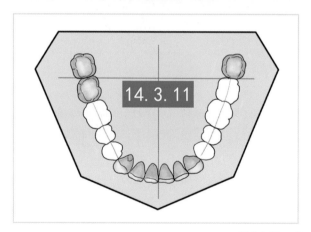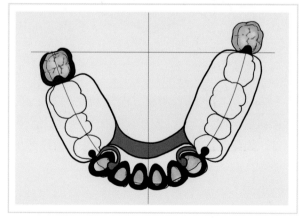

图 14-28　典型病例 14.3.11

下前牙因改善牙周支持和容貌美观的目的做烤瓷联冠修复，同时在邻远中缺隙处安置铰链附着体，并以舌侧支撑臂辅助。在右侧第二磨牙设置三臂卡，左侧第三磨牙因长轴倾斜和牙冠固位外形不佳仅设置一个𬌗支托。在处理好共同就位道的前提下，卡环和铰链附着体可以协调地发挥功能。

90　种植体支持固位局部义齿支架设计

　　口腔种植体的经典作用是满足患者佩戴舒适美观的固定修复体，避免戴用效果较差的可摘局部义齿。但当患者的健康经济条件受限，不能植入足够数量种植体时，可利用先前植入的种植体，或是在关键部位植入少量的种植体，虽然未达到支持固定修复体的条件，但能减小支架基托面积，改善修复体的支持和固位效果，仍然能够对改善患者生活质量有很大帮助。

91　继承以往修复治疗植入的种植体

　　口腔种植体进入临床实用已超过 40 年，其在人体环境中相容共存的能力甚至超出医界预期。有时口腔内的天然牙已逐渐凋零，而早年植入的种植体却还健在。由它们支持固位的修复体可能已经失效，但这些剩余的种植体可以在新的修复治疗计划中加以利用。

［典型病例 14.3.12］（图 14-29）

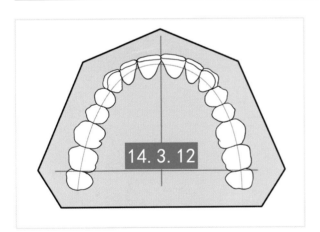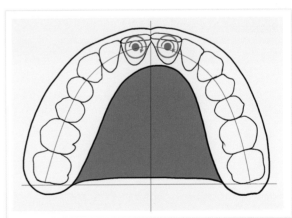

图 14-29　典型病例 14.3.12

　　该病例早年在上颌中切牙位置植入的 2 个种植体（冠修复），在全部天然牙因牙周病丧失后依然健在。显然，让高龄的患者接受大量（至少 6～8 个）新的种植体维持固定修复的可行性很小，简单地利用种植牙冠为基牙做卡环固位无论从生物力学还是美观的角度看均不合理。好在种植体的上部结构容易更换，换成帽状附着体后制作覆盖义齿，固位力比单纯依靠基托吸附有很大改善。

[典型病例 14.3.13]（图 14-30）

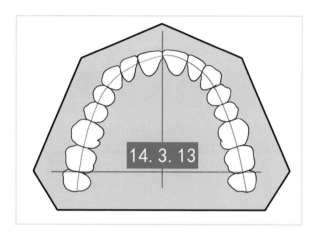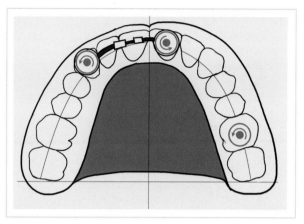

图 14-30　典型病例 14.3.13

　　该病例在拔除上颌全部剩余天然牙后，在前牙部剩余 2 个种植体，在后牙部剩余 1 个种植体。撤除原有种植体上部结构，利用前牙部 2 个种植体连杆，用杆卡附着体固位。后牙部独立的 1 个种植体用帽状附着体，共同支持覆盖义齿。

92　在适当位置植入种植体

　　如果在适当部位植入少量种植体可以显著地改善可摘义齿的支持固位，是一种值得考虑的选择。

[典型病例 14.3.14]（图 14-31）

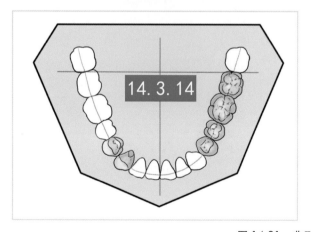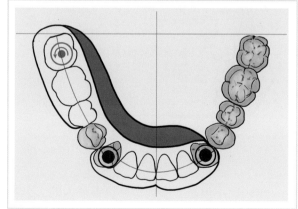

图 14-31　典型病例 14.3.14

　　该病例下颌缺失 4 个切牙，曾做固定桥修复，后因继发龋致基牙冠折，已做根管治疗。右侧第二前磨牙及 3 个磨牙游离端缺损，第一前磨牙预后不佳。在第一磨牙植入一个种植体，与两个天然牙均做根上帽状附着体，利用附着体内衬缓冲构件弥补种植体与天然牙根支持的差别。此设计有效地减小了支架基托覆盖面积，并能为将来牙列情况的变化提供有利的应对条件。

[典型病例 14.3.15]（图 14-32）

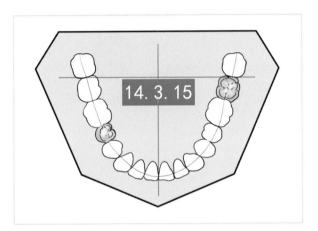 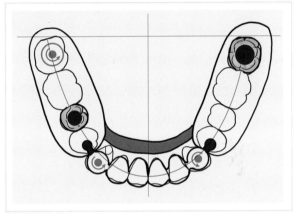

图 14-32　典型病例 14.3.15

　　该病例下颌仅剩余右侧第二前磨牙和左侧第二磨牙（均已做根管治疗）。在双侧尖牙和右侧第二磨牙位置植入种植体，在前牙区以烤瓷固定桥修复，在尖牙冠远中做冠外附着体，为可摘义齿提供固位。双侧第二磨牙（左侧为天然牙，右侧为种植体）均做根上帽状附着体，利用附着体内衬缓冲构件弥补种植体与天然牙根支持的差别。此设计减小了支架基托覆盖面积，改善了义齿支持条件，并能为牙列远期的变化提供储备条件。

[典型病例 14.3.16]（图 14-33）

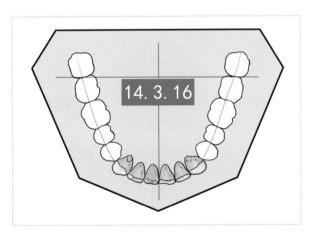 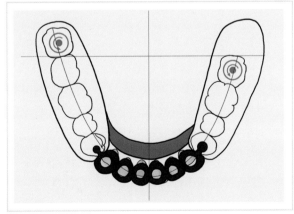

图 14-33　典型病例 14.3.16

　　该病例下颌剩余6个前牙，左侧第二磨牙和右侧第三磨牙均已成残根。拔除双侧磨牙残根并在原位置即刻植入种植体，在前牙区以烤瓷联冠修复，在尖牙冠远中做冠外附着体，为可摘义齿提供固位。双侧磨牙区的种植体均做根上帽状附着体起到支持固位作用。此设计减小了支架基托覆盖面积，改善了义齿支持条件，并能保护剩余天然牙，而且为牙列远期的变化提供了储备条件。

致　谢

　　可摘局部义齿的设计有很强的个性化特点，在参考国内外专著的基础上还必须广泛征求有关领域专家意见。感谢冯海兰教授、邱立新医师、彭东医师、张豪医师、王嘉蕾医师、许跃技师、毛红技师、王兵技师和钟仁广技师用他们丰富的实践经验对本书的内容和插图提供了多方面的协助，其中许多临床和技工照片来自于他们多年积累的精品。

感谢秦飞技师、邹汶技师、张美庆技师和郭旭技师协助本书的编撰修订。